まえがき

　10年ほど前に、前著『野草を食べる』を出した。その数十年前くらいまでは普通に食べられていた、身近にあって食べておいしい野生の植物を紹介したもので、野草を食べる"食文化"が忘れ去られてしまいそうな時世に対する寂しさが手伝ってのことだった。

　本著の視点は、前著とは大きく異なり、**「非常時を生き延びるために食べる植物」**、いわゆる「救荒植物」としての位置づけで編集した。
　日本において大地震や大凶作による飢饉は、記録の残る17世紀中ごろから現在までに、国内各地で十数回も起きたらしい。日頃たいした蓄えなどなかった庶民が、たちまち飢餓に直面したであろうことは想像に難くない。それでも餓死を免れることのできた人々が多数いた。中には餓死者をひとりも出さなかった藩があったらしい。
　現代で想定すると、大規模な震災などの自然災害発生や戦争、あるいは山道で迷って携行していた食料を食べ尽くしたような場合などが考えられる。また、避難が長期にわたると、米や缶詰などの保存食品はあっても、野菜などの生鮮食品が底をついてビタミン不足に直面することも考えられる。そのようなとき、食べて害のない、欲をいうなら食べておいしい野生の植物に関する知識や経験を持ちあわせていたら、救助されるまで生命をつなぐ「間に合わせの食料」として役立ち、現場の状況は大きく異なるかもしれない。

　本著では、過去に編集された「救荒植物」関連資料に掲載されている植物のうち、私らが試食して合格点を与えられると判断したものを掲載した。
　内容は、「食べられる植物」と「民間薬として利用されてきた植物」の2部構成で、それぞれに86種（前著と合わせて170種）、30種の合計116種を収めた。

食べられる植物
　食べ方には浸し物、和え物、炒め物、汁の具、煮物、天ぷら……などと、いろいろ方法があるが、味や香りや食感などについて、それぞれの植物の持ち味をありのまま感じとるには、浸し物にするのが一番と考えた。そのせいもあって、調理例の写真も、湯掻いただけの単純なものが多くなった。試食したことを証明する程度の意味しか持たない写真で、見るからに食欲をそそるという写真にはなっていない。汗顔の

自然の恵み　暮らしの知恵

食べる野草と薬草

写真と文
川原 勝征

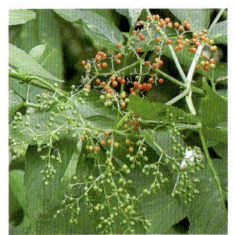

南方新社

自然の恵み　暮らしの知恵

食べる野草と薬草

写真と文
川原　勝征

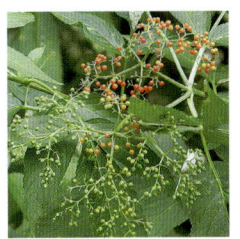

南方新社

まえがき

　10年ほど前に、前著『野草を食べる』を出した。その数十年前くらいまでは普通に食べられていた、身近にあって食べておいしい野生の植物を紹介したもので、野草を食べる"食文化"が忘れ去られてしまいそうな時世に対する寂しさが手伝ってのことだった。

　本著の視点は、前著とは大きく異なり、**「非常時を生き延びるために食べる植物」**、いわゆる「救荒植物」としての位置づけで編集した。
　日本において大地震や大凶作による飢饉は、記録の残る17世紀中ごろから現在までに、国内各地で十数回も起きたらしい。日頃たいした蓄えなどなかった庶民が、たちまち飢餓に直面したであろうことは想像に難くない。それでも餓死を免れることのできた人々が多数いた。中には餓死者をひとりも出さなかった藩があったらしい。
　現代で想定すると、大規模な震災などの自然災害発生や戦争、あるいは山道で迷って携行していた食料を食べ尽くしたような場合などが考えられる。また、避難が長期間にわたると、米や缶詰などの保存食品はあっても、野菜などの生鮮食品が底をついて、ビタミン不足に直面することも考えられる。そのようなとき、食べて害のない、欲をいうなら食べておいしい野生の植物に関する知識や経験を持ちあわせていたら、救助されるまで生命をつなぐ「間に合わせの食料」として役立ち、現場の状況は大きく異なるかもしれない。

　本著では、過去に編集された「救荒植物」関連資料に掲載されている植物のうち、自らが試食して合格点を与えられると判断したものを掲載した。
　内容は、「食べられる植物」と「民間薬として利用されてきた植物」の2部構成で、それぞれに86種（前著と合わせて170種）、30種の合計116種を収めた。

1　食べられる植物

　食べ方には浸し物、和え物、炒め物、汁の具、煮物、天ぷら……などと、いろいろな方法があるが、味や香りや食感などについて、それぞれの植物の持ち味をありのままに感じとるには、浸し物にするのが一番と考えた。そのせいもあって、調理例の写真は、湯掻いただけの単純なものが多くなった。試食したことを証明する程度の意味しか持たない写真で、見るからに食欲をそそるという写真にはなっていない。汗顔の

思いでいる。
　味付けは、醤油、酢醤油、甘酢、酢味噌、マヨネーズ、芥子ドレッシングかけ……などいろいろあるので、各人の好みで食していただくことにしたい。

2　民間薬として利用されてきた植物

　民間薬とは、庶民の間に長年の経験に基づいて伝承されてきた「薬」で、煮出したりあぶったりして植物を単独で利用する場合が多い。これに対して漢方薬は、成分や薬効が科学的、医学的に解明されている植物を複数配合して利用している。掲載した植物は、漢方薬に利用されているものがほとんどなので、薬効は証明されているといえる。

　「薬用植物」で検索すると数百もの植物名が現れ、私たちの身近にあるほとんどの植物が、それに該当するように思われる。また、毒になるか薬になるかはサジ加減らしい。本著では、私自身がこれまでに利用したことのある植物と、知人や先輩諸氏が利用して効果があったとされるものにしぼった。それに、故内藤喬・元鹿児島大学教授が聞き取りをして著された『鹿児島民俗植物記』に収録されている植物も取りあげた。効能や使用法についてはいくつかの資料から引用したが、私は継続して使用していないので、その効果の程については実感していない。読者が利用される際には、まず少量で試してみて、違和感があったり自分には効かないと感じたりされたら中止していただきたい。

　本著の最大の使命は、それぞれの植物を読者に正しく引き合わせることだと考えている。その思いをかなえるために、写真と解説には可能な限りの努力をしたつもりでいる。

　今回も発刊に際して、南方新社の向原祥隆代表と梅北優香氏および装丁者の鈴木巳貴氏には大変お世話になった。心より謝意を表したい。

2015年8月

この本の見かた

1　写真は、植物全体の姿形、花と果実（種子）、葉の表側と裏側、採取する前か後、調理や薬用植物の使用例の掲載を基本にしたが、近縁種で同じように利用される植物の一部分と差し替えて、より多くの種類を掲載しようと意図したものもある。また、葉については、同一種でも切れ込みの程度が大きく異なり、別種のように見える物があるので、意図的に別々の葉を掲載した。
2　掲載順は、下記の目次に示したようにいくつかに小分けして、それぞれの中をほぼ科名と和名の五十音順とした。
3　科名は、遺伝子解析による「ＡＰＧ植物分類体系」に従った。
4　前著『野草を食べる』との重複は避けたが、利用の仕方（食べ方や食べる部位）が異なるものは再登場させた。

目　次

まえがき……………………………………………………………………2
この本の見かた……………………………………………………………4
本文に出てくる主な用語の解説と図解…………………………………5

食べられる植物
■シダ植物………………………………………………………………10
■主に早春から初夏に、葉や茎や花を食べる植物……………………14
■主に秋以降に、果実や種子を食べる植物……………………………77

民間薬として利用されてきた植物
■葉をあぶったり焼酎に漬けたりして、患部につける………………98
■主に健康茶として飲む………………………………………………106
和名索引…………………………………………………………………128
参考図書・協力者………………………………………………………135
あとがき…………………………………………………………………136

本文に出てくる主な用語の解説と図解

《植物の性》 イチョウ、ソテツ、ヤマモモなどのように、雄花だけの株（雄株）と雌花だけの株（雌株）とに分かれているものを雌雄異株といい、ヘチマのように雄花と雌花が同じ株についているものを雌雄同株という。雌雄同株は、雄花と雌花の区別がある雌雄異花と、ユリのように１つの花に雄しべと雌しべがそろっている両性花とに分けられる。

《植物の寿命》 春に発芽し秋に結実する草本植物を一年草といい、秋に発芽し翌年に結実する草本植物を二年草または越年草という。これに対して、地下部に栄養を蓄え、その場で何年も継続して生育できる植物を多年草という。

《樹木の高さ》 幹が直立する植物で、一般に高さが10m以上に伸びるものを高木といい、数m以下のものを低木、その中間のものを小高木というが、幅があって明確ではない。

《茎のつくり》 茎の中が詰まっているのを中実、空洞になっているのを中空という。

《葉のつくりと各部の名称》 葉の主要部分を葉身といい、葉身が複数に分かれている葉を複葉、そうでないものを単葉という。また、葉身と茎とにはさまれた棒状の部分を葉柄、葉のつけ根にあって葉のように見える部分を托葉という。さらに、葉の縁にある鋸の歯状の凹凸を鋸歯といい、鋸歯の縁にさらに細かい凹凸があるものを重鋸歯という。これらに対して、葉の縁が滑らかで凹凸がない状態を全縁という。

《複葉の形に関する用語》 複葉を構成している、１枚の葉のように見える部分を小葉という。小葉のうち、先端に付いているものを頂小葉、横向きに付いているその他の小葉を側小葉という。葉柄の先端部に３枚以上の小葉がついている場合を掌状複葉という。小葉が３枚の掌状複葉を三出複葉といい、三出複葉の側小葉が２枚に分かれて鳥足状になったものを鳥足状複葉という。葉軸にそって多くの小葉がついている複葉で、先端に頂小葉があって全体の小葉の数が奇数枚のものを奇数羽状複葉、頂小葉がなくて先端部も２枚に終わっているものを偶数羽状複葉という。

《単葉の形に関する用語》 葉身が鶏の卵のような形で基部が最も幅広ければ卵形、逆に先端部が最も幅広ければ倒卵形という。細長い葉で、基部が最も幅広ければ披針形、逆に先端部が最も幅広ければ倒披針形、中央部が最も幅広いものを長さに応じて楕円形、長楕円形などという。

《葉の基部の形に関する用語》 ハート形にくぼむ形を心形、丸ければ円形、葉柄に向かってしだいに狭くなる形をくさび形、直線状になって、葉柄に対してほぼ直角に

なっている形を切形という。

《葉のつき方》 ２枚の葉が、茎をはさんで反対方向に出るつき方を対生という。これに対して、１つの節に葉が１枚ずつ出るつき方を互生、１つの節から３枚以上の葉が出るつき方を輪生という。輪生状でも間隔が詰まっているだけの場合もある。

《花のつき方》 花の集まりそのものや花の集まりの様式を花序という。

総状花序　長い花軸の各所に、柄のある花を多数つけた形。（例）フジ、アブラナ

穂状花序　長い１本の花軸上に、小さい無柄の花が多数咲く形。（例）ネジバナ

散房花序　花柄の長さが下部のものは長く、上部になるに従って次第に短くなり、花がほとんど一平面に並んで咲く形。（例）ヒメジョオン、ミズキ

散形花序　主軸の先端部から多数の花柄が出て、傘状に広がる形。（例）ニンジン、サクラソウ

頭状花序、頭花　きく科の花のように、多くの花が集まって１個の花に見えるもの。きく科の舌状花では、花弁は１枚のように見えるが５枚の花弁がくっついた合弁花で、雄しべ・雌しべ・萼など全てを備えている。頭花の中心部に、花弁のない管状花をもつものも多い。

肉穂花序　肉厚な花軸の周囲に、多数の無柄の小花をつけた形。（例）オモト、コンニャク、マムシグサ

《植物に関するその他の用語》

花被　花びらよりも外側についている部分をまとめて萼といい、萼と花びらをあわせた全体を花被とよぶ。

花柄　花をつけている軸と花との間にある棒状の部分をいう。

仮種皮　種子の外側を包んでいる種皮の、さらに外側を覆っている特別なものをいう。（例）マユミ

球果　被子植物の果実に相当する部分で、マツやスギなどの裸子植物につく、まつかさ状のもの。種子をつけた鱗片状のものが集まって球形になっている。

植物各部の名称

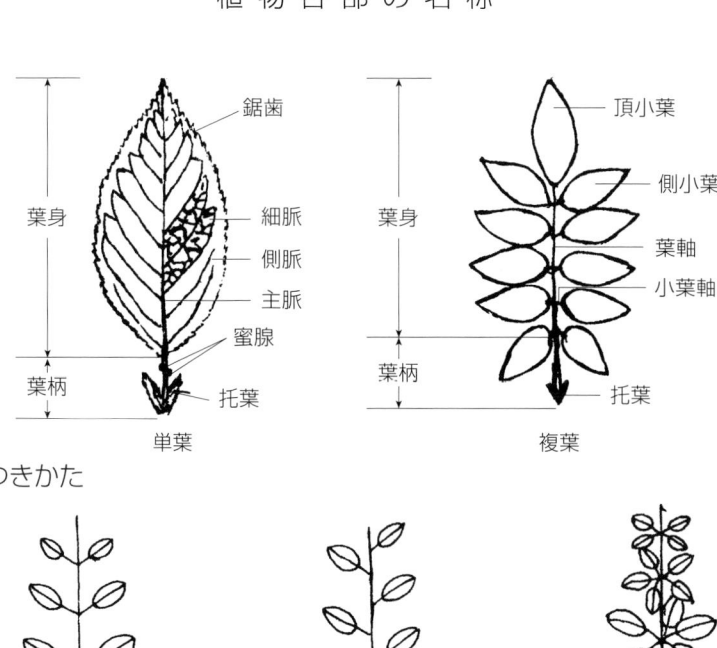

単葉 / 複葉

● 葉のつきかた

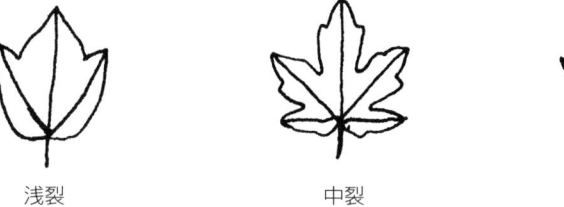

対生 / 互生 / 輪生

● 葉の切れ込み

浅裂 / 中裂 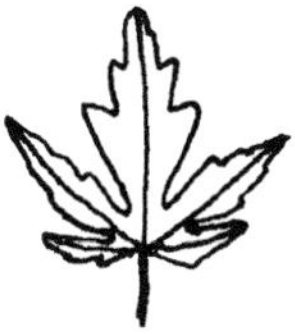 / 深裂

● 複葉の形

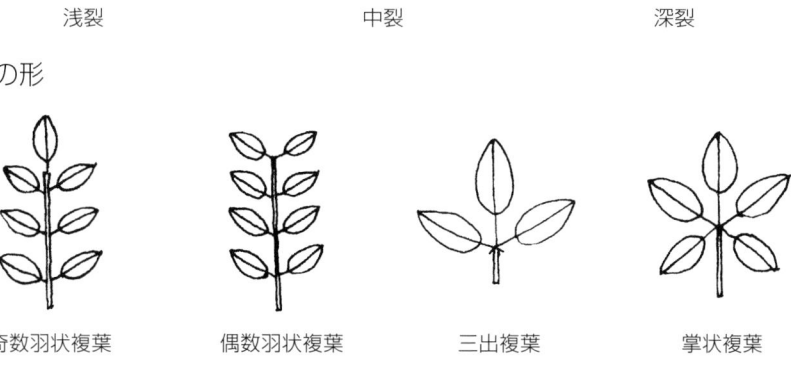

奇数羽状複葉 / 偶数羽状複葉 / 三出複葉 / 掌状複葉

● 葉の縁のかたち

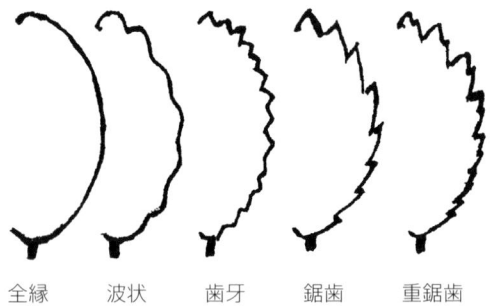

● 葉の形

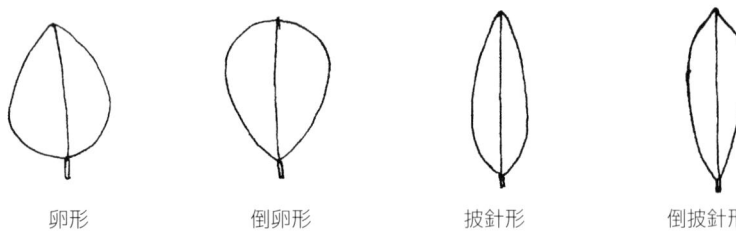

● 葉の基部の形

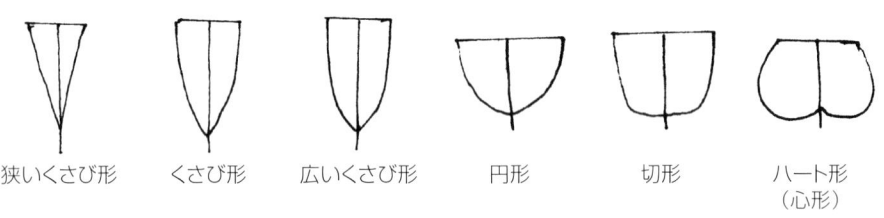

● 葉脈

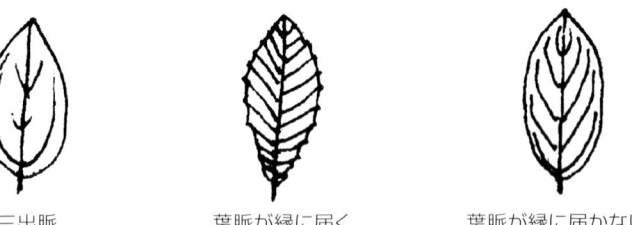

食べられる植物

■ ■ ■

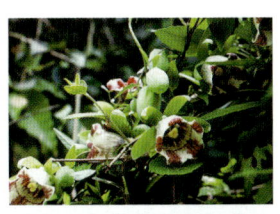
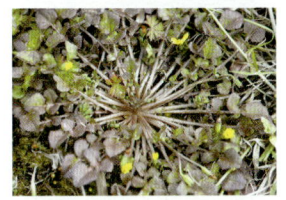
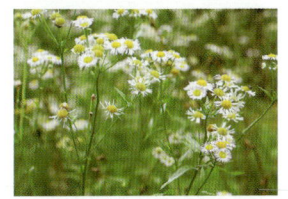
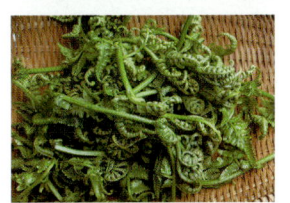
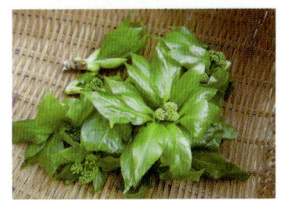

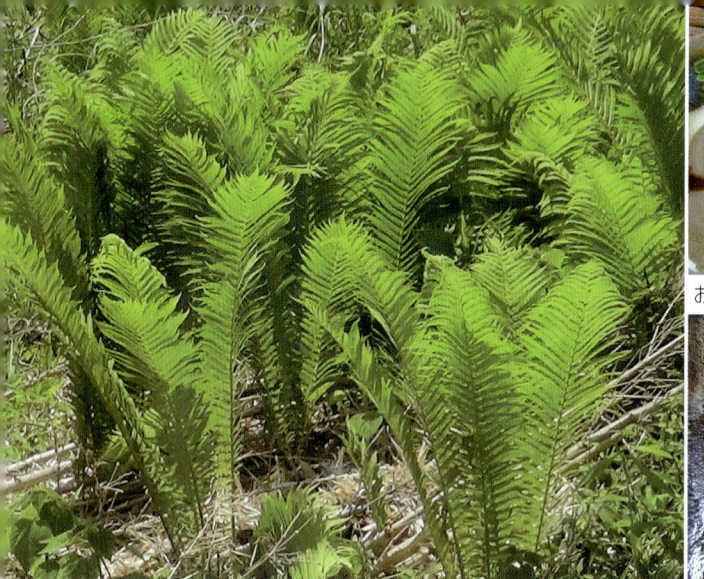
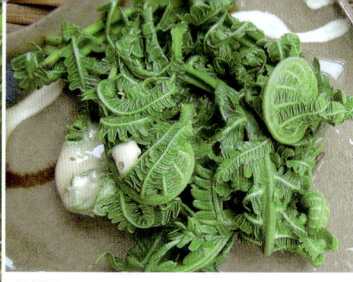
お浸し
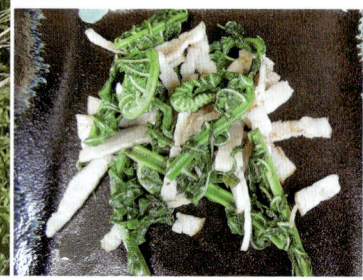
炒め物
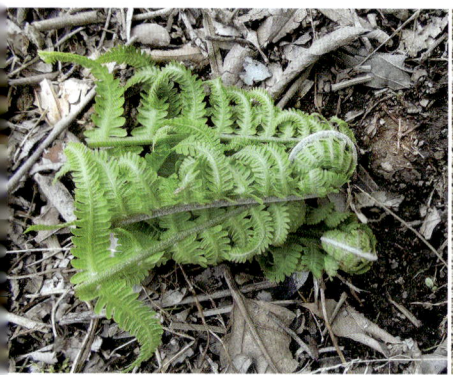
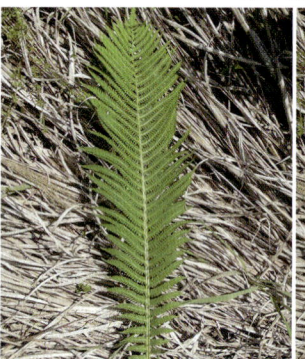
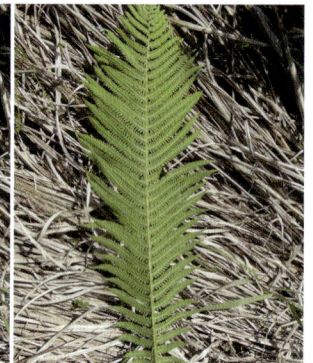
表　　　　　　　　　裏

クサソテツ（草蘇鉄）　　　　　　　　　　　　　　　いわでんだ科
Matteuccia struthiopteris　　　　分布：北海道〜本州、四国と九州の一部　生育地：山地の明るい草地や湿地

●**形態**：多年生のシダ植物で、冬には地上部が枯れる。根茎を地下に這わせて、走出枝を伸ばしながら直線的に生育範囲を広げて繁る。葉は1回羽状複葉で深く切れ込み、葉柄の切り口は三角形で、綿毛はなくまばらに鱗片がつく。栄養葉は長さ1mほどになり、胞子葉は秋に株の中心部から伸び出て長さ60cmほどになる。全国的に「こごみ」の名で親しまれ、食べられるシダ植物の中では人気が高いが、私の住む鹿児島県には自生していない。葉の色や形がよく、見た目にも涼しげなので、庭に植えるのには適しているように思われる。

●**食べ方**：3〜4月に渦巻き状に丸まった栄養葉の若芽を摘み取り、さっとゆでて、炒め物、お浸しで食べた。採りたては生でも食べられるくらいにくせがなく、あく出しをする必要がないので調理に手間がかからず、かすかなぬめりとサクサクとした食感があり、多くの人に好まれる。

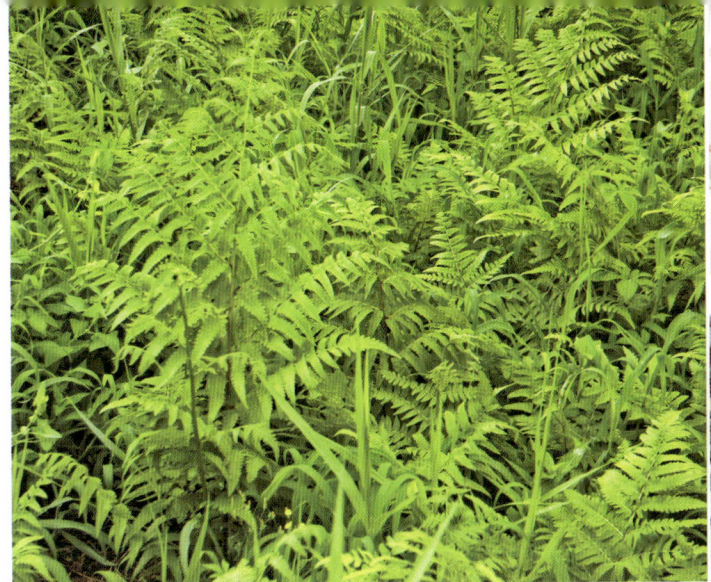
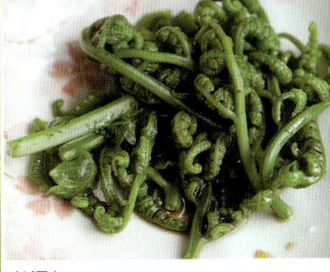
お浸し
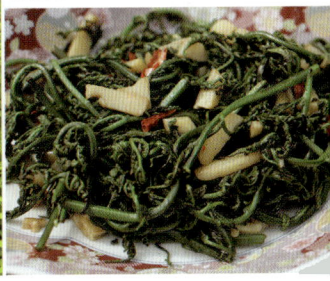
炒め物
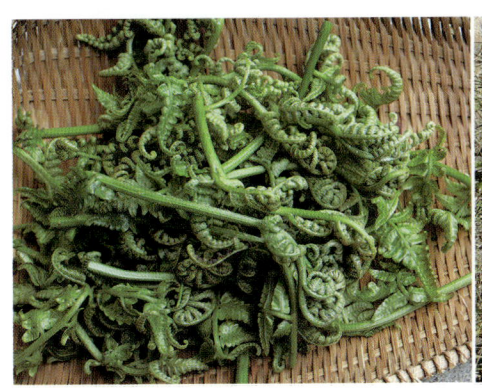
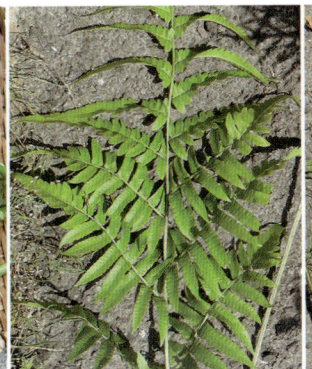
表
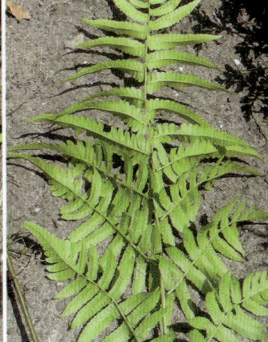
裏

クワレシダ （食われ羊歯）

Diplazium esculentum

いわでんだ科

分布：鹿児島県、長崎県　生育地：川沿いや明るい湿地

●**形態**：河原や原野の明るい湿地に生える常緑の大形シダ植物。高さ1m前後で、葉には強い光沢があり2回羽状複葉。上部の羽片は急にせばまり、浅い切れ込みがある程度。胞子嚢群は線形で、小脈の下半分につく。東南アジアでは畑で栽培して、市場で新芽を野菜として販売しているらしい。鹿児島県伊佐市湯之尾で確認され、古くはユノオシダと呼ばれたと聞いたことがある。川内川流域を中心に次第に分布域を広げていき、現在では鹿児島県の各地で見られるようになっている。●**食べ方**：4月初め頃、頭部がくるりと巻いて、その下部がわずかばかり開葉した新芽を熱湯で30秒ほどゆでて、麺つゆをかけて食べた。ぬめり感とシャキシャキした歯ごたえがあって、とてもおいしく食べられた。また、モウソウチクの筍と炒めたものも、とても美味だった。ワラビにまさる食感でシダ植物では上等の部類にはいる。

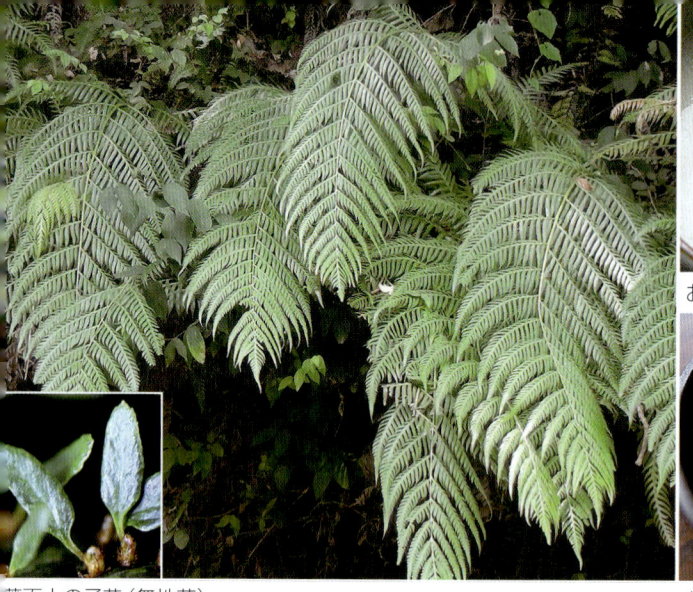
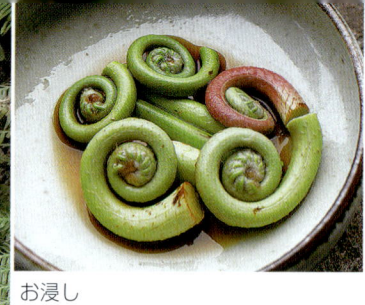
お浸し
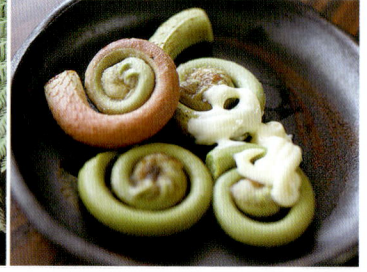
お浸し

葉面上の子苗（無性芽）

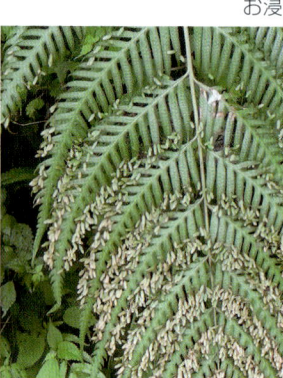
表
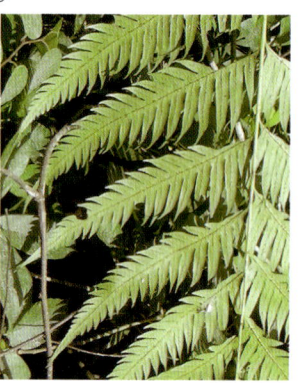
裏

タイワンコモチシダ（台湾子持ち羊歯） ししがしら科

Woodwardia orientalis var formosana　　分布：千葉県以南、四国・九州南部　生育地：山地の日当たりの良い崖地

●形態：暖地に生育する常緑で大形のシダ植物。根茎は太くて短く這い、褐色の鱗片をまとっている。葉全体の長さは2m超にもなり、シラスの崖地などに垂れている。葉は1回羽状複葉だが、羽片は深く切れ込んでいて、羽片の軸に達するものもあり、2回羽状のようにも見える。よく似たものに、コモチシダがあるが、区別点は多い。コモチシダの若葉が緑色で、羽片や裂片の先端が鈍頭、羽片には基部まで裂片がつくのに対して、本種は若葉が赤色で、羽片や裂片の先端がとがり、羽片の基部には裂片を欠く場合が多い。また、葉脈の網目は本種の方が小さい。両種とも葉面に多くの無性芽をつけている。●食べ方：新芽を覆っている金色の鱗片を取り除いて、熱湯で2分半ゆでて、ポン酢やマヨネーズで食べた。ゆでる時間が短いと、下部の太い部分に少し渋味を感じることもあるが、先の方はコリコリしていて、くせがなくて美味だった。

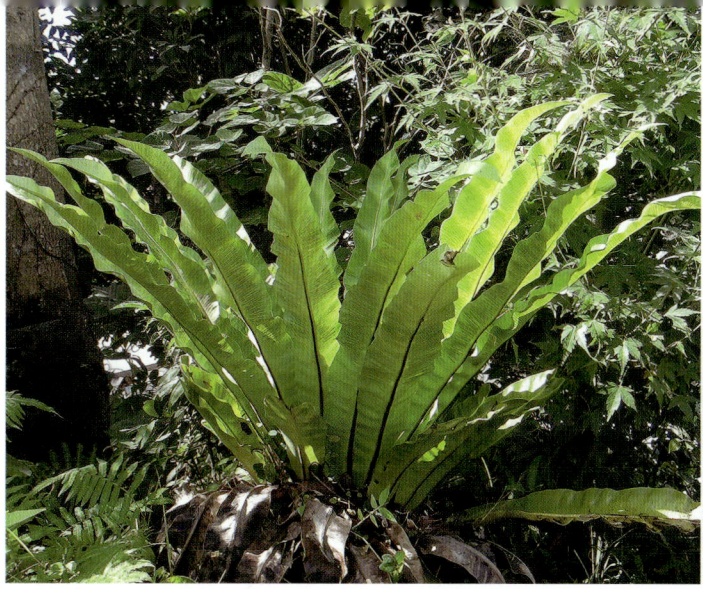
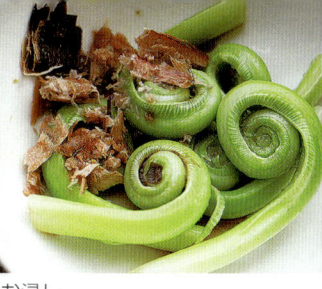
お浸し

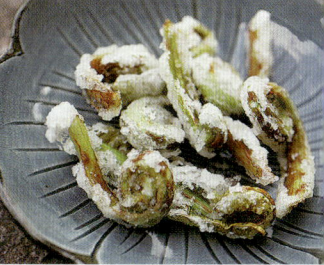
天ぷら

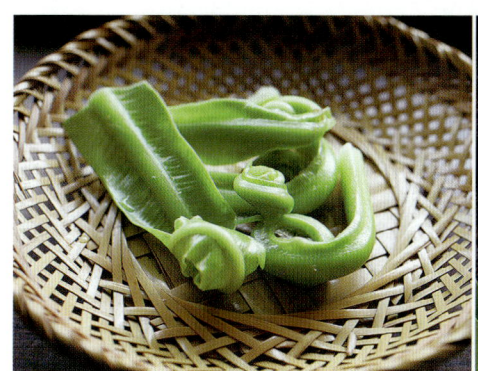
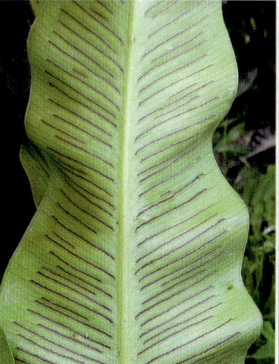
オオタニワタリ
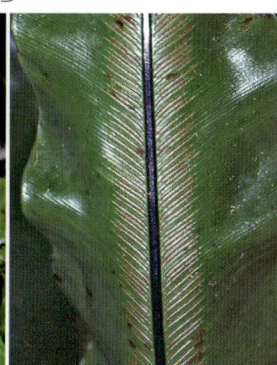
シマオオタニワタリ

オオタニワタリ（大谷渡り） ちゃせんしだ科

Asplenium antiquum

分布：三重県以西の太平洋側　　生育地：山地林下の岩上や樹幹

●形態：樹木や岩上に着生する常緑のシダ植物で、葉は広くて長く、縁に切れ込みはない。胞子嚢群は、葉の中心を走る太い軸から葉縁に向かって斜め上方向に線状に並んでいる。本種は葉の縁から数cmの所まで広く胞子嚢群がつくが、種子屋久以南に生育するシマオオタニワタリでは、葉軸近くにしか付かない。沖縄の八重山地方では食用に栽培していて、食堂や居酒屋では注文すれば食べられる。●食べ方：株の中心部に集まっている若芽に刃物を差し込んで切り取る。鱗片を洗い落とし、少量の食塩を加えて3分ほどゆでて、冷水に取り上げる。(1)あくがなく、生のままかじっても違和感はない。醤油と鰹節やマヨネーズをかけて食べると、シャキシャキした歯ざわりで美味である。(2)食塩を少し加えた衣を薄くつけて、天ぷらにした。食塩を振りかけて食べたが、同じように美味だった。その他、バター炒めなどにして食べる。

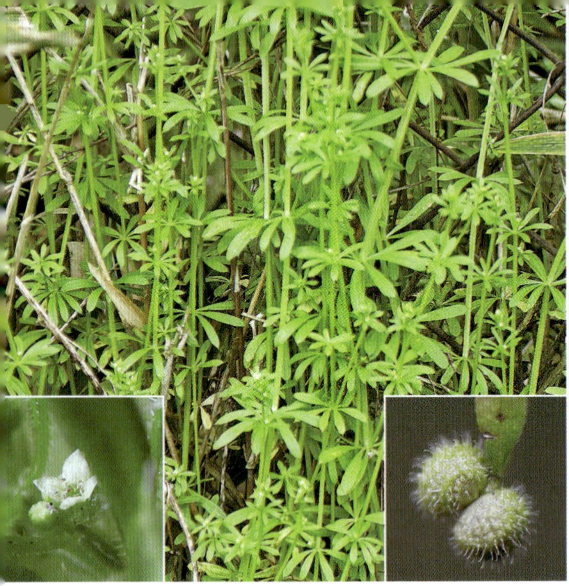

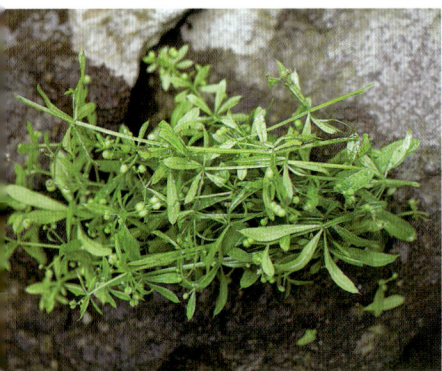

花　　　　　　　果実 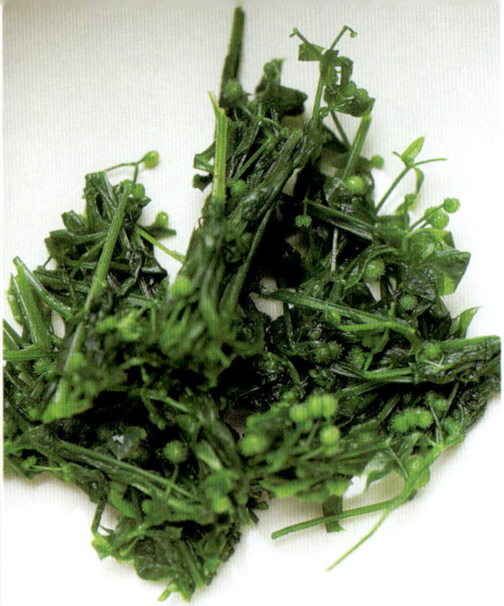　　　　　お浸し

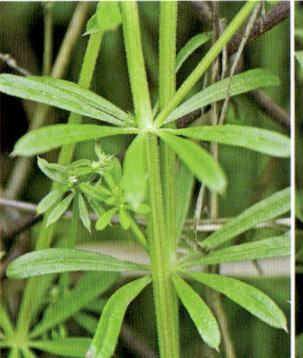

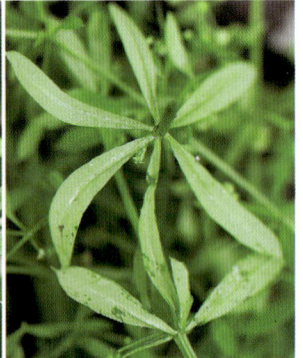

表　　　　　　　　　　裏

ヤエムグラ（八重葎）　　　　　　　　　　あかね科

Galium spurium var. *echinospermon*　　　分布：全国　生育地：道路脇や荒地

●形態：長さ70cmほどのつる性の多年草。茎が軟らかくて弱々しいので、茎の稜に並んでいる下向きのとげを他物に引っかけたり、互いに寄り添ったりして伸び上がる。葉は、幅3mm長さ3cmほどのもの6〜8枚が輪生しているように見えるが、本来の葉は2枚で、他は托葉が変化したものという。花期は5〜6月、花は黄緑色で直径1mmと、ごく小さく目立たない。花冠は4つに裂けていて、4本の雄しべがある。果実は直径2mmほどの球形で2個が並んでつき、表面のカギ状の毛で、衣服や動物にくっついて運ばれる。万葉集に「やえむぐら」が詠まれているが、秋に繁っているという歌意から推測して、本種ではなく、カナムグラであろうと考えられている。●食べ方：葉は苦味があるので、長めにゆでて水にさらすのが良い。お浸しにしたら、味に嫌味はないが、さほどおいしくはなかった。

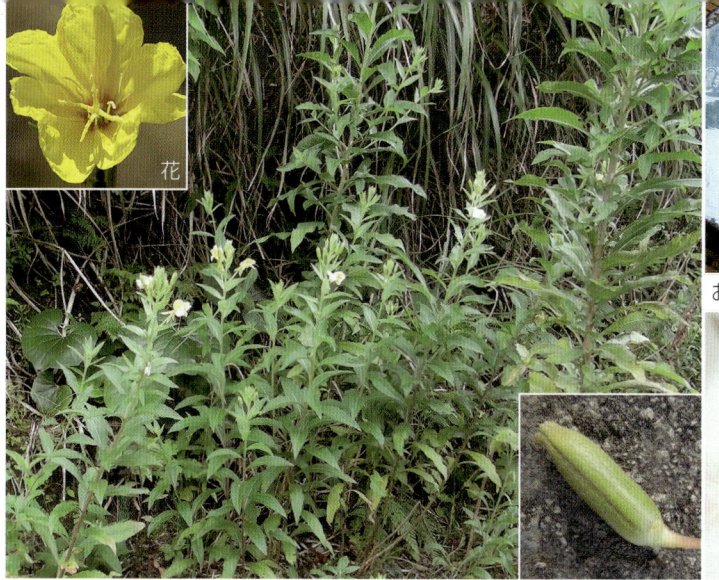
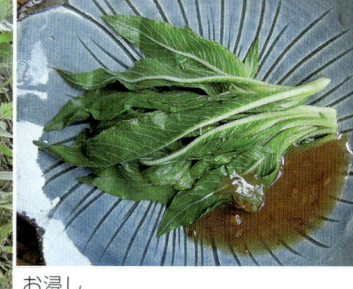
お浸し
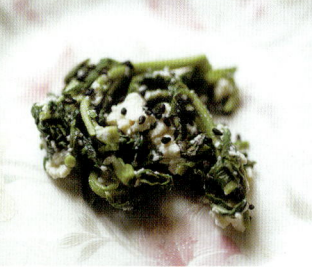
果実　　　白和え
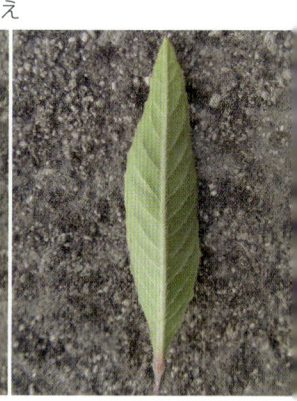

表　　　　　　　　裏

メマツヨイグサ（雌待宵草）

Oenothera biennis　　　　分布：明治時代の帰化植物で、ほぼ全国　　生育地：道端や河原など　　あかばな科

●形態：高さ1.5mほどになる二年草で、早春には葉を地表近くに平たく広げている。茎はよく枝分かれして、上向きの毛が生えている。葉は長い楕円形〜披針形で、縁には浅い鋸歯がある。花期は6〜9月、直径4㎝前後の黄色い4弁花で、花弁の先端が少し凹む。夕方から開花し、朝にはしぼむ一日花。花粉は昆虫にたくさん運ばれるように、長く連なって出てくる。幼いころ、オオマツヨイグサの開花の瞬間を見ようと、家族そろって見つめた思い出がある。蕾を固く包んでいた萼片がゆるみ始めてから待つことしばらくすると、瞬時に開花する。ポッとかすかな音を発したように憶えているが、実際に音がしたかどうか……。仲間はどれも食べられる。●食べ方：本種とコマツヨイグサの若葉を、浸し物、酢の物、和え物、天ぷらにして食べた。結構おいしく食べられた。花や蕾は、酢を入れた熱湯でさっとゆでて、酢の物にすれば旨い。

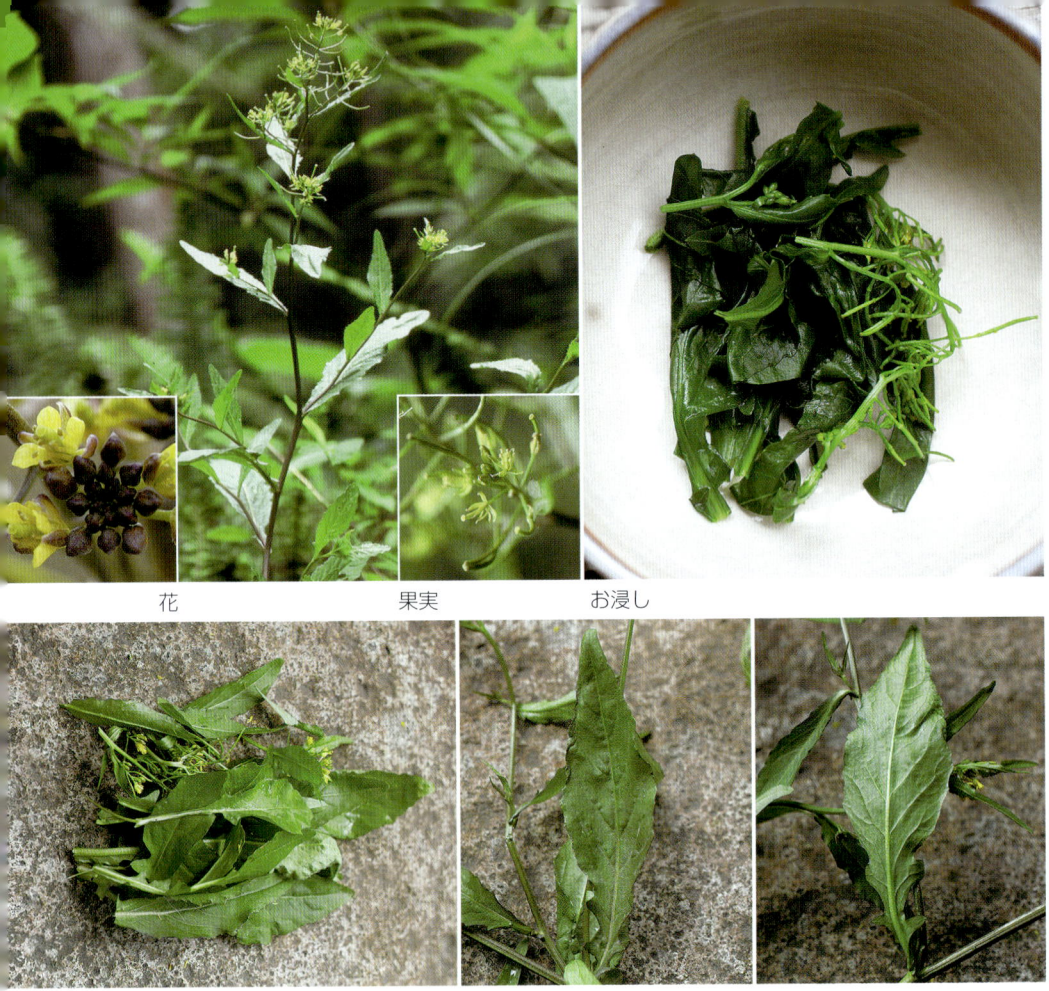

花　　　　　果実　　　　お浸し

表　　　　　　　裏

イヌガラシ（犬芥子）

Rorippa indica

あぶらな科

分布：全国　生育地：水田の畔などの湿地

●形態：高さ40cm前後の多年草で、全体が無毛。茎は暗い緑色で赤みを帯びていて、さかんに枝分かれする。根生葉は長い楕円形で細かく裂けて地表面に広がる。茎につく葉は披針形で粗い鋸歯があって互生する。花は直径3mmほどで黄色い4弁花。果実は長さ2cm直径1.5mm前後のこん棒状で、鎌形に曲がる傾向がある。よく似たミチバタガラシには花に花弁がなく、果実が曲がらず真っすぐな傾向があるので容易に区別できる。名前は、カラシナ（芥子菜）に似ているが、辛味がないという意味。辛さを期待しなければ、厳しい冬を乗り切ってきた生命力を、早春の山菜としていただける。●食べ方：(1)茎が高く立ちあがらない頃の若いものを摘みとって天ぷらにしたり、ゆでて水にさらし、お浸し、和え物、汁の具などにして食べる。(2)根の漬け物。根を洗ってひげ根を除き、塩をまぶして重石をのせて2日ほどおいて食べる。

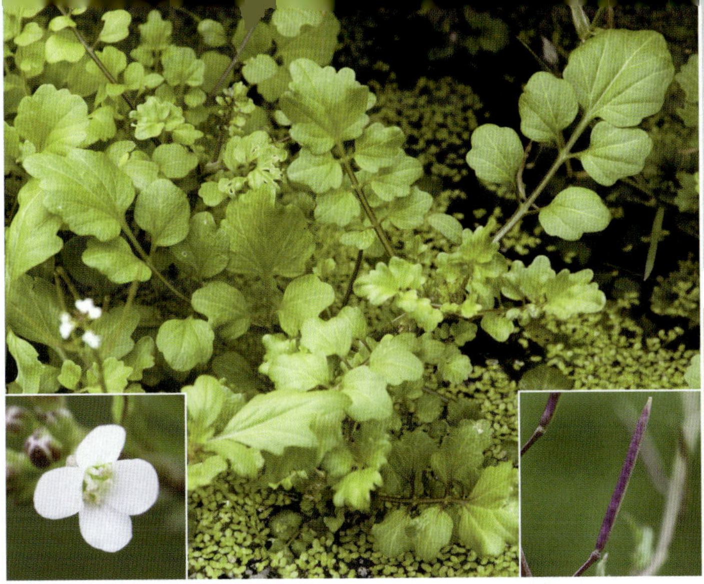

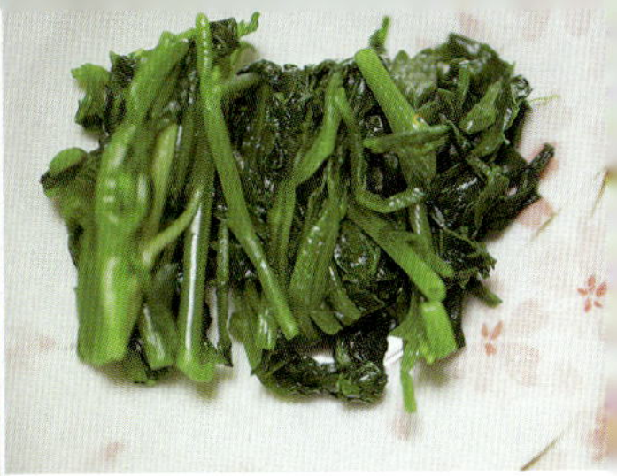

お浸し

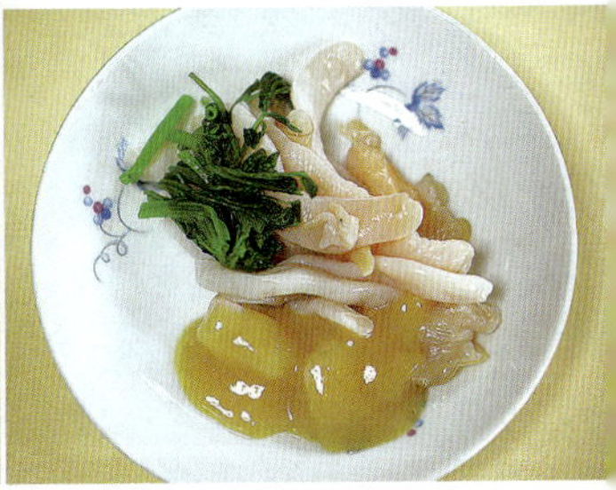

刺身のつまに

花　　　　　　　　　　　　果実

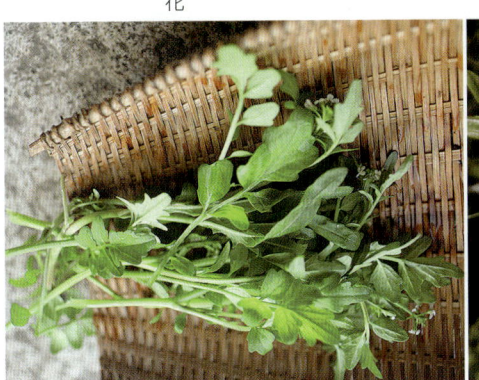
オオバタネツケバナ　表

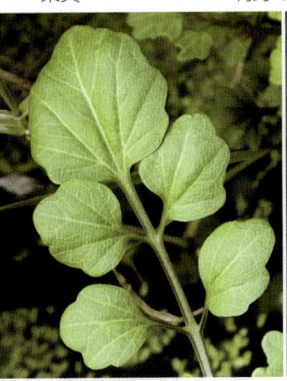

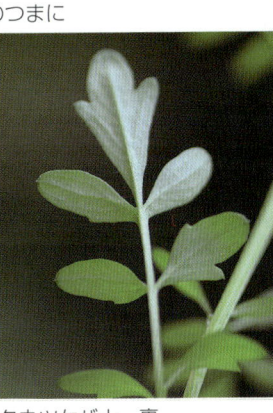
タネツケバナ　裏

オオバタネツケバナ（大葉種漬け花）

あぶらな科

Cardamine regeliana

分布：北海道〜九州　　生育地：田の脇の水辺など

●**形態**：ロゼットで冬越しして春に開花する二年草。茎の高さは30cm前後で多数に枝分かれし、毛はない。葉は長さ10cm前後の1回羽状複葉で互生し、長楕円形の小葉が9枚前後ついている。茎の下部や中ほどにつく葉の頂小葉は、側小葉よりはるかに大きいが、上部の葉ではほぼ同じような形と大きさをしている。花弁は4枚で、6本の雄しべのうち、2本は短い。果実は長さ2cmほどの棒状。名前は、田植え用の種モミを水に漬ける時期に花が咲くことによるという。同じような環境に生育していてよく似た植物に、タネツケバナやミズタネツケバナがある。これらの中間型は区別が難しい。薬用：利尿●**食べ方**：若い地上部を摘んで、刺身に添えて食べた。お浸しにもした。くせがなく美味だ。生のままサラダにして食べたり、さっとゆでて和え物、汁の実にしたりして食べると、クレソンの代用になる。

17

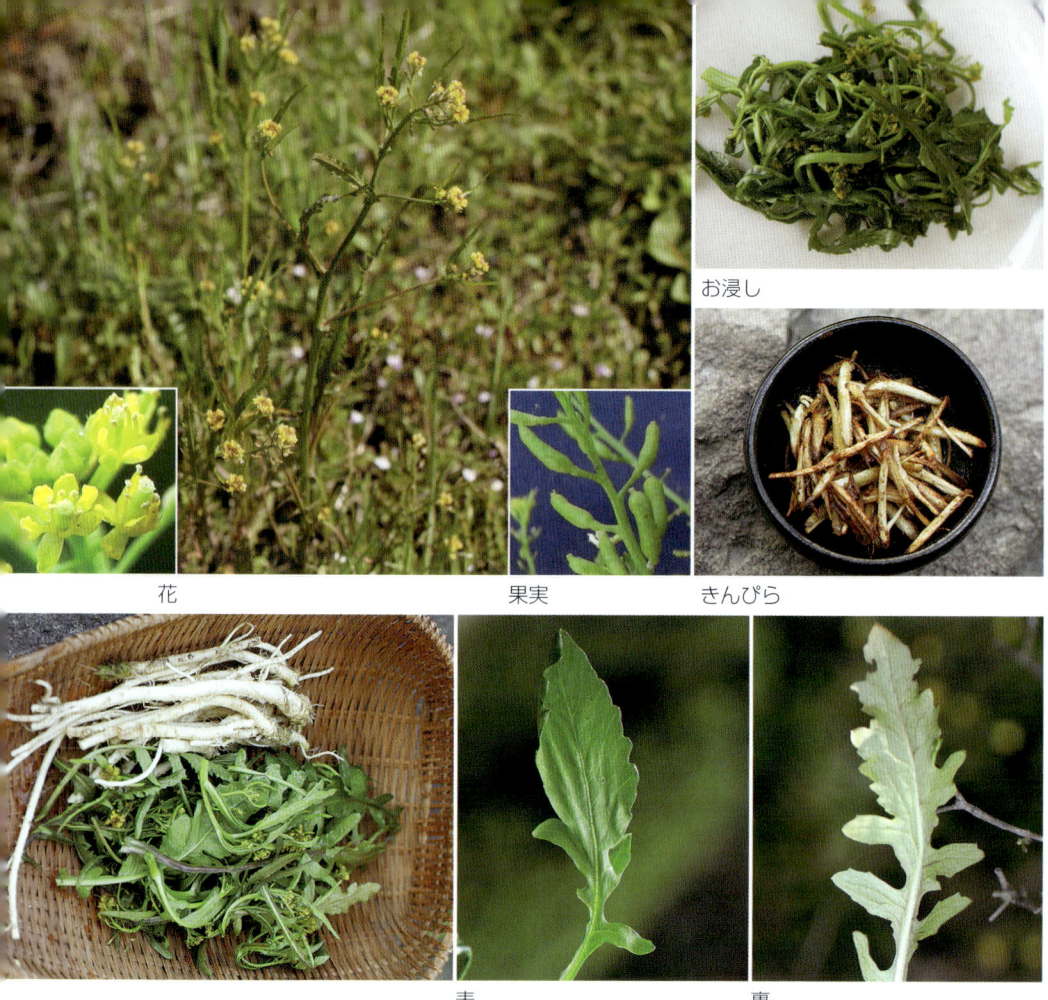

お浸し
花　　　　　　　果実　　　　　きんぴら
表　　　　　　裏

スカシタゴボウ（透し田牛蒡）

Rorippa palustris

あぶらな科

分布：北海道〜九州　　生育地：水田脇などの畔や湿地

●形態：高さ50cm前後になる越年草。根生葉は柄を含めて長さ10cm前後で、縁は大小さまざまに深く切れ込む。茎につく葉は、切れ込みがほとんどないものから深く切れ込むものまで変化が大きいが、上部ほど切れ込みが浅い傾向がある。葉の基部は耳状に張り出していて茎を抱く形になる。花は直径3mmほどの4弁花で黄色く、早春から咲く。果実は直径2mm長さ8mm前後、両端が丸くて不規則な膨らみをもった円柱形で、ほぼ同じ長さの果柄がある。多くの種子が積み重なるようにして収まっていて、熟すと薄い果皮が裂けて、種子が飛び出す。薬用：利尿、止血●食べ方：(1)若い茎と葉を採取して、さっとゆでてお浸しにして食べたら、くせがなかった。(2)地中に真っすぐにのびている主根を採取してきんぴらごぼうのようにして食べたら、晩酌の肴に最高だった。(3)太い根が採れたら、おろし大根のようにして食べると辛味が強くて美味である。

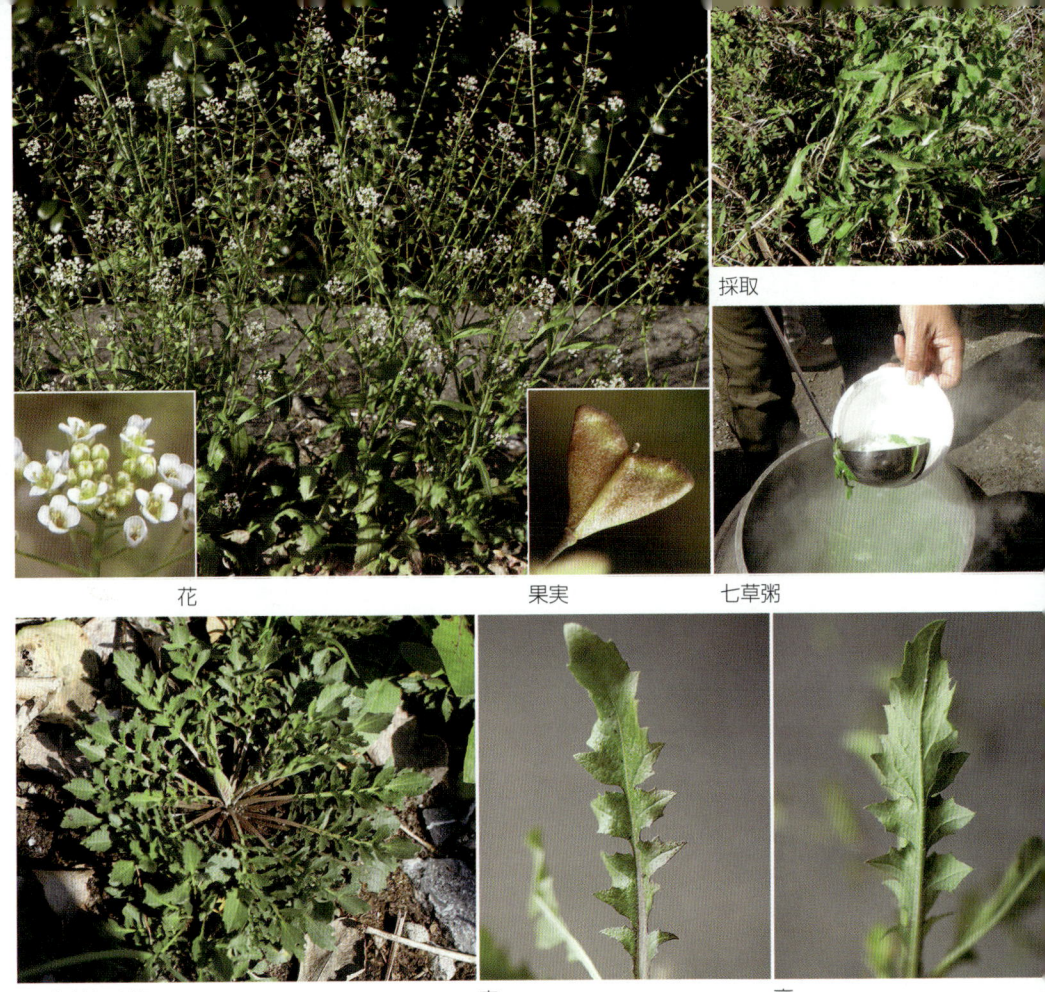

採取 / 花 / 果実 / 七草粥 / 冬越しの姿 / 表 / 裏

ナズナ (薺)

Capsella bursa-pastoris

あぶらな科

分布：全国　生育地：畑地や土手など日当たりの良い場所

●**形態**：茎は直立して高さ30cm前後になる。冬越しの根生葉は地面に張り付くように放射状に並んで伸びている。早春の弱い日光を少しでも多く受け取ろうとする、本能的な対応と考えられる。茎の上部につく葉は楕円形で先がとがる。葉には深い切れ込みがあって、早春に見かける多くの植物の姿がどれもこれも似通っているために、若葉を摘んで春の息吹をいただこうとする人々にとっては、悩みの種となりそう。花は白色の4弁花で、3月頃から茎の頂上に多数咲く。別名のシャミセングサは、果実が三味線のバチの形に似ていることによる。薬用：目の充血、利尿、止血●
食べ方：(1)若苗をゆでてお浸しや和え物、汁の実とする。(2)旧暦の1月7日頃だと七草全部が揃うので、「NPO法人・うるし里山ミュージアム」（鹿児島県姶良市蒲生町）では、毎年この頃に野生の春の七草をたっぷり炊きこんだ「七草がゆ」を食べる集いを開催している。(3)軽く塩揉みして漬け物にする。

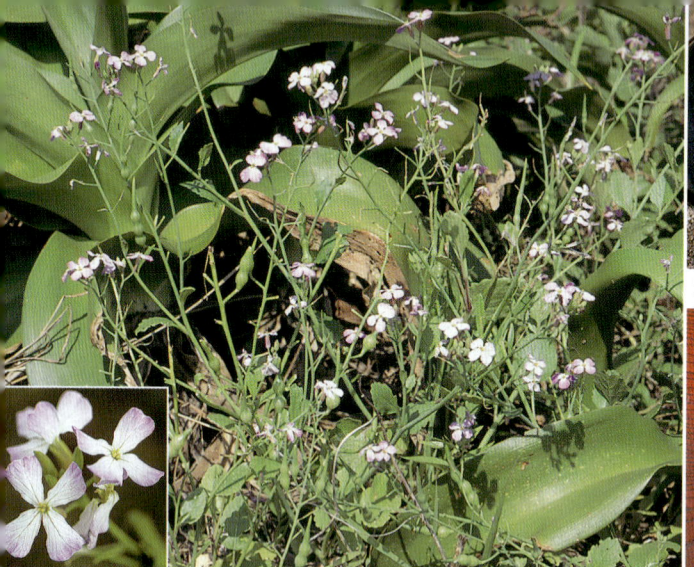
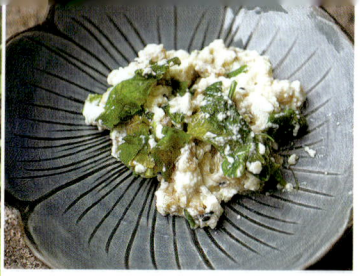
ゴマ味噌白和え
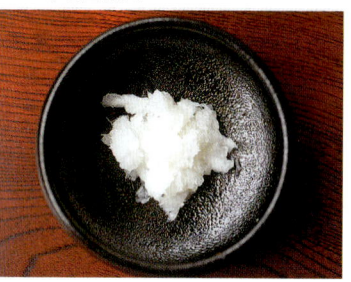
おろし大根

花

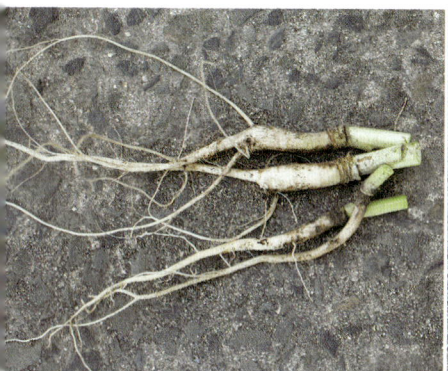
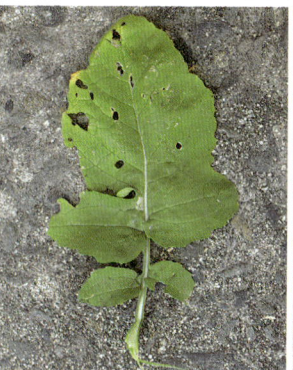
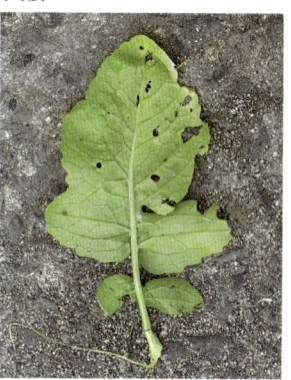

根茎　　　　　　　　　　表　　　　　　　　　裏

ハマダイコン（浜大根）　　　　　　　あぶらな科

Raphanus sativus var. *raphanistroides*　　　分布：全国　生育地：海岸や河口の砂地

●**形態**：高さ70cm前後の二年草。地上部は畑で見かける大根そのものであるが、根は細くて貧弱である。葉は両面に毛があり、幅4cm長さ15cm前後で、頂小片と5対ほどの側小片に裂けている。花期は4～5月で、淡い赤紫色の花弁に紫色の筋が入る。果実は長さ6cmほどの莢状で、4個前後の無毛の種子が入っている。栽培品のダイコンが逃げ出して野生化したものとの説が主流だが、最近の研究で遺伝子を調べた結果では、別系統の種類であるとの説もある。薬用：消化作用、胸やけ●**食べ方**：地下部は、鼻の頭に汗が浮き出るほどにピリリと辛い。(1)すりおろして、焼き魚に付け合わせると、食欲をそそって最高。(2)きんぴらにしても良い。(3)葉は熱湯で1分足らずゆでて、白和えにして食べると最高の味である。(4)同様にゆでて、お浸しにして、しそドレッシングなどをかけていただくと、とてもおいしい。

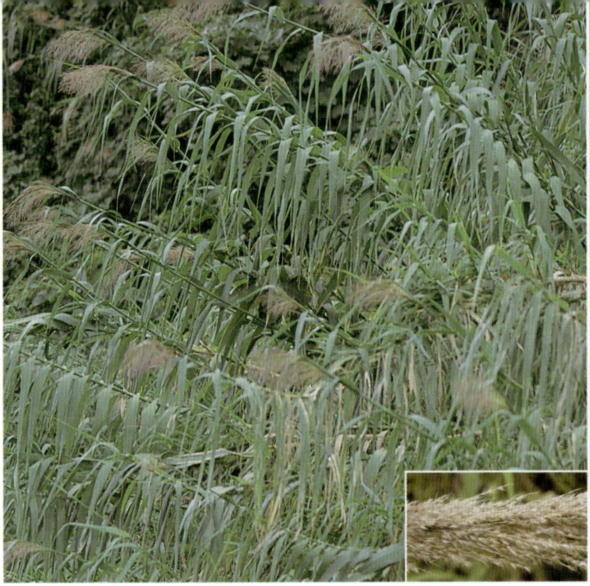

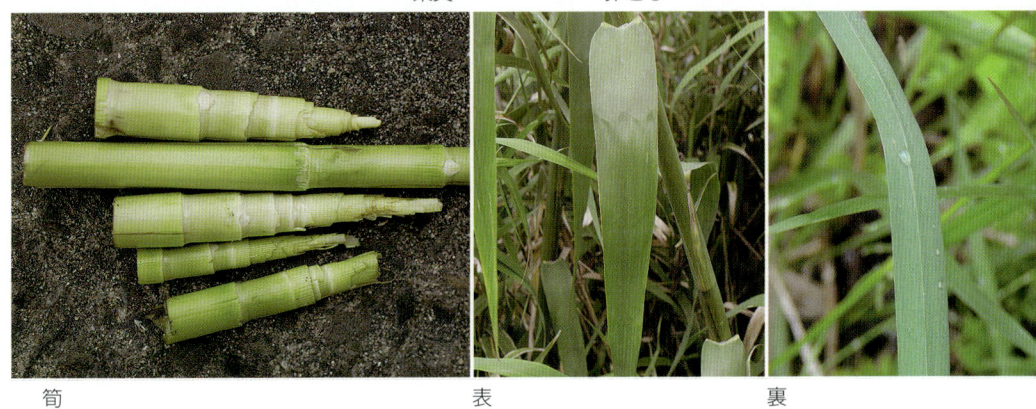

果実 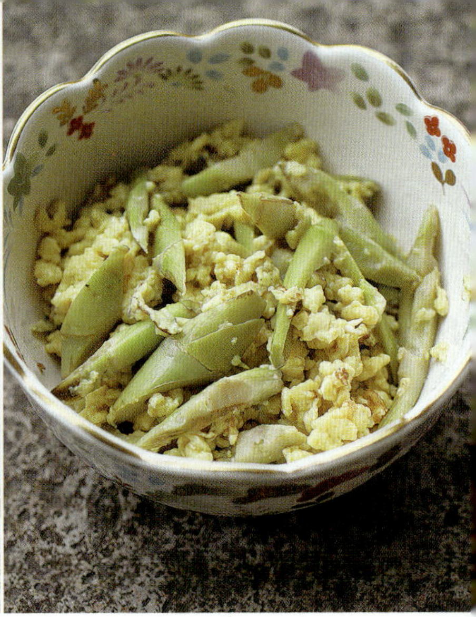　　　卵とじ

筍　　　　表　　　　裏

ダンチク（暖竹） いね科
Arundo donax

分布：関東南部以西　生育地：暖地の海岸近く

●形態：茎の高さ4mほどになり、海岸の直近だけに生育する大形の多年生草本。茎は中実で直径約3cm、2～3年で枯れる。葉は幅5cm長さ40cmほど、縁はざらつかないので、握って引っぱってもススキのように手を切ることはない。9～10月に長楕円形で薄紫色の花序が円錐形に立つ。屋久島ではこの葉を使って、「角巻き」と称する、四面体で一口サイズのおいしいチマキを作る。●食べ方：地上50cmほどに伸び出た新芽を折り採って皮をむくと、筍のような姿になる。5分ほどゆでたものを、卵とじにした。少し苦みを感じたが、ゆでる時間によるのかもしれない。ダンチクが食べられることを知る人は少ないだろうし、地主だという人も現れないだろうから、いくらでも収穫できる。結構おいしいので、是非とも試していただきたい一品である。同じ科のマコモの新芽も似た姿形で、同じようにして食べるとおいしい。栽培もされる。（熊本県の木村親正氏談）

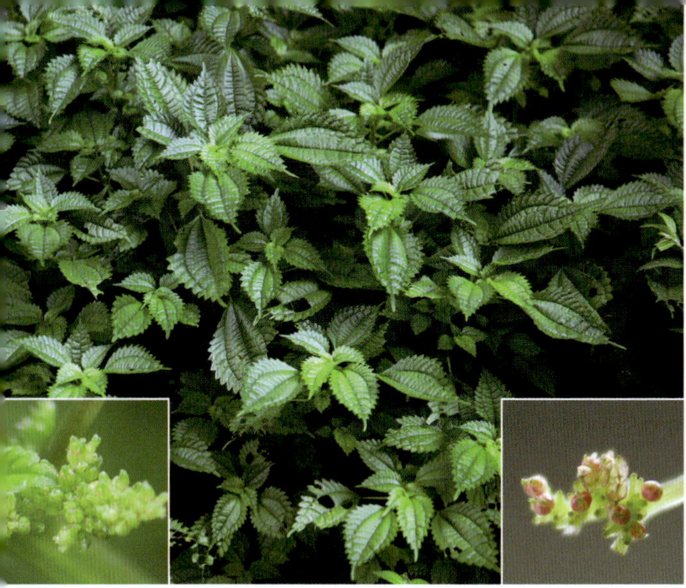

お浸し

花　　　若い果実　　和え物

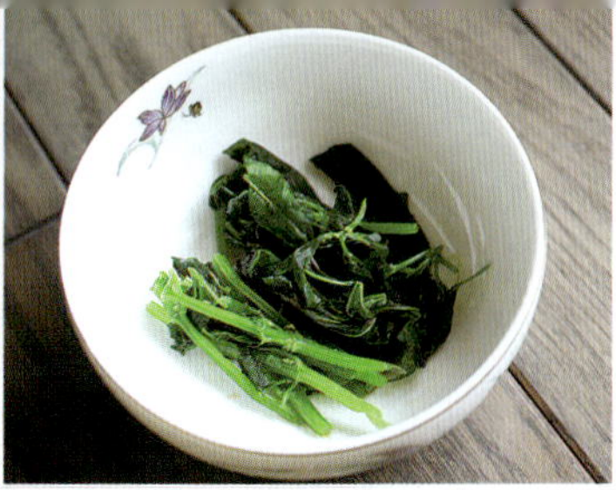

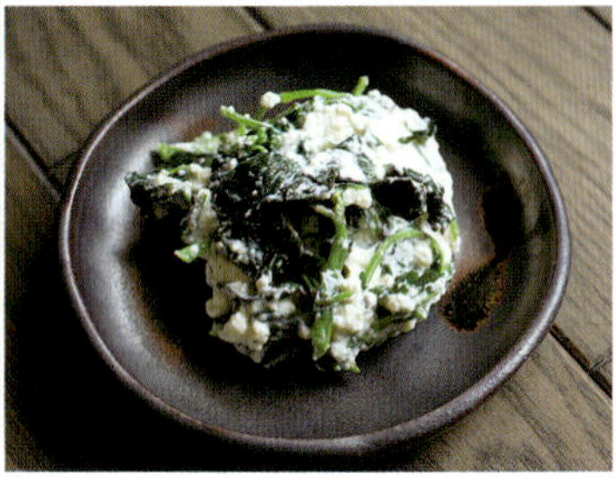

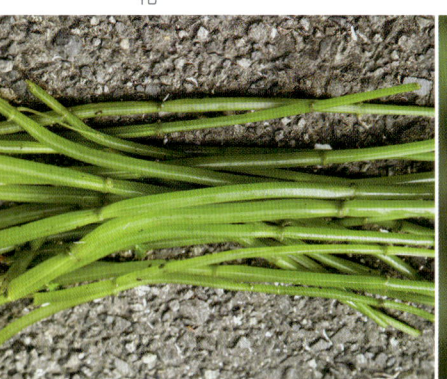
瑞々しい茎

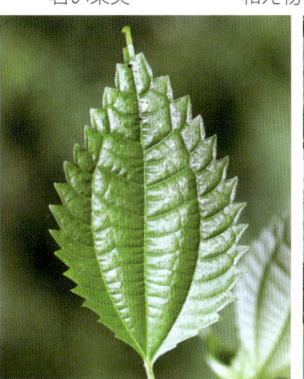
表

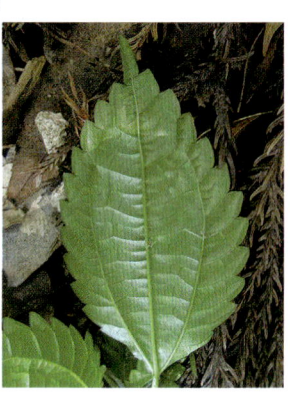
裏

アオミズ（青水）

Pilea pumila

いらくさ科

分布：北海道〜九州　生育地：林内、林縁の湿った場所

●**形態**：高さ40cm前後の、雌雄同株の一年草。茎は無毛で、多くの水分を含んでおり、透明感があってとても瑞々しい。葉には3本の葉脈がすっきりと通り、葉身は8cmほどで、ほぼ同長の葉柄で対生する。葉縁に大きな鋸歯が目立ち、先は尾状に伸びる。花期は7〜8月で、葉の脇から出る左右一対の花序につくが、小さすぎてはっきりしない。属は異なるが、似て見えるウワバミソウ（山菜「ミズ」）は、たいそう愛されているようだが、鹿児島県では見かけることはない。●**食べ方**：軟らかい茎と葉の部分を20秒ほど湯掻いて、適当な長さに切る。そのまま噛んだら、シャキシャキ感があり、せり科の植物に似た香りがして、味にも特別なくせはなかった。お浸し、白和え、卵とじなどで食べたが、いずれも美味だった。最近では、通りがかりに見かけると、摘みとって生のままかじり、清涼感を味わうほどの好物になった。

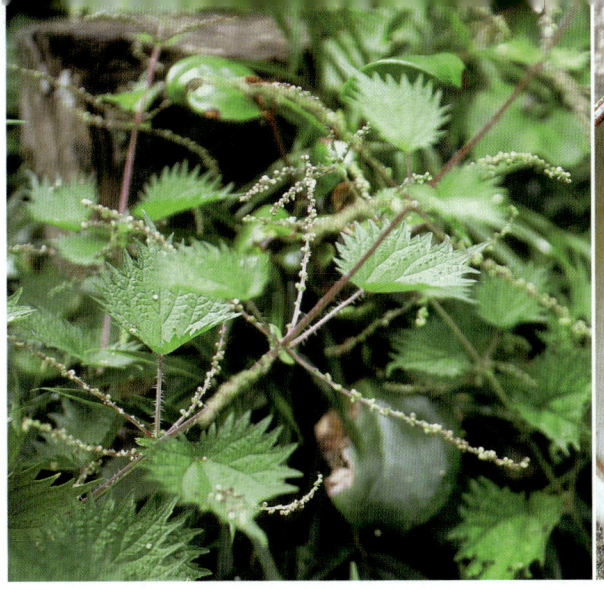
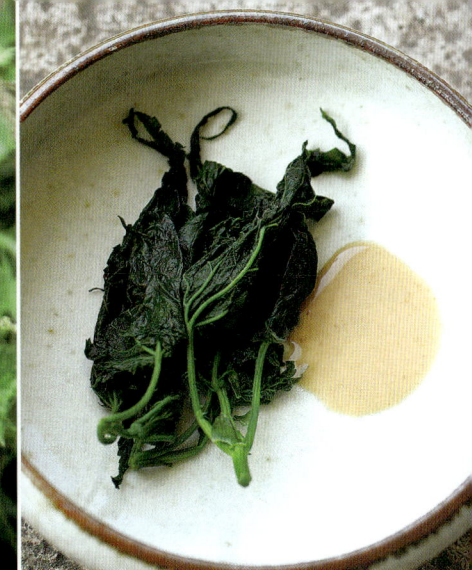

お浸し

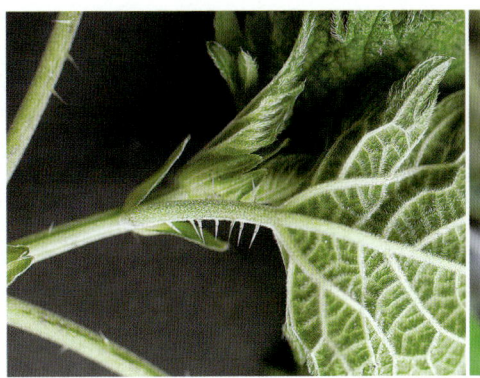
有毒のとげ

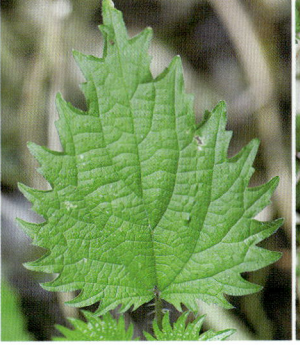
表

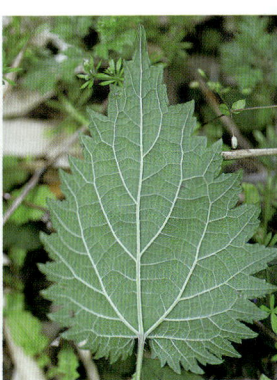
裏

イラクサ （刺草・蕁麻）

Urtica thunbergiana

いらくさ科

分布：本州〜九州　生育地：山地の木陰

●**形態**：高さ50cmほどになる多年草で、やや湿った日陰などに群生する。茎は四角形、葉は長さ13cm前後の卵形で、縁には大きな鋸歯があり、一部は重鋸歯になる。葉柄や葉の表面には毛と刺毛が散在し、裏面の葉脈には毛がある。花期は9〜10月、淡緑色で穂状の花序が出る。東北地方では、姿形や性質がイラクサに似ているミヤマイラクサをアイコと称して、山菜の女王に位置付けている。それがイラクサと俗称されることもあり、とても美味と知って、ご本家のイラクサを試食してみた。●**食べ方**：4月末に、軍手使用でイラクサの株の先端付近を15cmほどハサミで切り、ビニール袋に受けた。2分ほどゆでてお浸しにして食べてみた。嫌味は感じなかったが、独特の味や香りがあるわけでなく、たいしておいしくはなかった。想像していたとおり、アイコとは似て非なるものだった。加熱によって、チクチクする毒素は消えていた。

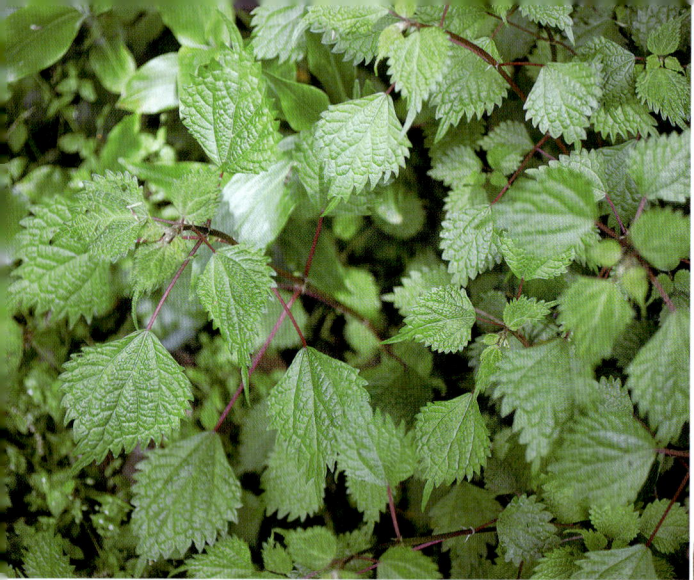
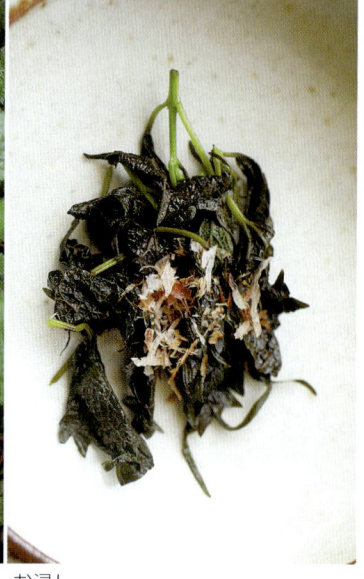

お浸し

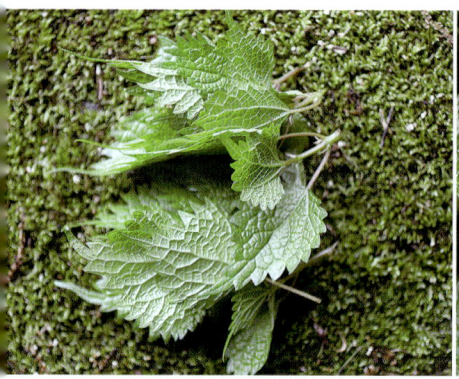
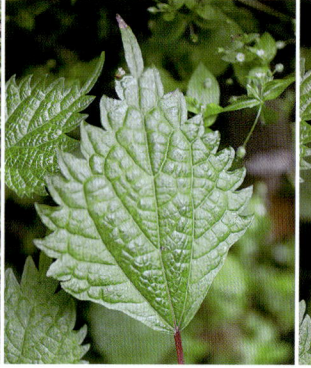
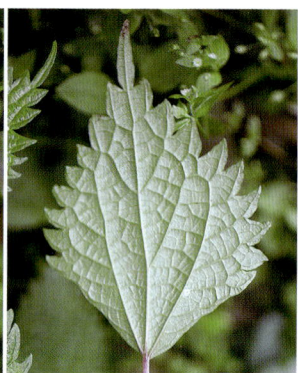

表　　　　　　　　　　裏

コアカソ（小赤麻）　　　　いらくさ科

Boehmeria spicata

分布：本州〜九州　　生育地：やや湿った岩場や林縁

●**形態**：大きくても高さ1.5m程度の、雌雄同株の落葉小低木。枝は無毛で、各所で枝分かれして株立ちする。葉柄は4㎝ほどで赤みを帯びていて無毛、葉身は長さ6㎝前後の菱状卵形で、先端は尾状に長く伸びていて対生する。花期は8〜10月、雄花序も雌花序も穂状で、枝の上部の花序に雌花、枝の下部の花序に雄花がつく。果実は長さ約1.3㎜の倒卵形で、11〜12月に熟し、全面に短毛がある。所属する植物同好会の植物観察会で本州に出かけたときに観察した「アカソ」は草本植物で、葉身の先端の形が本種とはかなり異なり、いらくさ科の「メヤブマオ」の葉身に似ていたのを思い出している。●**食べ方**：アカソ（鹿児島には産しない近似種）を食べたという記事を見かけたので試食してみた。お浸しにして食べたら、嫌な味や臭いはなくて普通に食べることができた。しかし、大しておいしくはなかった。

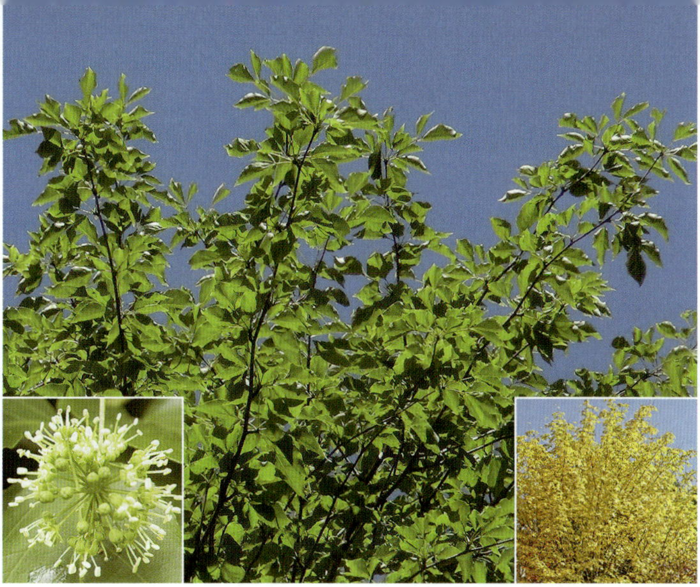

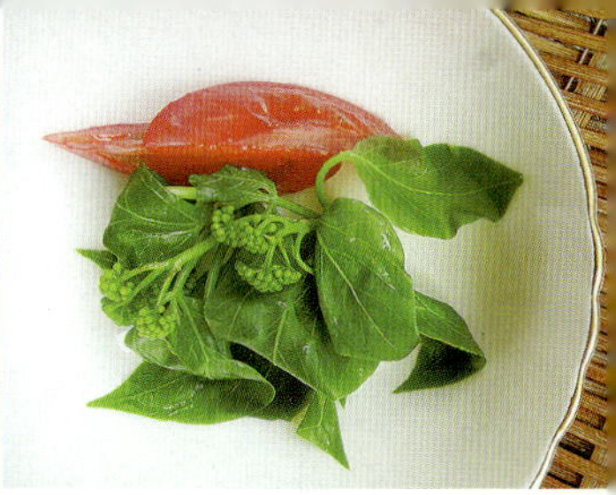

雄花　　　　　　　黄葉　　　天ぷら　　　サラダ

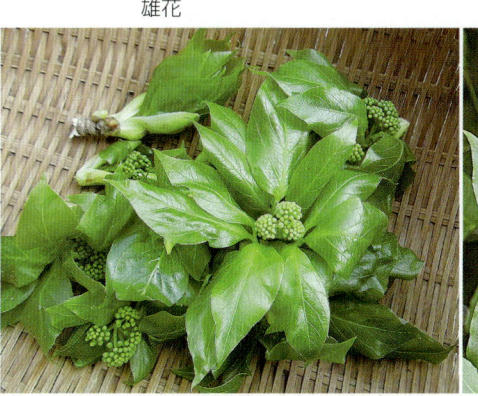
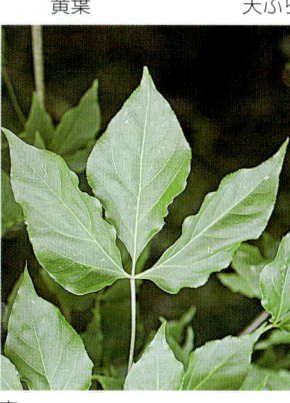
表
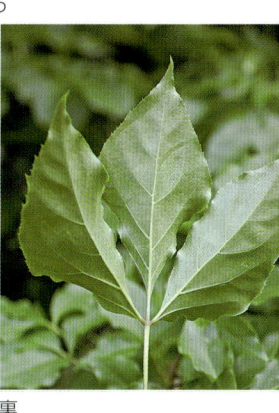
裏

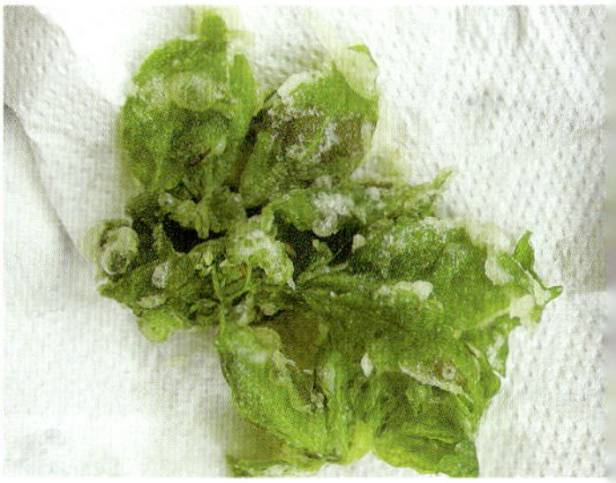

タカノツメ（鷹の爪）

Evodiopanax innovans

うこぎ科

分布：北海道〜九州　生育地：山地から丘陵地帯

●形態：高さ10m超になる雌雄異株の落葉高木。葉身は幅4cm長さ10cmほどの楕円形の小葉3枚からなる三出複葉で、小葉の先端は鋭くとがり、基部はくさび形。表は緑色で裏は灰色っぽい緑色。葉柄は10cmほどで、長い枝では互生し短い枝では輪生状につく。6月頃、淡緑色の花が咲く。和名は冬芽の形を鷹の鋭い爪に見立てて、別名「イモノキ」は枝のもろさに基づくらしい。鹿児島県の霧島山の山中には結構生えていて、晩秋の黄葉の代表格と言っても差し支えないほどの見事さで、行楽客を楽しませてくれる。●食べ方：タラノキの仲間なので同じようにして食べたが、風味はタラノキの方が個性が強いと感じた。お浸しでは少し苦みが感じられたが、香りが高かった。天ぷらもよかった。コシアブラ（ゴンゼツ）、ハリギリの新芽も同様にして食べた。うこぎ科に共通の風味があって美味だった。

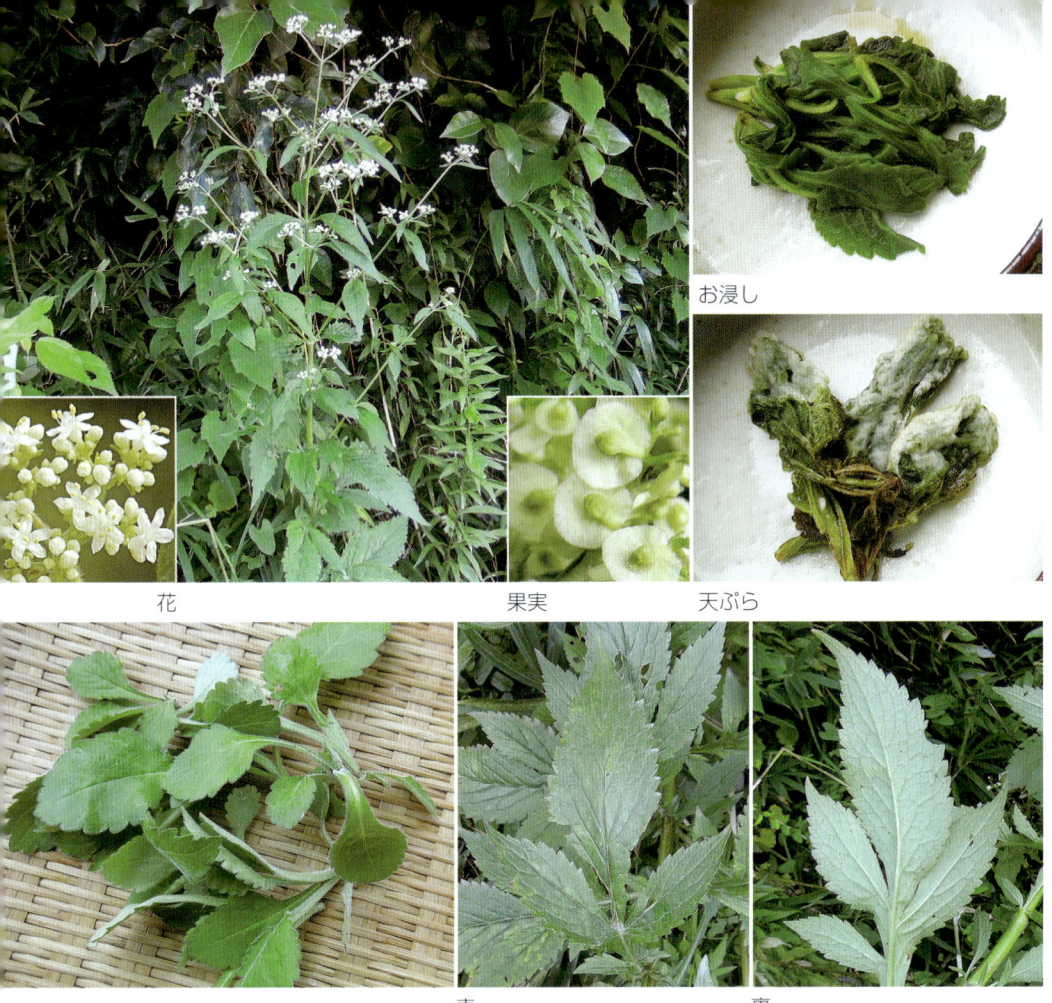

花　　　　　　　　　　果実　　　天ぷら

表　　　　　　　　　　裏

オトコエシ（男郎花）

Patrinia villosa

すいかずら科

分布：北海道〜九州　　生育地：山地の草原や道路脇

●**形態**：高さ１ｍ超の大株になる多年草。葉は対生し、茎上部の葉は長楕円形、下部の葉は長さ15cmほどで羽状に深く３〜５に切れ込み、先の方の裂片が特別に大きい。花期は８〜10月で、茎の上部でさかんに枝分かれして、多くの花序をつける。花弁が５裂した直径４mmほどの白い小花が、ぎっしりと傘の形に集まって咲く。花に良い香りはない。果実は長さ３mmほどの倒卵形で、翼状になった小苞の中ほどに位置している。最も近い仲間のオミナエシは、野生状態ではあまり見かけなくなったので、試食するのは止めにしたが、類書では食べた報告がみられる。オトコエシはどこにでもいくらでも生えていて、無尽蔵である。●**食べ方**：４月に根生葉を採取して食べた。浸し物と天ぷらにしたが、多数生えている毛は全く気にならず、おいしく食べられた（内藤本 p.52 に、若い葉や茎を汁に入れたり和え物にしたりするとの記載がある）。

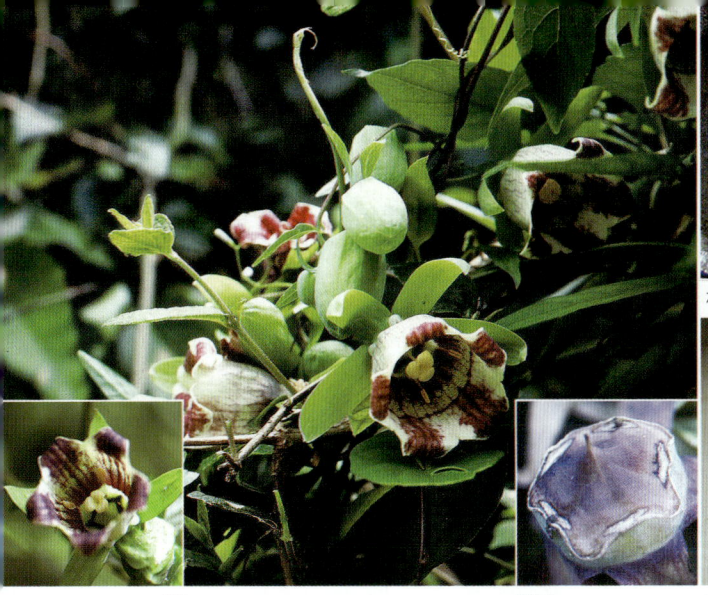
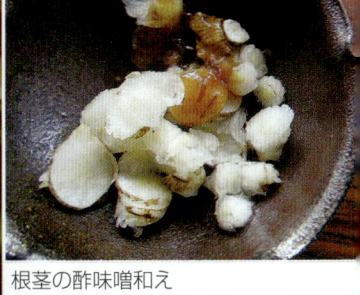

根茎の酢味噌和え

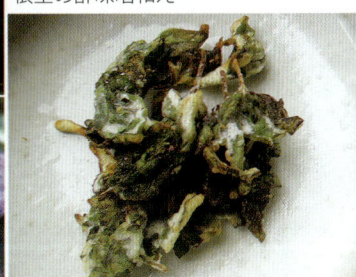

花　　　　　　　　　　果実　　　葉の天ぷら

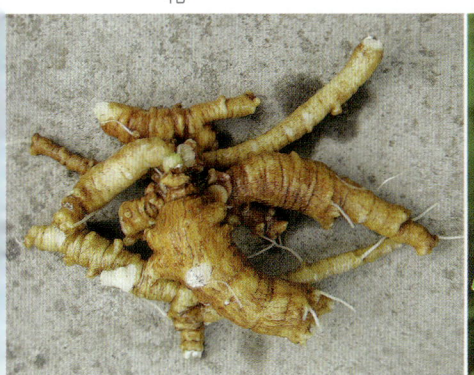
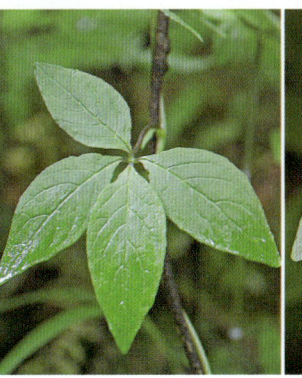
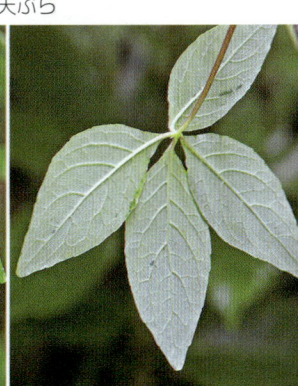

根茎　　　　　　　　　　表　　　　　　　　　裏

ツルニンジン（蔓人参）

Codonopsis lanceolata

ききょう科

分布：北海道〜九州　生育地：湿り気のある林内や林縁

●形態：蔓性の多年草で、4mほどに伸びる。どこを切っても、べとつく白い乳液が出る。蔓の上部では、長さ8cm前後で裏が白っぽく長卵形で無毛の葉が、通常4枚輪生する。花期は8月頃からで側枝の先端に垂れて咲き、長さ3cm前後。花弁の先は5つに裂けて反り返り、外側が淡い緑色で内側に紫がかった褐色の模様が入り、釣鐘形をしている。果実は平たい5角形で、中にはおびただしい数の、翼のある種子が収まっている。朝鮮人参同様、サポニンを多く含み滋養強壮、整腸作用、生活習慣病の改善に効くらしい。薬用：去痰、強壮●食べ方：朝鮮ではトドックと呼ばれ、代表格の山菜とのことで試食してみた。(1)若葉をお浸しと天ぷらで食べたら生葉の臭みは消えていた。(2)生の根を薄く切って、酢味噌をかけて食べた。さらに、胡椒をかけて炒めても食べた。味にくせがなく、繊維質でコリコリ感があった。いずれも美味だった。

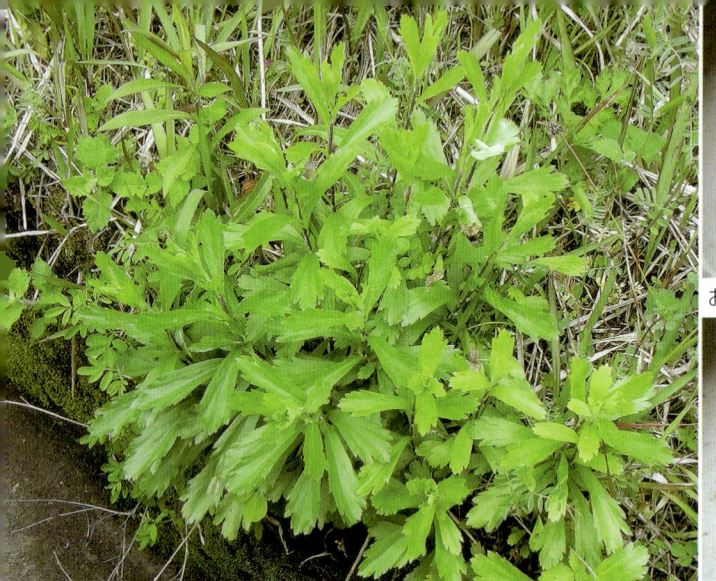
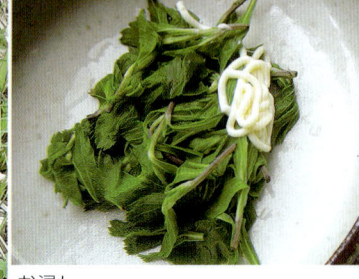
お浸し
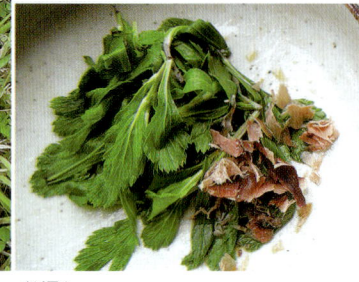
お浸し

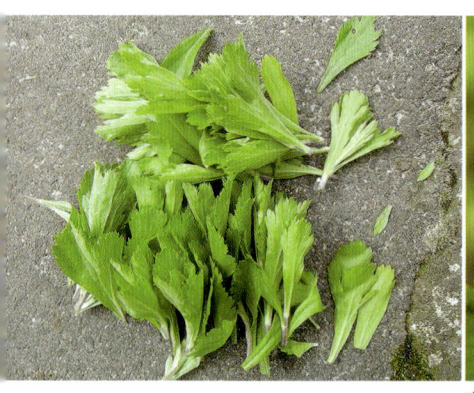
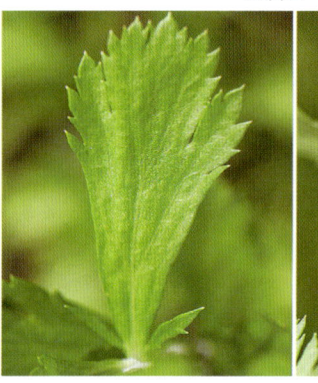
表
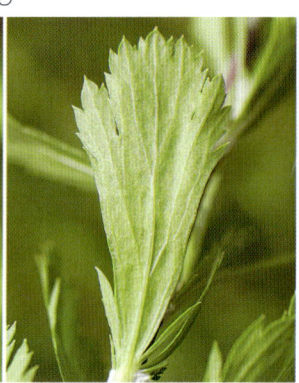
裏

オトコヨモギ（男蓬）

Artemisia japonica

きく科

分布：全国　生育地：日当たりの良い草地

●形態：高さ1m前後になる多年草で茎に毛はない。地下茎では広がらず、株立ちする。葉は無毛で光沢があり、長さ6cm前後のへら形で基部はくさび形、先はとがらず幅広く10ほどに浅く切れ込んでいる。茎を抱く形で互生する。他のよもぎ属の仲間と異なり、葉の裏に白い綿毛がないので、淡緑色に見える。全体的にはヨモギに似ているが、葉の形に特徴があるので、一度覚えると忘れられない。花期は8〜11月で、筒状花だけからなる直径2mmほどの球形の小さな頭花が多数集まって円錐状に立つ。多量の花粉を風に飛ばすので、秋の花粉症の原因の一つになっているかもしれない。果実は無毛で、長さ1mm足らずの長楕円形になる。●食べ方：マヨネーズをのせたり、鰹節と醤油で食べたりした。葉は適当に軟らかく、きく科の山菜に共通のシュンギクの香りがさわやかでおいしく食べられた。

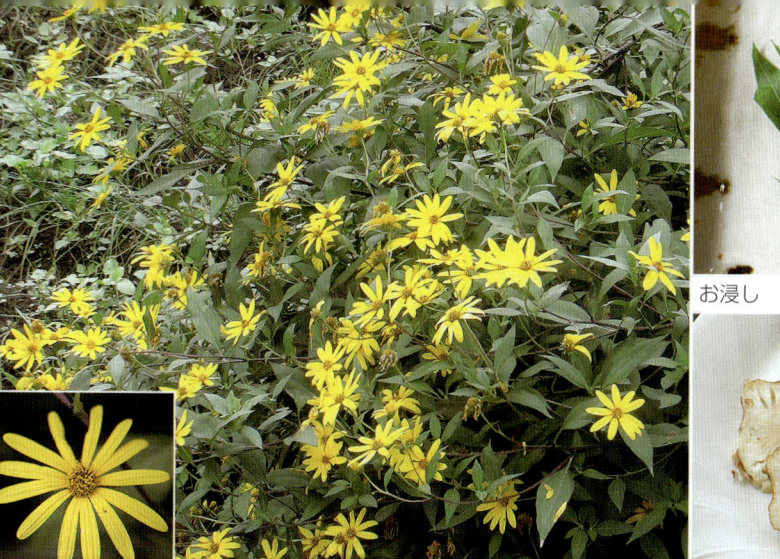
花

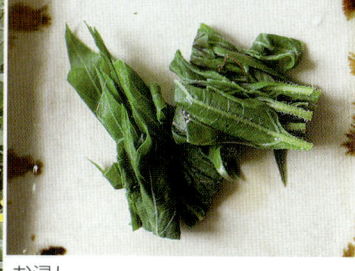
お浸し

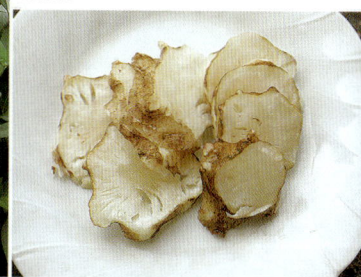
スライスした状態

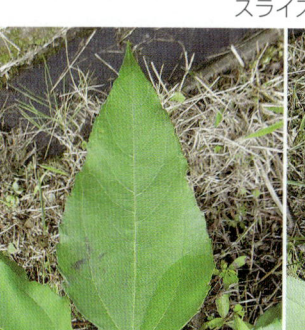
表

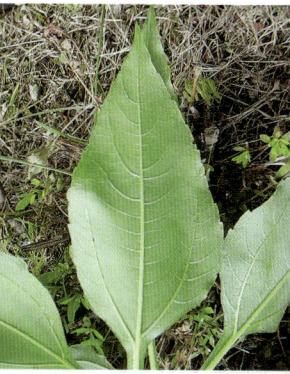
裏

キクイモ（菊芋）

きく科

Helianthus tuberosus

分布：北米原産の帰化植物、全国で植栽、逸出　生育地：河川敷や草地に野生化

●**形態**：高さ3m超に生長する多年草、地中にある塊茎（球根）で精力的に繁殖する。茎や葉には小さなとげと粗い毛が密生する。葉は長楕円形で縁に鋸歯があり、下方で対生、上方で互生する。花期は9〜10月で、15前後の舌状花と多数の管状花からなる、キクに似た直径8cmほどの黄色い花を咲かせる。外来生物法で要注意外来生物に指定されているので、自家用に栽培する以外には広がらないように留意したい。●**食べ方**：主成分は多糖類のイヌリンを含む食物繊維で、デンプンはほとんど含まれていない。晩秋に地上部が枯れる頃が、芋を掘り出すタイミング。芋の表面はショウガに似てデコボコしている。⑴塊茎をフライにしたら結構おいしかった。⑵焼き芋、きんぴら、揚げ物、サラダなどにする。⑶葉をお浸しにした。これもおいしく食べられた。健康食品として、顆粒やお茶が市販されてもいる。

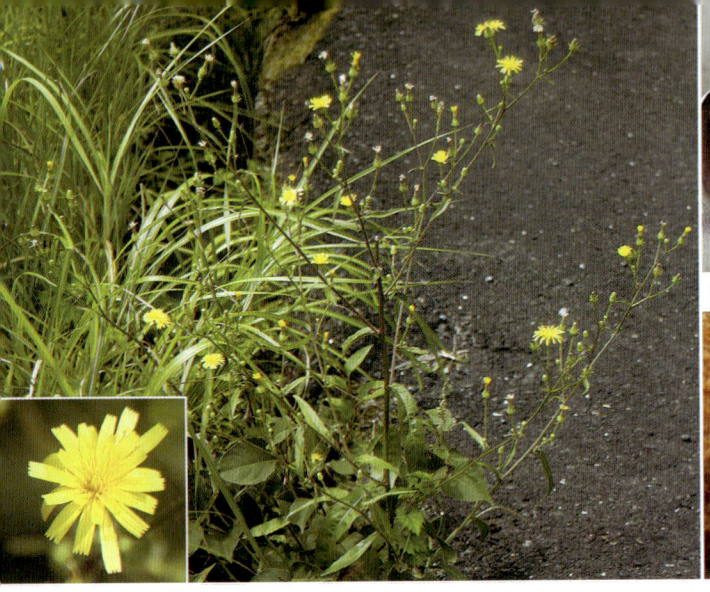
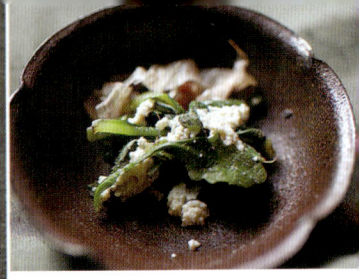
白和え
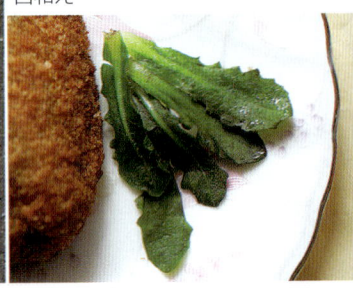
付け合わせに

花

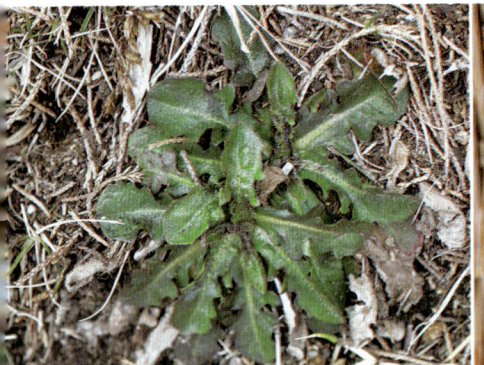
冬越しの姿

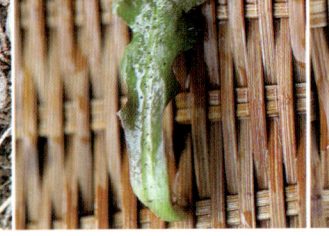
表

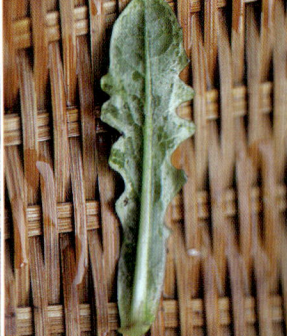
裏

コウゾリナ（顔剃り菜）

Picris hieracioides

きく科

分布：北海道〜九州　生育地：山地の草地や道路脇

●形態：高さ40cm前後の二年草。茎と葉に褐色のごわごわした毛が目立つのが特徴で、触ると強くざらつく。名前はこの剛毛から、男性の顔面のひげそのものや、ひげを剃ることを連想してついたらしい。茎の途中につく葉は長さ8cmほどの披針形で、基部が茎を抱く。花期は5〜11月頃で、直径25mmほどで舌状花だけの黄色い花が枝先に咲く。果実は褐色で細長く、多くの横じわがあり、タンポポのような冠毛で風に飛ばされる。同じような場所にブタナが生えている。こちらは茎に毛がなく、花茎が枝分かれしていて、途中に葉がないことでも区別できる。有毒ではなさそうだが、食べてみて美味だったという記事は見かけない。薬用：健胃、整腸●食べ方：葉に整腸作用や健胃効果があるとされる。(1)軟らかい葉をゆでて、浸し物や和え物で食べる。(2)軟らかい葉をさっと洗って、天ぷらにして食べる。

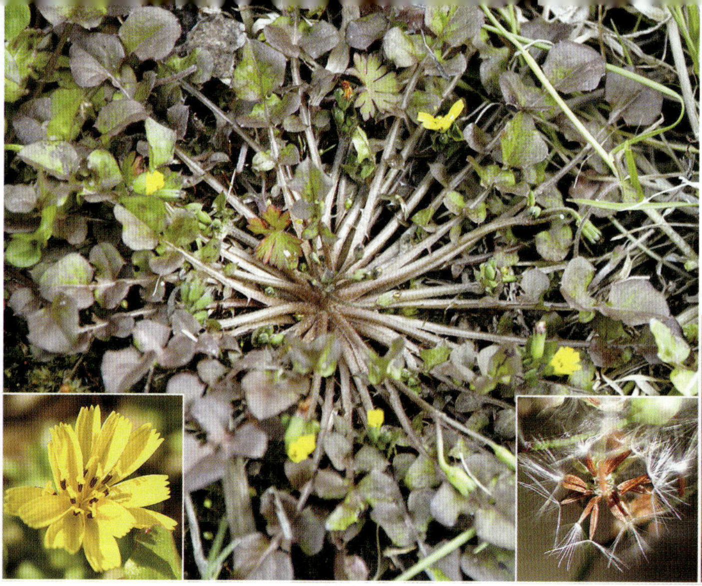

お浸し

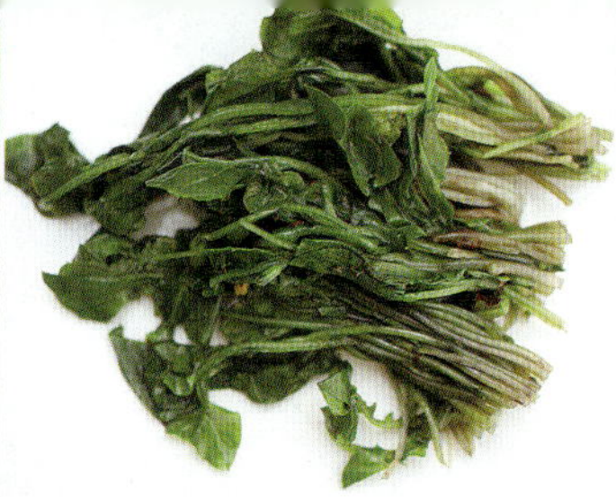

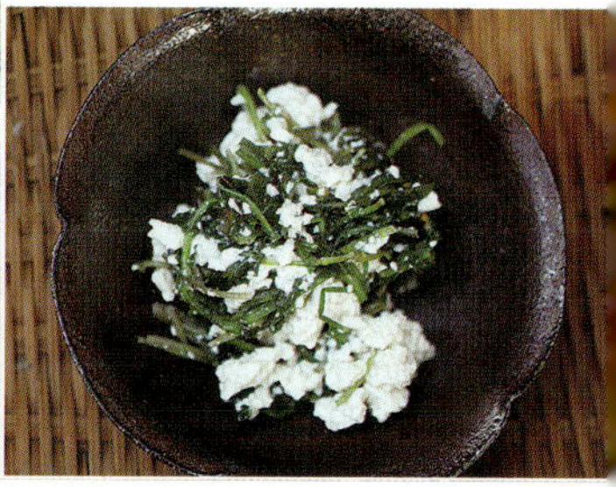

花　　　　　　　　果実　　白和え

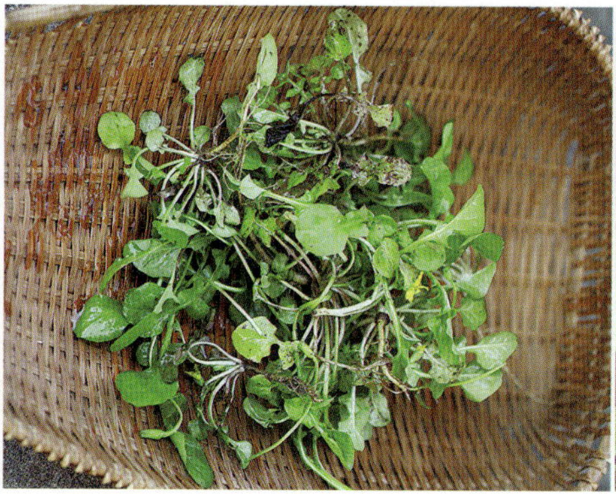

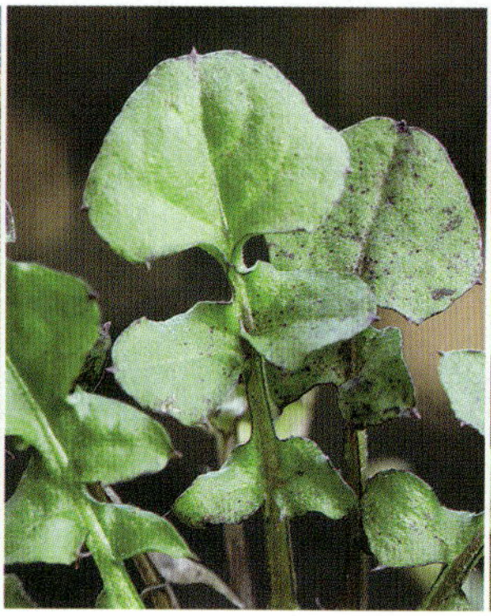

表 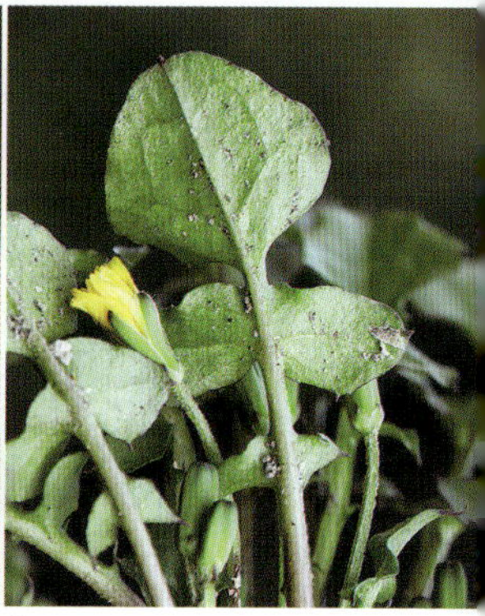　　　　　裏

コオニタビラコ （小鬼田平子）　　　きく科
Lapsana apogonoides

分布：本州〜九州　生育地：湿った田圃とその周囲の土手

●形態：春の七草のひとつで昔はホトケノザと呼ばれたが、現在では、その名はしそ科のホトケノザに与えられている。葉は幅2cm長さ8cmほどで深く切れ込み、軟らかくて無毛で、地表近くに広がるか斜めに伸びていて、立ちあがらない。花期は3〜5月、頭花は黄色で直径1cmほど。7個前後の舌状花がついていて、管状花はない。果実は長さ4mmほどで先端に3個前後の突起がある。よく似た植物にヤブタビラコ、オニタビラコがあるが、ヤブタビラコの果実の先端には突起がないこと、オニタビラコの果実には冠毛があることで区別できる。オニタビラコは、田んぼの内側よりも畦側を好んで生育し、植物全体が毛深い。これらは全て食べられる。薬用：健胃、整腸

●食べ方：(1)七草粥の具のひとつとして、他の野草と一緒に炊き込む。(2)さっとゆでてお浸しと和え物にした。心地良いほどの苦みとともに、香りと歯ざわりが良かった。

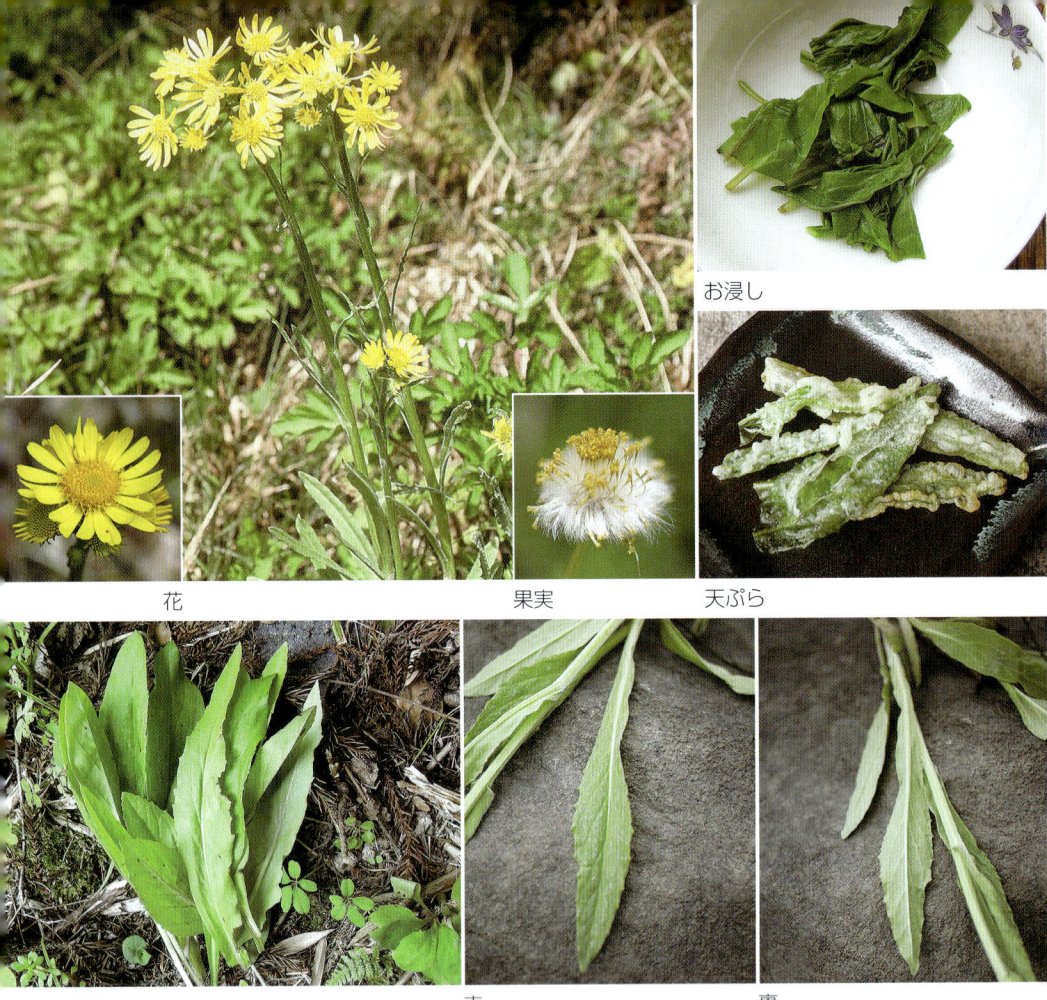

花　　　　　　　果実　　　天ぷら

表　　　　　　　裏

サワオグルマ（沢小車）

Sencio pierotii

きく科

分布：本州〜九州　生育地：日当たりの良い山野の湿地

●形態：日当たりが良くて、湿った場所に群生している多年草。茎は太くて中空で、高さ70cm前後に直立する。葉は厚く、根生葉と下部の葉には柄があるが、茎につく葉は卵状の披針形で、柄がなく茎を抱くようにつく。茎や葉に著しく多くの毛がある。花期は4〜5月頃で、直径5cmほどの頭状花が茎の頂に10個ほどずつ集まって咲く。この時期には遠目にも田畑の土手などの一帯が、黄色一色に華やぐ。頭状花は、黄色の舌状花と管状花からなり、花期にも根生葉は残っている。果実は円柱形で、果実の長さの3倍ほどある白い冠毛で風に飛ばされる。薬用：健胃●食べ方：⑴若葉をゆでて水にさらし、お浸し、和え物、炒め物にして食べた。生でもくせがなく、シュンギクに似た特有のほのかな香りがある。⑵内藤本 p.50に、若い茎や葉を浸し物にしたり、干し物にして保存して食したりするとの記載がある。

花　　　　　　　　　　　　　果実　　　　お浸し

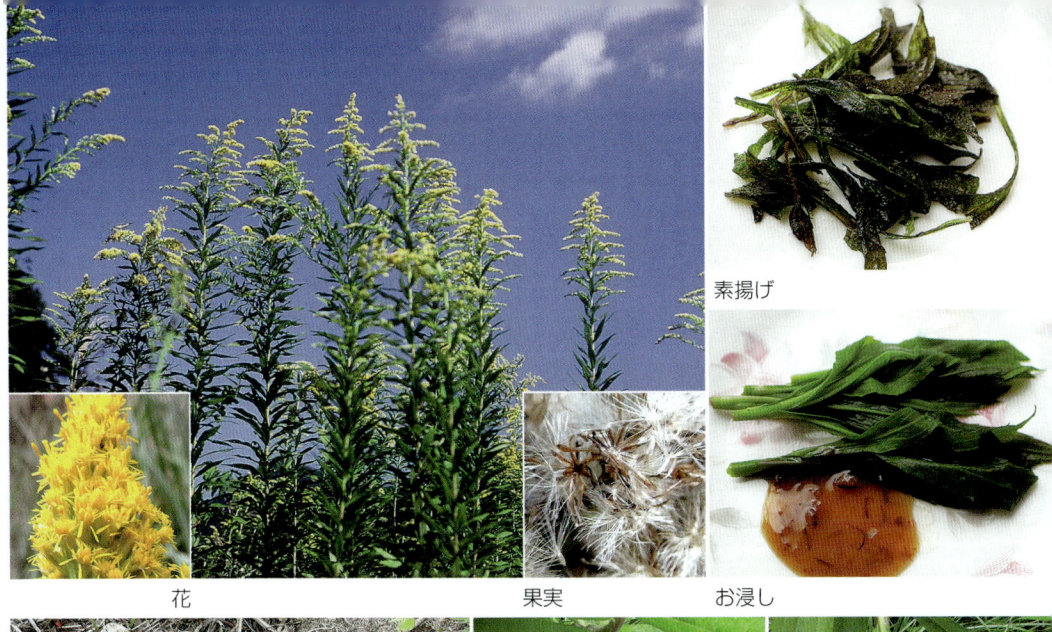

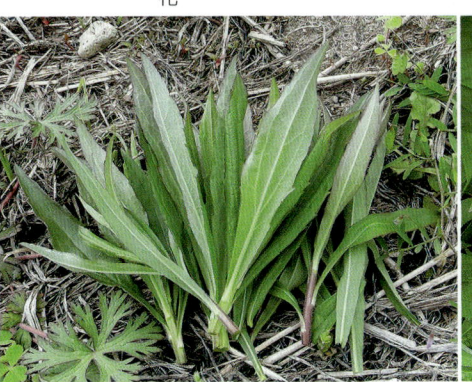

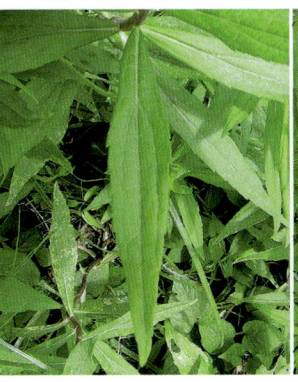

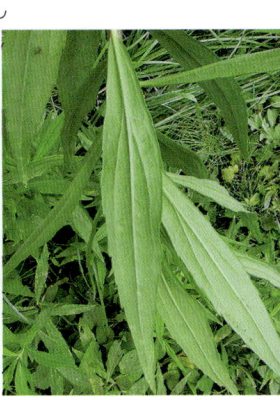

素揚げ

表　　　　　　　　裏

セイタカアワダチソウ（背高泡立草）

きく科

Lapsana apogonoides

分布：北米原産、全国に生育　　生育地：河原や空き地

●**形態**：茎が直立して2m超になる一年草。長楕円形の葉が密生して互生する。花期は10月頃からで、黄色の小花が大集合していて、その姿を泡立っているとみて名がついた。頭花は舌状花と管状花からなり、アキノキリンソウそっくりなので、本種はセイタカアキノキリンソウの別名も持つ。爆発的に大繁殖して野原を黄色に染めた時代もあったが、現在は群落の規模がだいぶ小さくなった。花粉症の犯人扱いされて嫌われた時期もあったが、風媒花ではないので、濡れ衣を着せられていたということで一件落着した。●**食べ方**：なぜか私の飼い犬が散歩の折りに、よくこの若葉を食べていた。そのことを、野草の集いで話したところ、積極的な人がいて、希望者が試食することになった。シュンギクに似た味がして、参加者から一定の評価を得た。天ぷらにしても良し、軟らかい葉は浸し物でもおいしく食べられた。

お浸し

花　　果実　　白和え

表　　裏

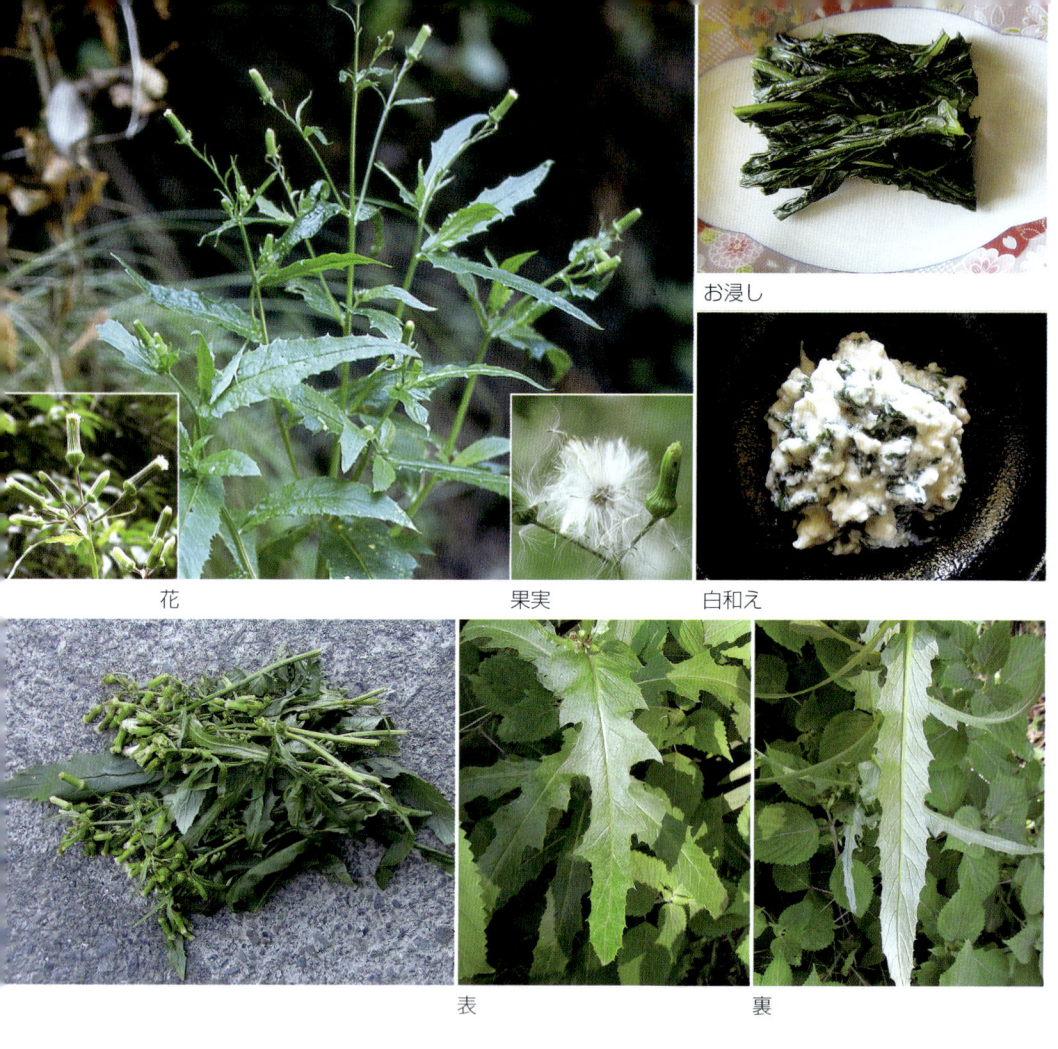

ダンドボロギク（段戸襤褸菊） きく科

Erechtites hieracifolia

分布：北海道～九州　　生育地：林縁などの日当たりの良い場所

●**形態**：高さ1m超になる一年草で、茎は無毛で直立する。葉は長楕円形で、大きいものは長さ20cm近くにもなり、不揃いの鋸歯があり、縁が深く切れ込んで羽状に見えるものもある。上部の葉は茎を抱く。花期は8〜10月で、茎の頂上に円錐花序をつくり、細長い頭花が上向きにつく。花は淡黄色の筒状花だけからなる。現在は全国的に生育するが、初め愛知県段戸山で注目されたことが和名の元になった。果実が冠毛で飛び立つ時期になると、群落の周囲が銀色に輝いているように見える。よく似たベニバナボロギクは蕾の時期から朱赤色で、下向きについているので、遠目にも区別できる。両種とも、山火事や土砂崩れの跡地のような、新しくできた日当たりの良い場所に、他の植物に先駆けて侵入する。

●**食べ方**：お浸しと白和えにして食べた。きく科独特の芳香も手伝って、おいしく食べられた。

かき揚げ

花　　　　　　　　　果実　　　　天ぷら

表　　　　　　　　裏

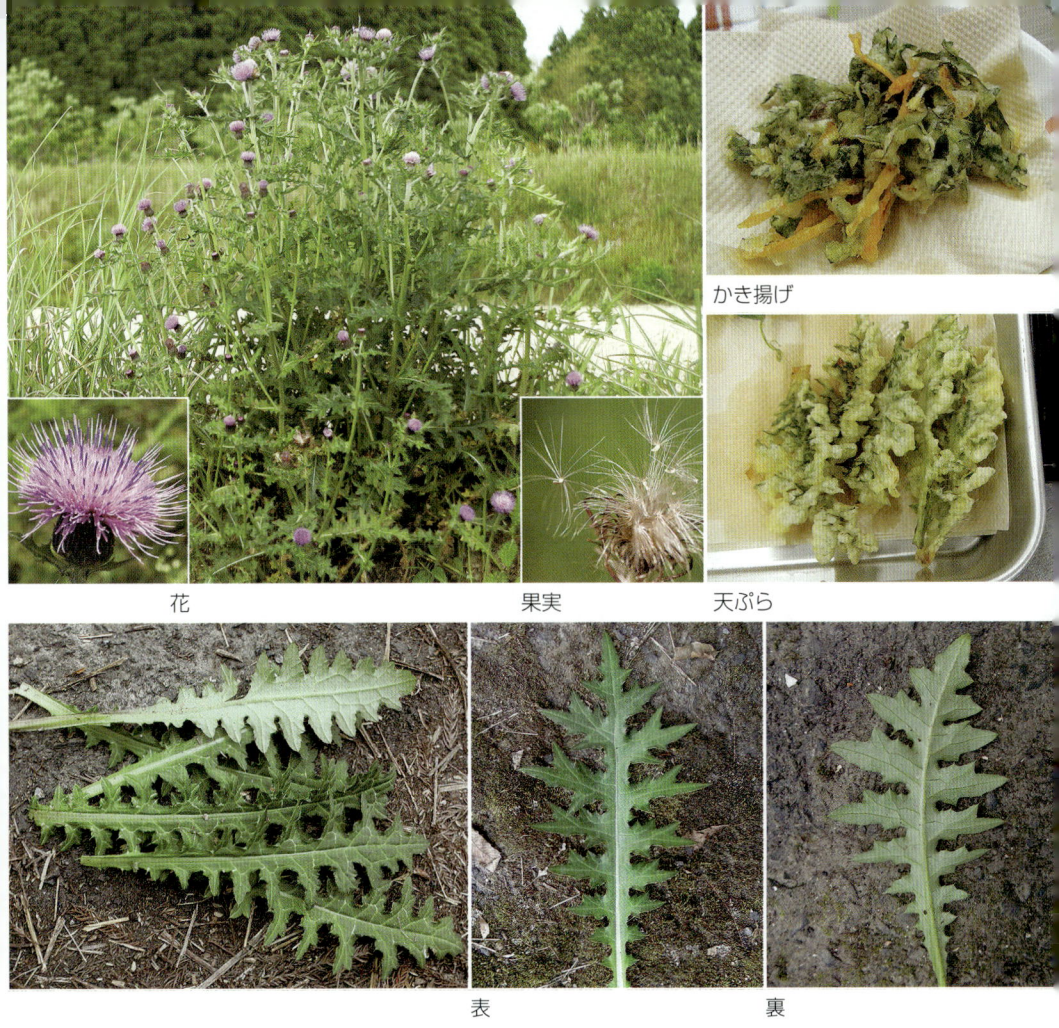

ノアザミ （野薊）

Cirsium japonicum

きく科

分布：全国　生育地：草原や道端

●**形態**：多年草で、鋸歯の先は硬くて鋭いとげになっている。頭花は全て筒状花で、まず筒から雄しべが現れて昆虫に花粉を与える。雄しべが引っ込むと続いて雌しべが現れて、訪れた昆虫の媒介で受粉する。受粉を終えた雌しべは再び筒の中に引っ込む。また、開花している花の雌しべに触れると雄しべから花粉が出てくる接触運動も行う。アザミの仲間は多く、日本特産の種類も含めて100種類ほどが生育する。4月頃に花を見かけたらノアザミと考えて間違いないが、初夏以降に見かけたアザミについては、特徴を図鑑で調べないと鑑定は難しい。薬用：健胃、利尿、腫れ物●**食べ方**：(1)3～4月に葉を切りとる。とげは気にしないで天ぷらに揚げる。(2)根のきんぴら：地下部を掘り出すと20本ほどの根がついているので、切り取って5分ほど煮てから、きんぴらにして食べる。どのようにしても、香り高く、とてもおいしい。

花　　　　　　　　　　　　　果実　　　　　白和え　　　　お浸し

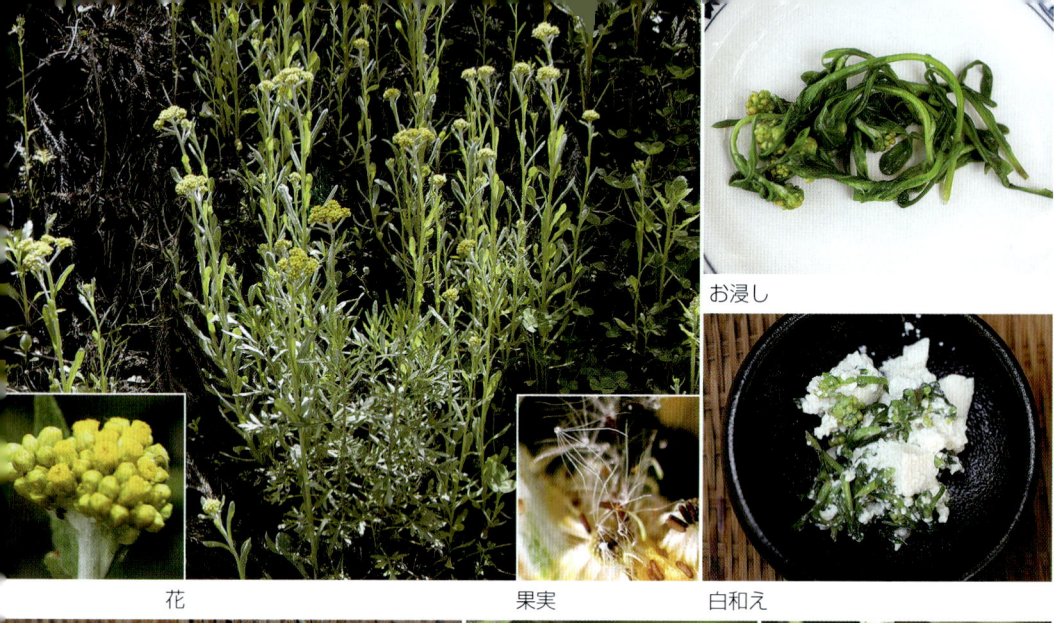

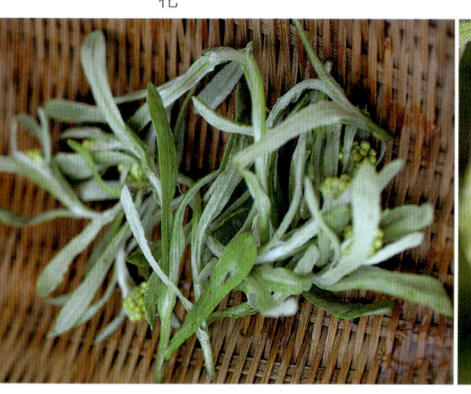

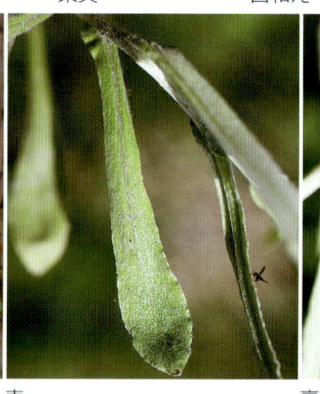

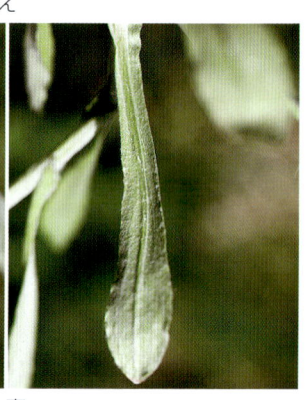

表　　　　　　　　　　　裏

ハハコグサ（母子草）

Gnaphalium affine

きく科

分布：全国　生育地：日当たりの良い畑地や道端

●形態：春の七草のひとつで、御形（ゴギョウ）とよばれた越年草。冬から早春にかけては、ロゼットの形で地表に張り付いている。高さ30cmほどになり、茎につく葉は先端が丸い倒披針形、表は緑色で裏は多くの綿毛に覆われている。花は黄色の頭花で、4月頃から茎の頂上に球形につく。葉の綿毛がつなぎの働きをするので昔から草餅に混ぜ込んだが、明治頃からヨモギを使うようになったらしい。風味の強さや採集できる量から考えても、ヨモギが良さそう。薬用：咳どめ、去痰　●食べ方：(1)若葉を摘んで他の具材とともに、七草粥にする。(2)若葉を細かく刻んで、もち米の粉に混ぜ込んで餅や団子にする。葉にびっしりとついている綿毛がつなぎの働きをして、おいしくて粘りのある餅や団子ができる。(3)葉の裏面の毛を除いて、お浸しにした。(4)全草を刻んで天日干ししてお茶代わりに飲むと、咳止めや内臓に効く健康茶になる。

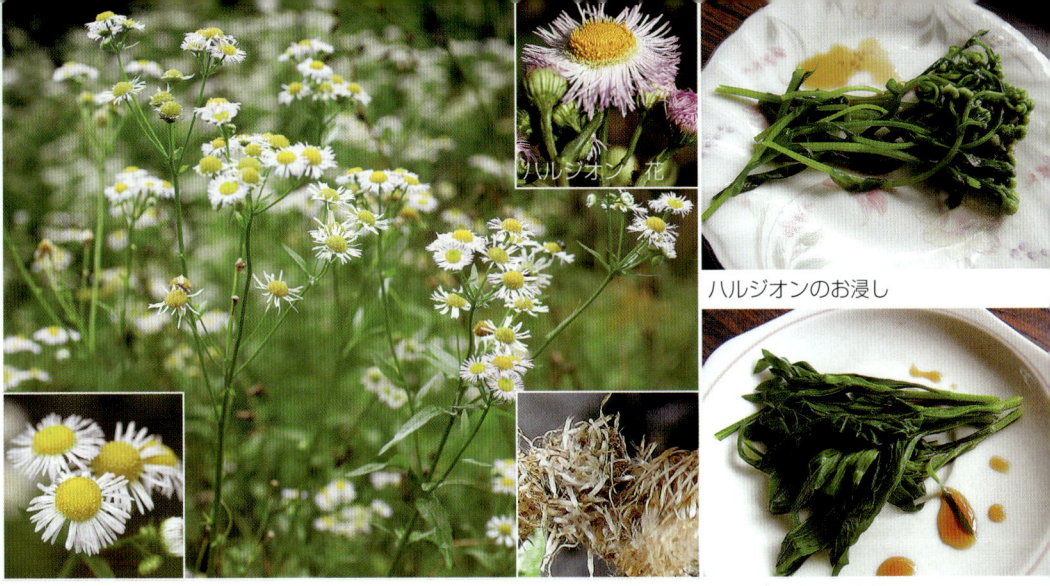

ハルジオン 花

ハルジオンのお浸し

ヒメジョオン 花　　　　　　　果実　　　　　ヒメジョオンのお浸し

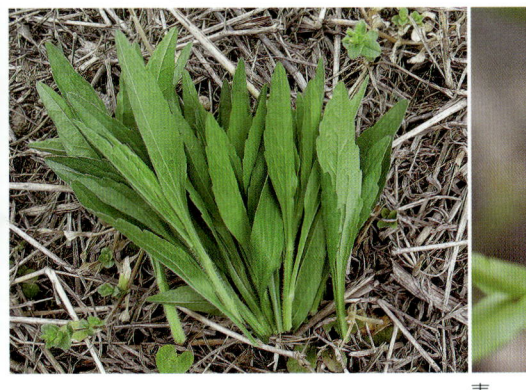

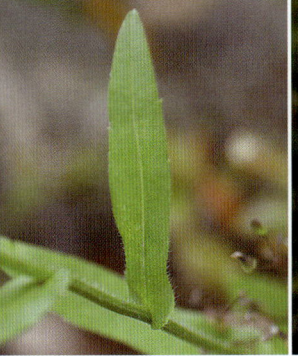

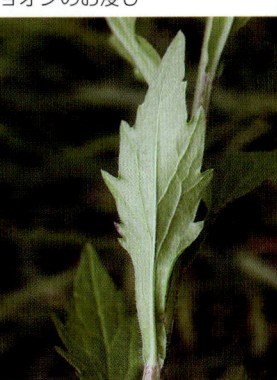

表　　　　　　　裏

ヒメジョオン（姫女苑）

きく科

Erigeron annuus　　　　　　分布：北米原産で全国に生育　　生育地：人家周辺や道路脇などに普通

●形態：茎は直立して高さ約80cm前後。花期は6月以降。同じような場所にハルジオン（春紫苑）と混生するが、区別点は、ヒメジョオンの茎が中実で葉に柄があること、ほぼ一年中花がみられること。それに対して、ハルジオンは茎が中空で、蕾は頭を垂れて咲き、茎につく葉には柄がなくて茎を抱く。また、花の時期は3～4月頃に限られる。薬用：健胃、解毒、食欲増進●食べ方：蕾をつけていない時期の若い茎を先端部から10cmくらい摘みとって、塩を少し加えたたっぷりの湯でゆでて水にさらす。(1)天ぷらにして食べた。ほんのりとした苦みがあって、間違いなく美味であると言ってもらえそうである。(2)そうめんのつゆをかけて食べた。ゆで時間で苦みの程度が異なるが、春の山野草の苦みが好きな人には、美味であると言ってもらえる味である。ハルジオン（春紫苑）も同様の味がするが、こちらの苦みが強いように感じた。

37

野菜炒め

花　　　果実　　　焼きそば

表　　　　　　裏

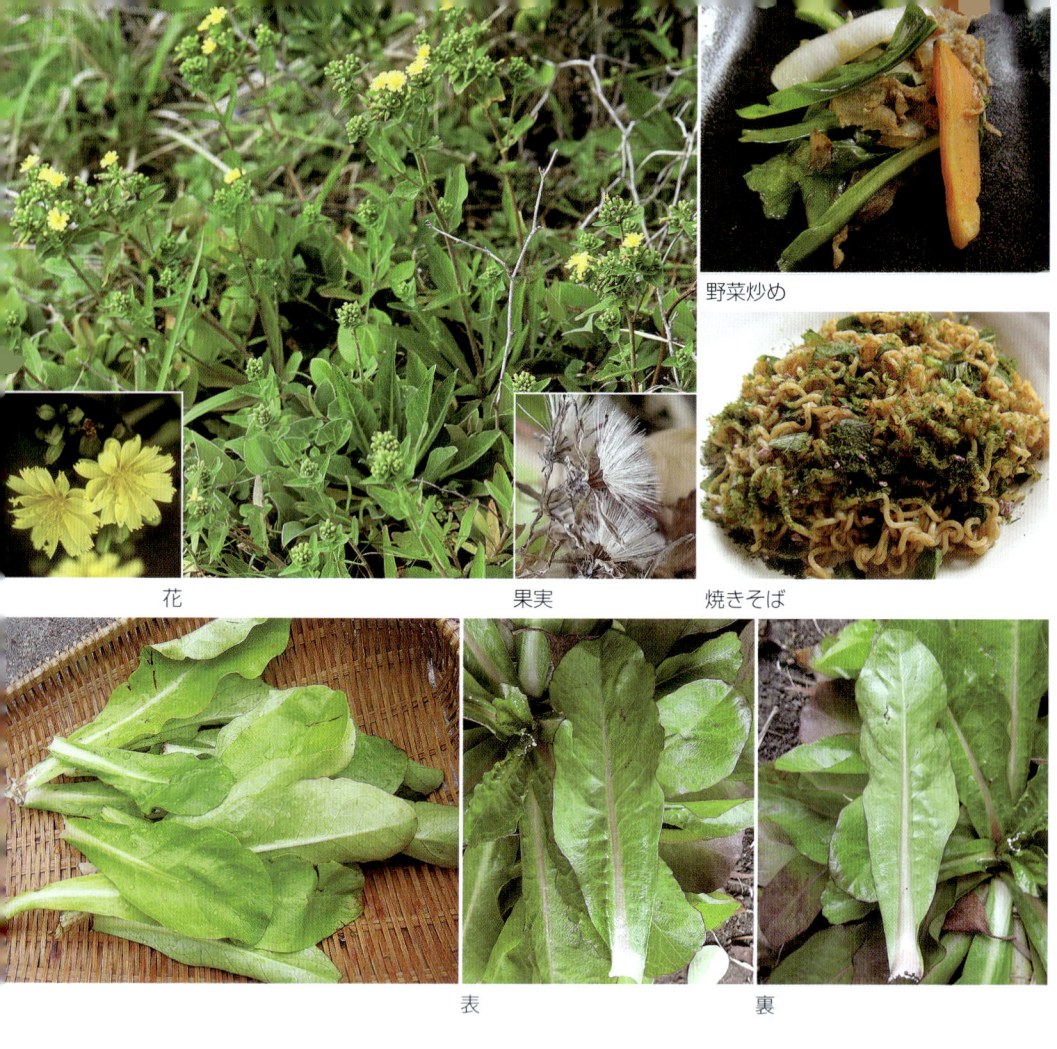

ホソバワダン（細葉海菜） きく科

Crepidiastrum lanceolatum　　分布：島根、山口両県の日本海側〜沖縄　生育地：海岸の岩場を中心に少し奥まで

●形態：高さ20cm前後の多年草。根は木質化していて、海岸近くの岩場に張り付くように生育している。葉はへら状の細長い楕円形で、茎の上部では茎を抱くようにつき、どこを切っても白い乳汁が出てべとつく。花期は10〜11月で、黄色い舌状花が12個ほど並んだ直径約25mmの頭花が散状につく。ビタミンA、C、カリウムなどを豊富に含み、沖縄では風邪の症状や胃腸にも良いとされ、薬草としても利用される。薬用：食欲増進●食べ方：生葉は苦みが強いが、沖縄ではンジャナ、ンギャナと呼び、この苦みをこそ好んで食用として家庭菜園で栽培したり販売されたりしている。(1)葉を水洗いして刻み、即席めんの焼きそばの具として食べた。適度の苦みとシャキシャキ感が味わえて、何度でも食べたいと思った。(2)葉を、野菜炒めにして食べてもおいしかった（内藤本p.231に、奄美大島や沖縄では茎や葉を浸し物にして食べるとの記載がある）。

花　　　　　　　　　　　　　　果実　　　お浸し

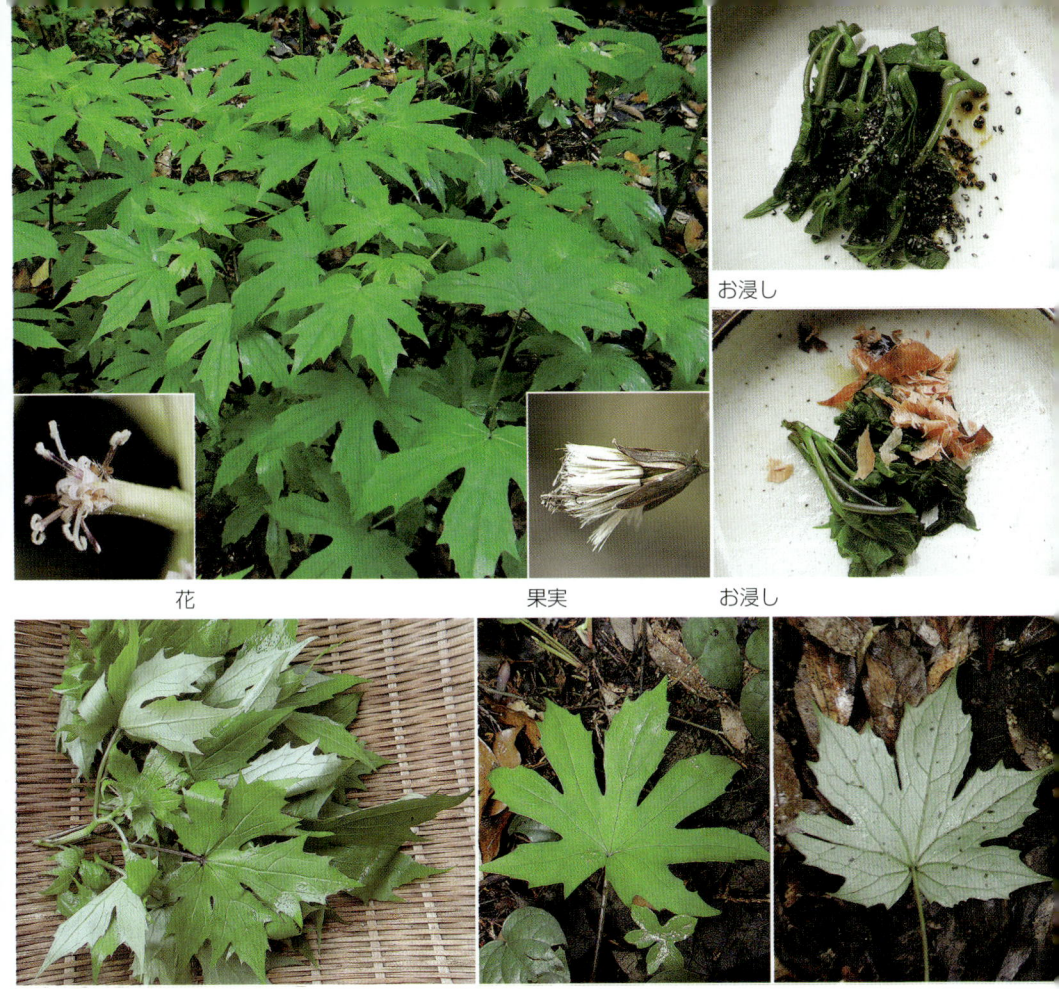

表　　　　　　　　　裏

モミジガサ （紅葉傘）

きく科

Parasenecio delphiniifolius　　　　　分布：北海道〜九州　生育地：湿り気のある林床

●**形態**：高さ80cm前後の無毛の多年草。地下茎でも殖えるので、薄暗い林内に大群落を作ることがある。4月頃から生長してきて、光沢のある葉を互生する。葉は直径25cmほどの半円形で、7つほどに中裂する。花期は8〜9月で、葉から抜きでた花柄の上に、乳白色の筒状の花を円錐形に数十個つける。雌しべの先端は2つに分かれて大きく反転していて美しい。10月になると、果実を風に飛ばす準備が整う。薬用：食欲増進●**食べ方**：山菜の本には必ず登場していて、東北地方あたりではシドケと称して、「山菜の王様」扱いされているようだ。それほど美味なものならばと、試食してみた。まず、指示通り、塩を加えて軽くゆでて水にさらす。鰹節と醤油をかけたり、すりゴマとみりんをかけたりして食べた。どちらもシャキシャキして、セリに似た香りがあって、評判通り美味だった。よく似たヤブレガサも同様にして食べられ、美味である。

花　　　　　　　　　　　　お浸し

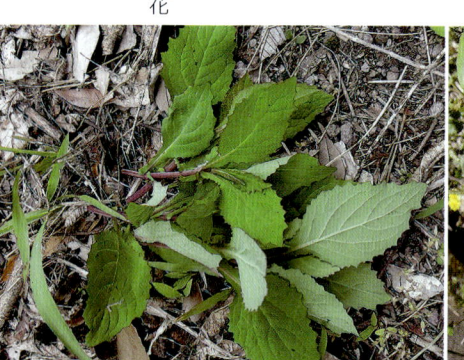

表　　　　　　　裏

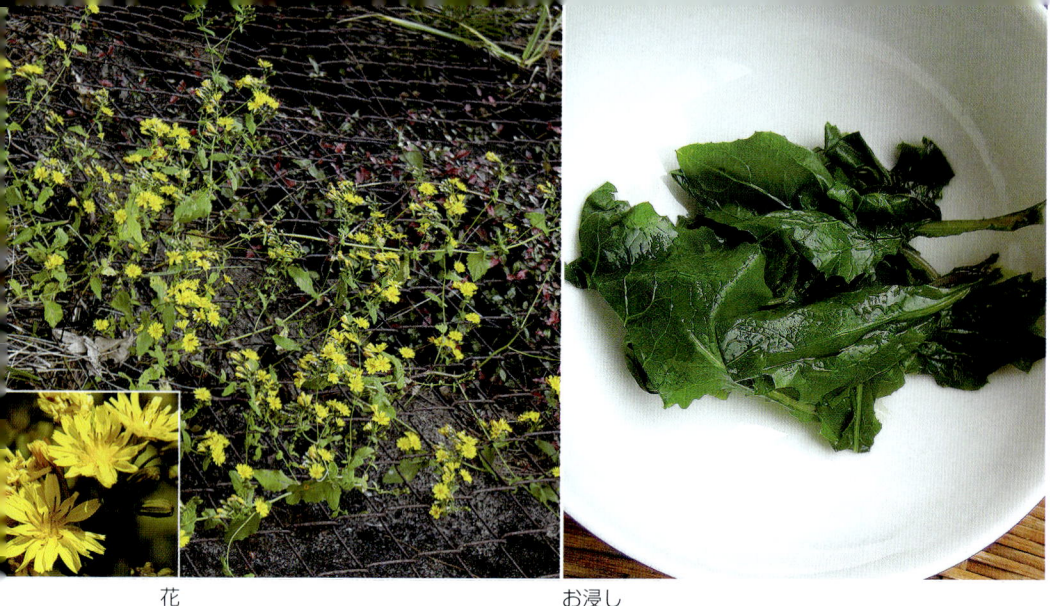

ヤクシソウ（薬師草）　きく科

Youngia denticulata

分布：北海道〜九州　生育地：草原などの日当たりの良い場所

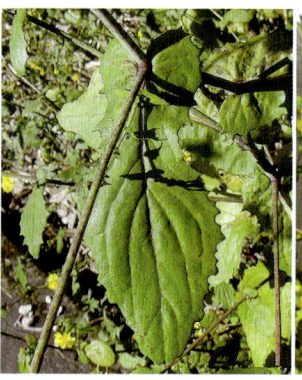

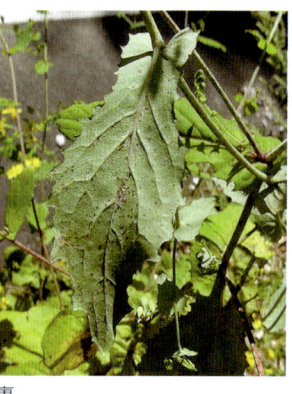

●形態：高さ1m超になる二年草で、茎は直立して上部で多くに枝分かれする。根生葉には長い柄があり、花期には枯れる。茎につく葉は幅3cm長さ7cmほどの長楕円形で縁に粗い鋸歯があり、茎を抱く形で互生する。植物全体が無毛で、傷つけると白い乳液がしみ出る。頭花は12個前後の黄色い舌状花と同数ほどの管状花からなり、9〜11月頃に、茎の先端に多数が群がって咲く。果実には白い冠毛があって、晩秋に風で飛ばされる。和名は、葉が茎を抱くように立つ形を、薬師如来の後ろに飾られている光背に見立ててつけたという。葉が羽状に深裂する品種もあり、ハナヤクシソウと呼ばれる。●食べ方：ゆでて水にさらし、お浸しにした。茎は苦みが強かったが、葉は野草本来の苦みを好む人には、気にならない程度の苦みだった。民間薬としては、花と花茎を乾燥させたものを腫れ物の患部に塗ると効能があるとされている。

果嚢　　　　　　　　　雄花嚢　　　素揚げ

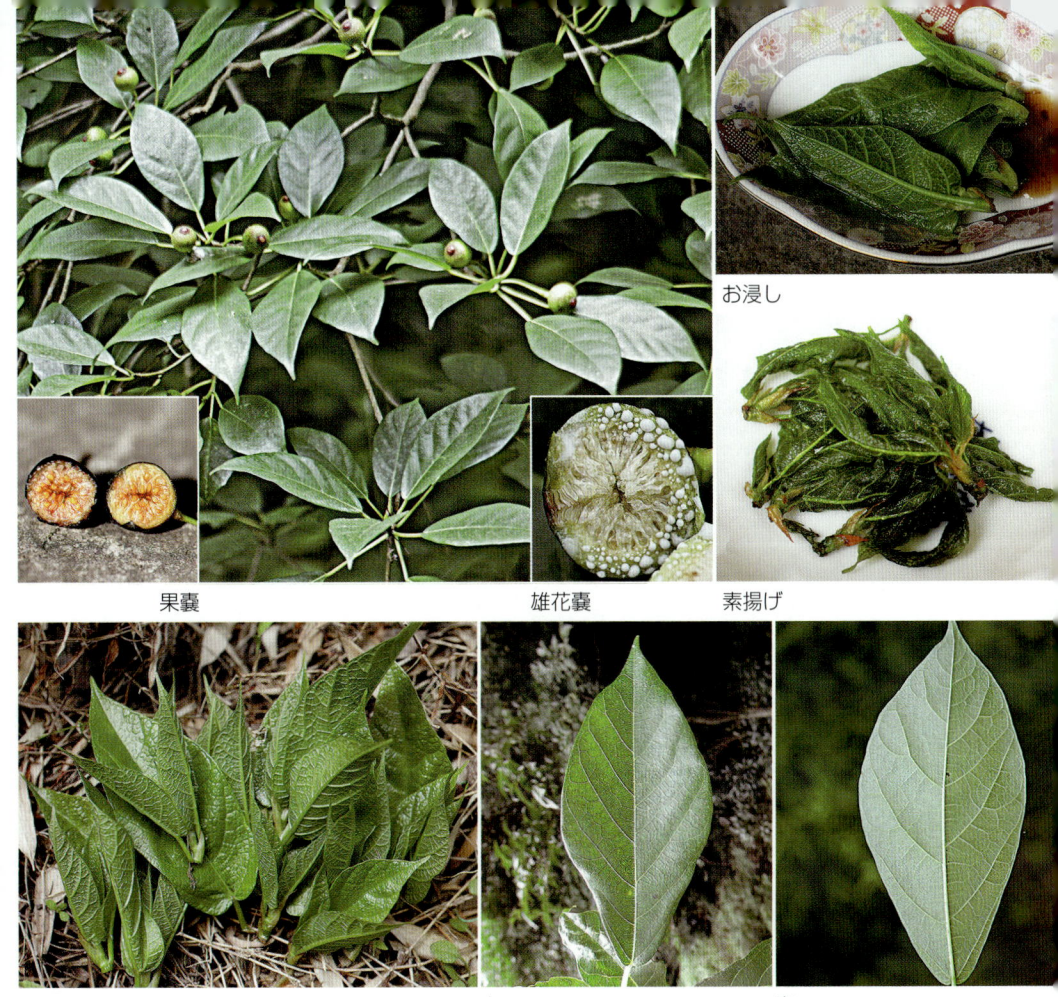

表　　　　　　　裏

イヌビワ（犬枇杷）

くわ科

Ficus erecta

分布：関西以西〜沖縄　　生育地：海岸や沿岸の山地

●**形態**：高さ4m前後になる雌雄異株の落葉小高木。葉は幅8cm長さ20cm前後の長楕円形で、極端に幅が狭いものは、ホソバイヌビワと称して区別される。雌雄とも花嚢は直径15mmほどの球形で、イチジク同様に花は外からは見えない構造。イヌビワの受粉には、イヌビワコバチという微小な寄生蜂の存在が欠かせない。解説は省くが、この蜂の雄と雌のはたらきはやや複雑ながら、イヌビワの雄花と雌花の受粉完結に至る、ややこしいドラマを知ることはおもしろい。●**食べ方**：(1)若葉を採取してよく洗い、軽くゆでて、お浸し、素揚げにして食べた。タンニンを含み苦味があるが、水にさらす度合いで、その程度は変えられる。(2)果実が食用になるだけでなく、乾燥させた葉は、薬草として煎じて飲まれてきた。血液の浄化、神経痛、脚気、リュウマチに効能があるという。

雄花　　　　　　　　　　ヤマグワ　雌花　　薬草茶（クワ茶）

クワ　表　　　　　　　　ヤマグワ　表

クワ（桑）

Morus bombycis

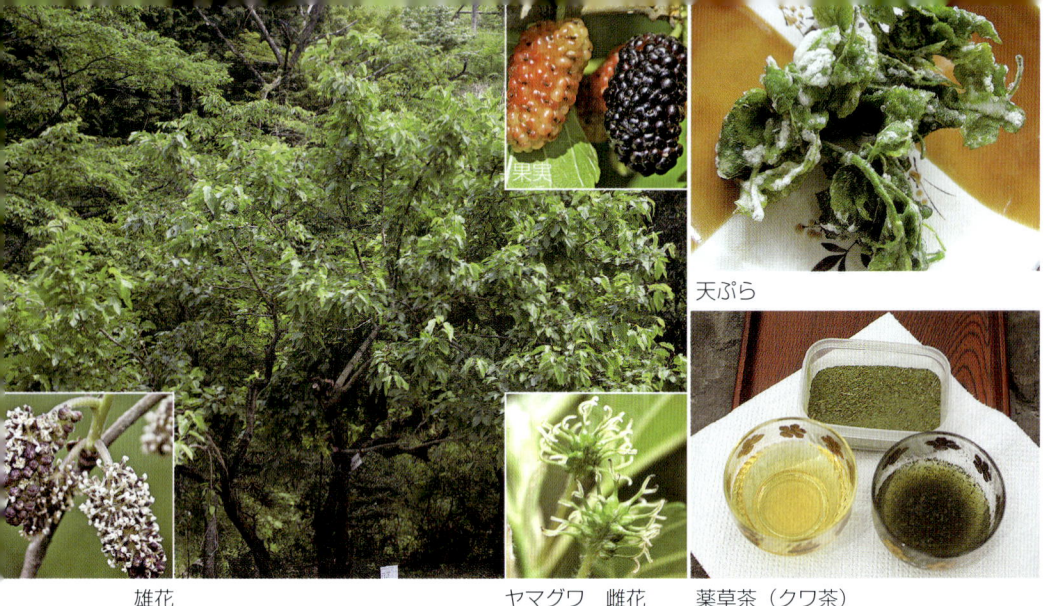

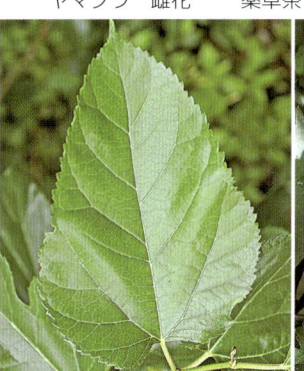

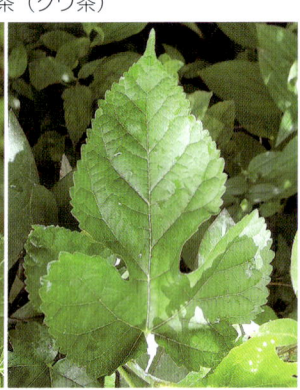

くわ科

分布：全国　生育地：養蚕が盛んだった時期の名残で畑の脇など

●形態：高さ5mほどの雌雄異株の落葉低木。葉は濃い緑色で光沢があり、大きな木につく葉はハート形をしているが、若い木では葉に多くの切れ込みが入る場合が多い。雄株では枝の先端から房状の雄花序が垂れ下がり、雌株では枝の下部に雌花がつく。初夏に熟す果実は赤黒く、ジャムにすると芳香と甘みが優れている。薬用：利尿、咳どめ（根茎）●食べ方：(1)4月初め頃の、軟らかい葉を摘みとり、お浸しと天ぷらで食べた。淡白な味で、おいしかった。(2)クワ茶：大きく生長した葉を収穫する。水洗いして、数日かけて天日で十分に乾燥させる。揉みつぶして硬い部分を除き、すり鉢で細かくなるまですりつぶす。菓子類などに入っている乾燥剤や酸化防止剤とともに缶にいれて冷蔵庫に保管しておく。抹茶と同じようにして湯を注いで飲む。効能として便秘改善、肝機能の強化、脂肪の増加の抑制、糖尿病予防などが研究報告されている。

花　　　　　　　　　　　果実　　　お浸し

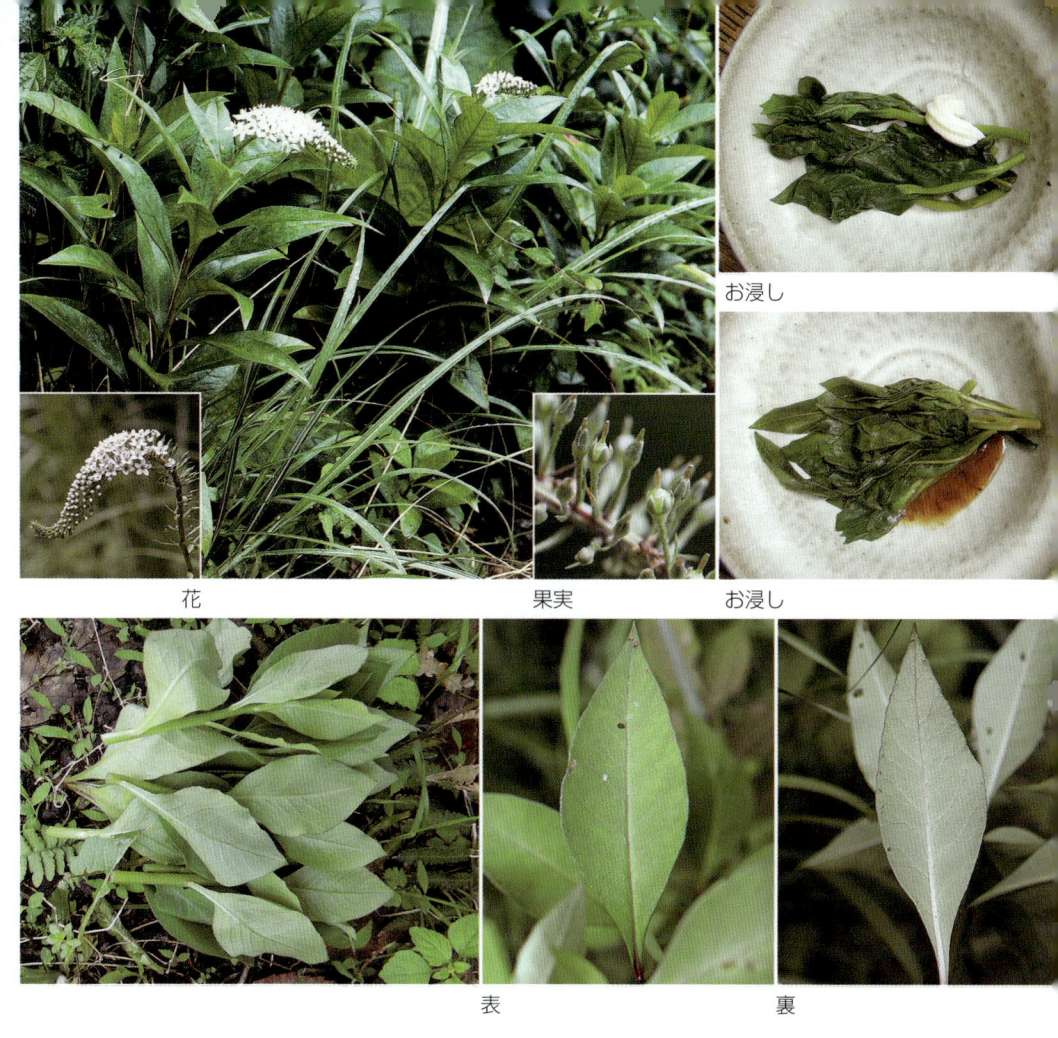

オカトラノオ（丘虎の尾）

Lysimachia clethroides

さくらそう科

分布：北海道〜九州　生育地：山野の日当たりの良い草地

●**形態**：高さ70cm前後の多年草で、地下茎を伸ばして殖える。葉は長楕円形で鋸歯はなく、短い柄で互生する。花期は3〜6月で、白い小花と蕾が総状に多数集まった、長さ15cmほどの花序が尾状に伸びて、上部は大きく曲がって垂れている。花は直径1cmほどの合弁花で、5つに深く裂けている。花は元から先に向かって咲きあがるので、長期間咲き続けている。「ハマ—」、「ヤマ—」、「ルリ—」、「イブキ—」、「ハナ—」など、「トラノオ」のつく植物は多い。湿地に生えるものに、ヌマトラノオがあるが、こちらは花序が立つので、オカトラノオと見誤ることはない。しかし、両者の雑種をイヌヌマトラノオと称するようだから、遺伝子的に近い関係の植物なのだろう。

●**食べ方**：生の若葉には強い酸味がある。葉をゆでて水にさらし、甘酢味噌やマヨネーズで食べると、酸味が薄らいで爽やかな食感が味わえる。

お浸し

花　　　　　　　　　　果実　　　　　　天ぷら

表　　　　　　　　　裏

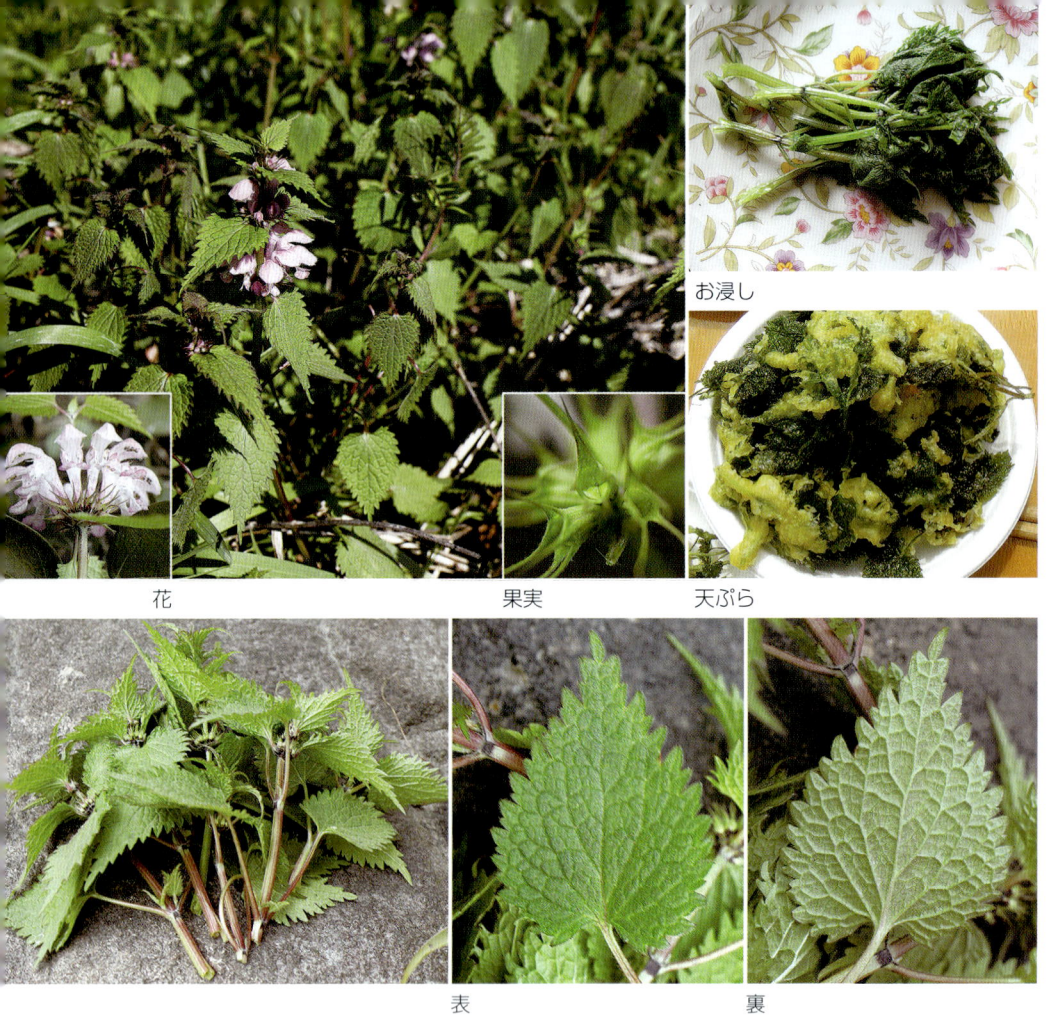

オドリコソウ（踊り子草）　　　　　　　　　　　しそ科

Lamium album var.barbatum　　　　　分布：北海道〜九州　　生育地：野山の半日陰

●**形態**：高さ40cm前後の多年草。茎は四角形で軟らかく、根元からたくさん伸び出て群落をつくる。葉は卵形で、柄があって対生する。全体に毛があって、縁には粗い鋸歯がある。花期は4〜6月で、花は淡い赤紫色、たまに白色もある。唇形の花が、茎を囲んで放射状に並んで段々に咲く。上唇弁は笠状、下唇弁は3裂して中央の裂片が前方へ突き出る。花の蜜が甘いので、子どもが吸う。日本原産の本種に対して、明治時代に欧州から持ち込まれたヒメオドリコソウも草地に繁殖しているが、こちらは一年草で、花はホトケノザに似ている。花よりも、茎の頂上部にぎっしり集まっている赤紫色の葉の色合いが惹きつける。薬用：強壮●**食べ方**：開花前の軟らかい茎と葉を採る。(1)水洗いしてさっとゆでて水にさらす。水気をしぼって、酢味噌などをかけて食べる。(2)天ぷらで食べる。また、花を摘みとって、根元側から蜜を吸う。

花　　　　　　　　　　　　　　　　　つけダレの薬味

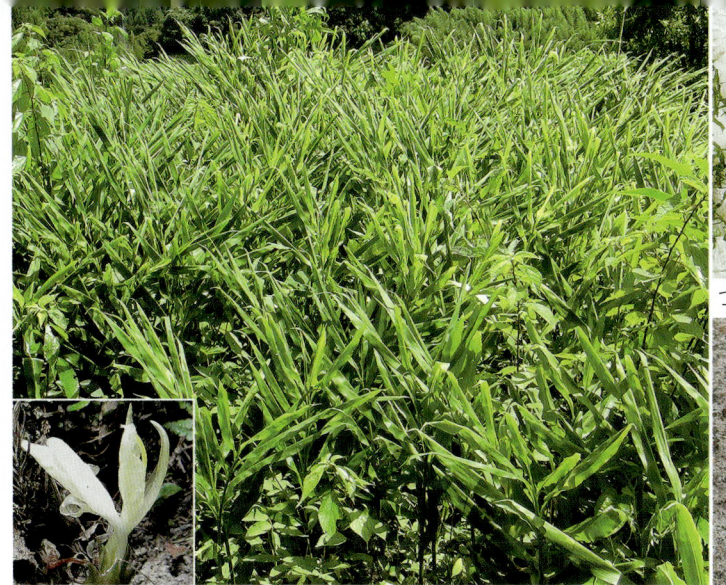

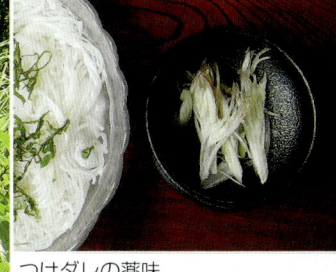

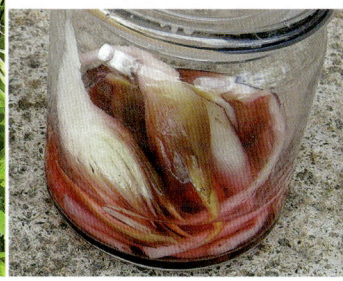

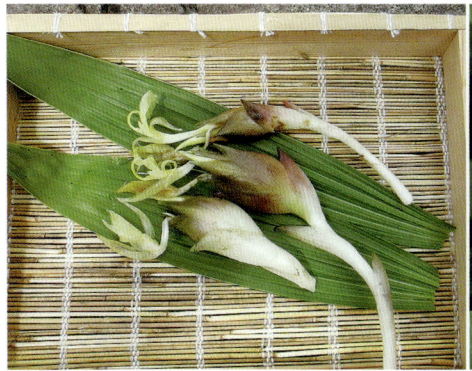

酢漬け

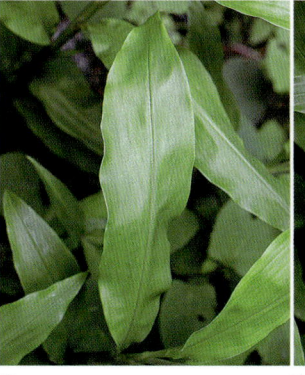

表　　　　　　　裏

ミョウガ (茗荷)　　　　　　　　　　　　　　　しょうが科
Zingiber mioga　　　　分布：東アジア原産　各地で栽培　生育地：人家近くや人家跡など

●形態：茎は高さ70cm前後で直立し、両側に細長い楕円形の葉が3〜4枚ずつ互生する。全体の形は、栽培されるショウガによく似ている。花は淡黄色の一日花で、株元の地面近くにできる、長さ10cmほどのタケノコ状の蕾に数個咲く。山野で自生かと思われるミョウガに出合うことがあるが、環境的にみて、以前に人とのかかわりのあったような場所に限られる。夏から秋にかけて、ごく稀に果実をつくることがあるという。栽培している知人に依頼しておいたが、確認はできなかった。薬用：消化促進、利尿●食べ方：蕾を生のまま刻んで、酢の物、汁の実、漬け物にしたり、そうめんのつけ汁に添えたりして味と香りを楽しむ。その他に薬用的な使い方としては、(1)根茎をすり下ろした汁を、温湿布剤として凍傷の患部につけたり、疲れ目につけたりする。(2)茎や葉を乾燥させたものを、入浴剤として疲労回復に使用する。

花　　　　　　　果実　　　　　白和え付け合わせ

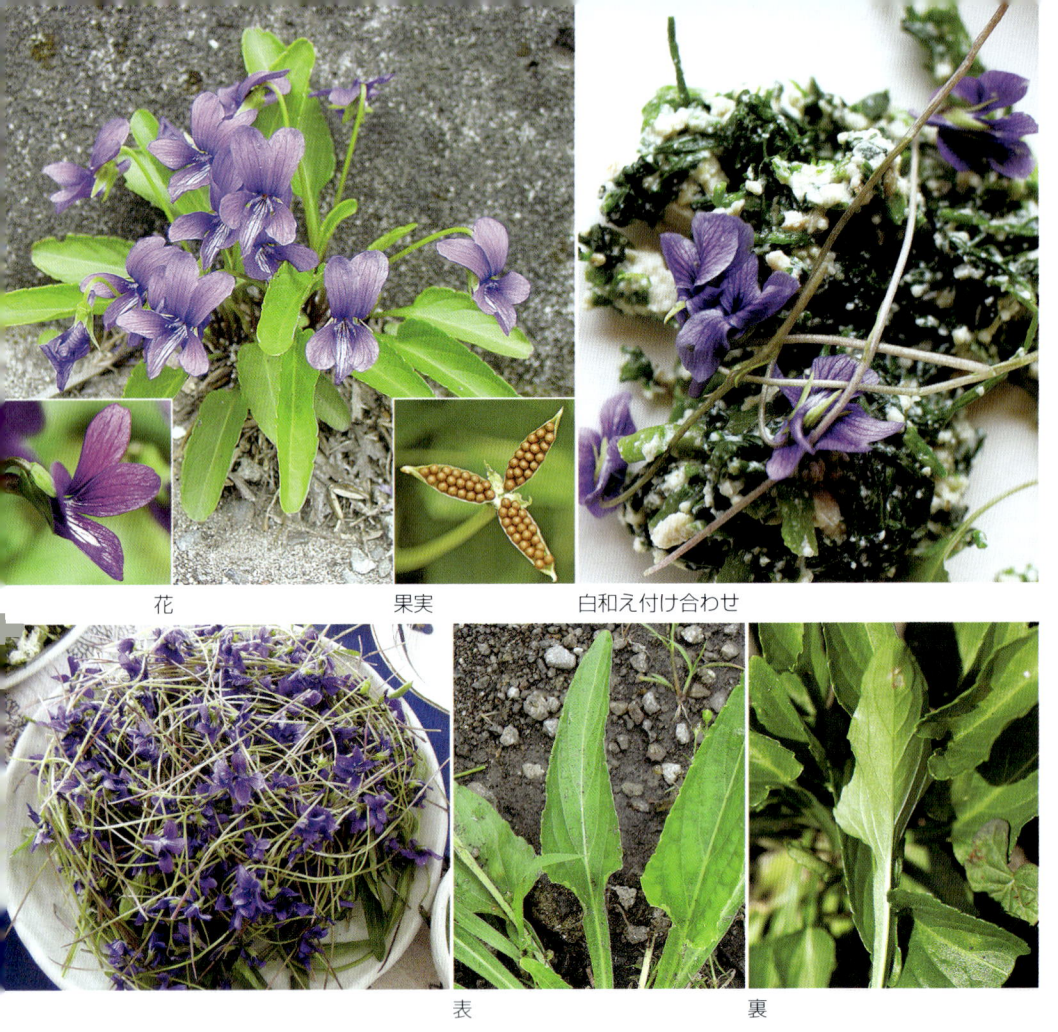

表　　　　　　　裏

スミレ（菫）　　　　　　　　　　　　　　　すみれ科
Viola mandshurica

分布：北海道〜屋久島　生育地：草地や道路脇など

●形態：高さ10cm前後の多年草。スミレの仲間には、地上に茎が立ちあがるタイプと、地上茎がなくて葉が全て根元から出るタイプとがあるが、本種のスミレは後者である。花期は春で、葉よりも高く抜き出た花柄の先に、濃い青紫色の美しい花が1個咲く。花弁は唇形で、後方に距と呼ばれる突起物があって、その中に蜜を貯めている。花には閉鎖花も混じり、虫の助けを借りずに自家受粉して果実をつくる。種子の端に、アリが好む脂肪の塊をつけていて、種子ごとアリが巣に運ぶので、スミレは労せずして生育域を広げることになる。薬用：利尿、血圧降下●食べ方：(1)植物の観察会の際に、葉や花を摘みとってそのまま食べて見せると、参加者も試してみて、ぬめりがあって体に良さそうだと言われる。(2)サラダの付け合わせとして一緒に食べる。(3)和え物、酢の物も結構。(4)根茎をすり下ろして、「スミレとろろ」にして食べるのも良いという。

素揚げ

花　　　　　　　　　　果実　　　　　お浸し

表　　　　　　　　　　裏

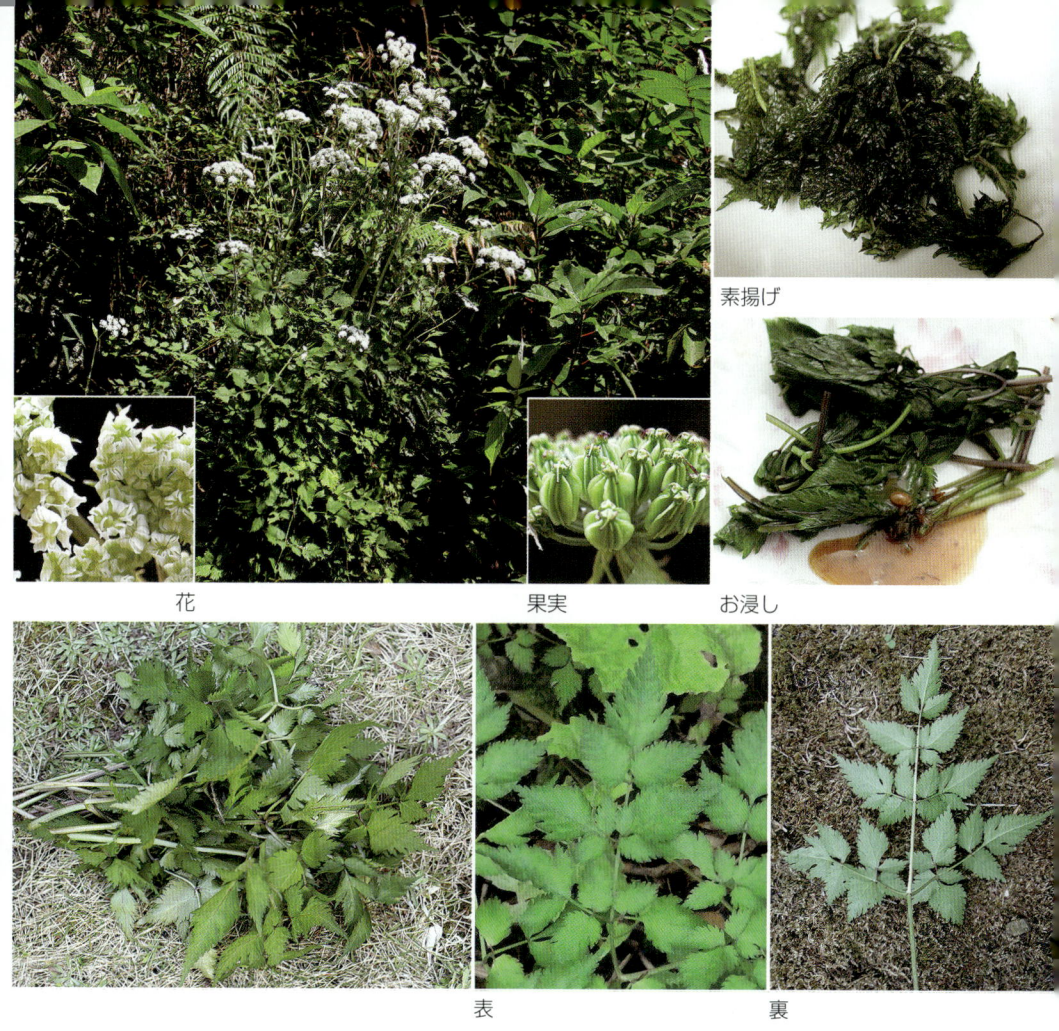

シラネセンキュウ（白根川芎） せり科
Angelica polymorpha

分布：本州〜九州　　生育地：山地のやや湿った日陰

●形態：高さ130cm前後になる大形の多年草で、茎は中空。葉は3〜4回羽状複葉で、幅3cm長さ5cm前後の小葉は卵形で無毛。葉柄の基部は袋状に膨れた鞘になっている。花期は9〜11月で、枝や茎の先端に皿状の花序をつくって、直径5mmほどの白い5花弁の小花が多数集まって咲く。外側につく花ほど花弁が広い傾向がある。果期は10〜11月、果実は長さ6mmほどの押しつぶした楕円体で、幅の広い薄い翼がある。シラネセンキュウは日光白根山、別名のスズカゼリは三重県の鈴鹿山地で、どちらも本種が確認された当時の地名にちなむ。●食べ方：若い芽や葉を摘んで、熱湯で20秒ほどゆでて水に取り上げ、浸し物や揚げ物にして食べた。せり科に共通の芳香を楽しみながらおいしく食べられた。若葉を塩ゆでして、芥子醤油につけて辛味が出てから食べるのも良い。

花　　　　　　　　果実　　　天ぷら

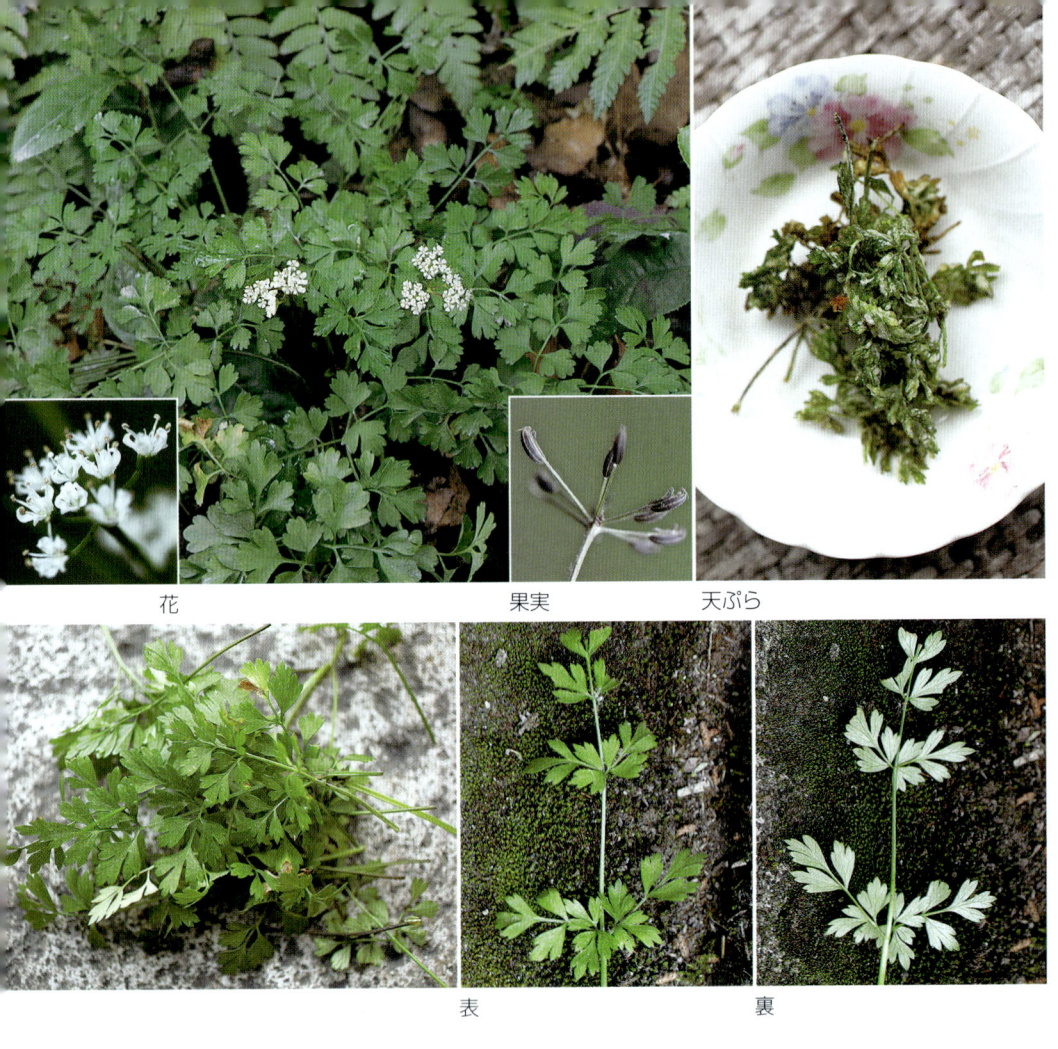

表　　　　　　　　裏

セントウソウ（仙洞草） せり科

Chamaele decumbens

分布：北海道〜九州　生育地：山野の林内や林縁

●**形態**：高さ10〜30cmほどの小形の多年草。葉は2〜3回三出複葉、紫色の葉柄で根元付近から出ているが、せいぜい10cm程度。葉面は濃い緑色で、光沢があって無毛。花期は3〜5月で、30cmほどと長くて細い花茎の先に、複数の散形花序（多くの枝が出て、先に1個ずつ花がつく形）を出し、直径1mmほどで5花弁の白い小花をつける。果実は長さ4mmほどの細長い紡錘形で無毛、2個の分果（複数の子房からできた果実）が合わさっている。同じ時期に同じような場所に、葉が酷似した毒草のムラサキケマンが生えているので、見分けに自信がない場合は食べない方が安全。また、有毒ではないが、葉はヤブニンジンやヤブジラミにも似ている。●**食べ方**：葉は、花期でも軟らかかった。(1)お浸しで食べた。(2)天ぷらにもした。セリやパセリの風味がして、いずれもおいしかった。(3)粥に入れて食べてもおいしいはずだ。

花　　　　　　　　　　　　　　　果実　　　お浸し

表　　　　　　　　　　　裏

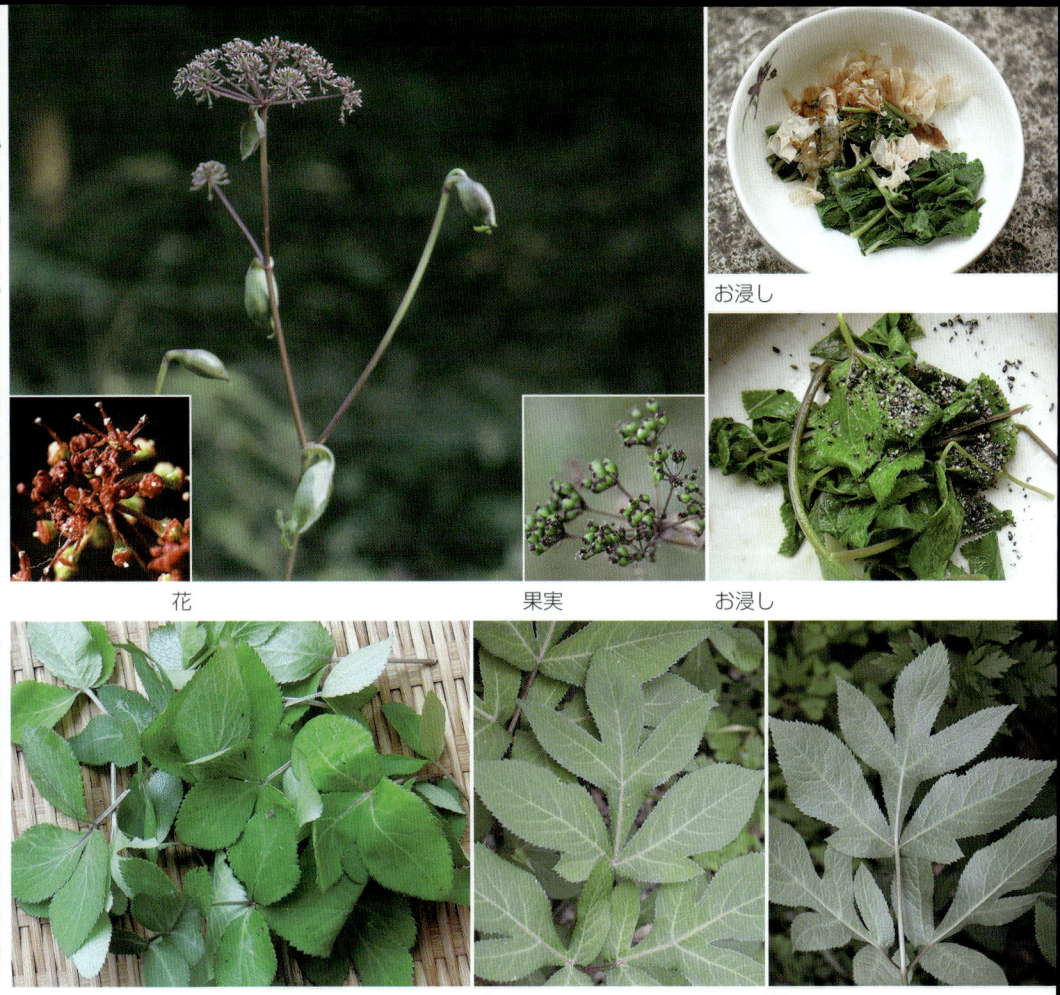

ノダケ（野竹）

せり科

Angelica decursiva

分布：本州〜九州　生育地：山野

●**形態**：高さ1m前後の多年草で、暗紫色の茎が直立する。葉は裏が白っぽく、三出羽状複葉または小葉が5〜7枚つく羽状複葉で、互生する。小葉は楕円形〜卵形で縁に鋸歯があり、基部は翼状に流れて、はっきりした柄はない。葉柄の基部は膨れた鞘状になる。花期は9〜11月で、枝や茎の先端に紫色の5弁花の花序をつける。雄しべが花弁より長く、突き出てついている。花序の柄がほぼ同じ長さのため、全体として直径10cmほどの球形になる。果実は長さ5mm前後の押しつぶしたような楕円体。植物全体に良い香りがあり、果実にはカレーのような香りがある。●**食べ方**：(1)若葉を摘んで、塩を少し加えてゆでる。すりゴマとポン酢醤油をかけて食べた。少し苦みがあるが、香りが高くて美味だった。(2)根を乾燥させたものを煎じて飲めば、熱さまし、痛み止め、痰をとるのに効能があるとされている。

49

お浸し

花　　　　　　　果実　　　　天ぷら

表　　　　　　　裏

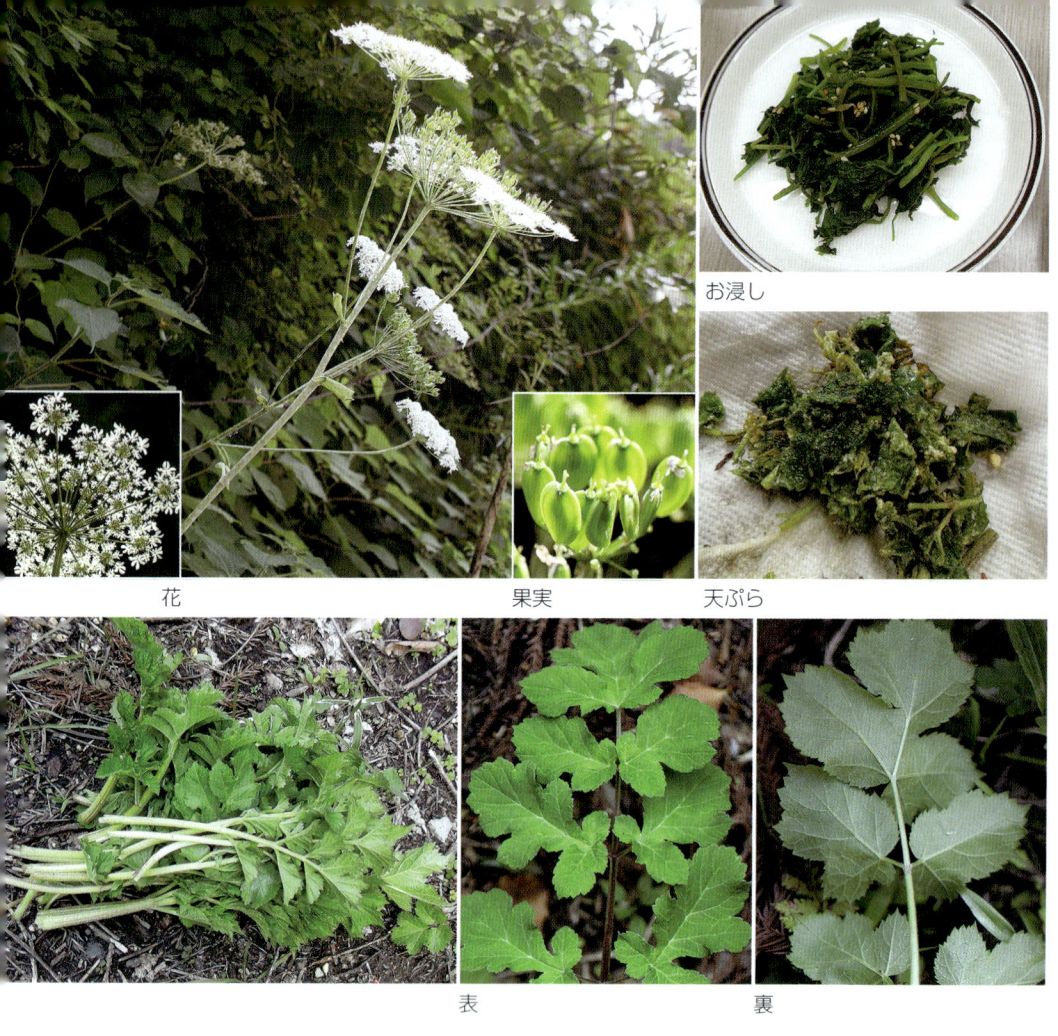

ハナウド（花独活）

せり科

Heracleum sphondylium var. nipponicum　　　分布：関東地方〜九州　　生育地：山野や道路脇の湿地や日陰地

●形態：高さ150cm前後に生育する越年草で、茎は中空。葉は互生し、三出複葉か1回羽状複葉で3〜5枚の小葉をつけていて、それぞれが中程度に裂けて、縁に粗い鋸歯がある。葉柄の基部は、せり科の他の仲間同様に袋状に膨れている。花期は5〜6月で、茎の頂上や側枝の先に、白色の小花が多数集まった、傘状の大形の花の集まりを複数咲かせている。小花の大きさはまちまちで、外側ほど大きい。茎の先端につく花序では、倒卵形の果実ができる。●食べ方：3〜4月頃、道路脇などにハナウドの若葉が繁ってくる。この時期は高さ25cmくらいまでだと全体が軟らかいので、地表近くから切りとる。生で噛んでみても、せり科独特のさわやかな風味がある。(1)いろいろなドレッシングをかけて食べた。(2)白和えなどの和え物にして食べた。どのようにして食べても、シャキシャキ感と優れた香りがあって、どこでも好評だった。

お浸し

サラダ

花　　　　　　　果実　　　　　サラダ

表　　　　　　　裏

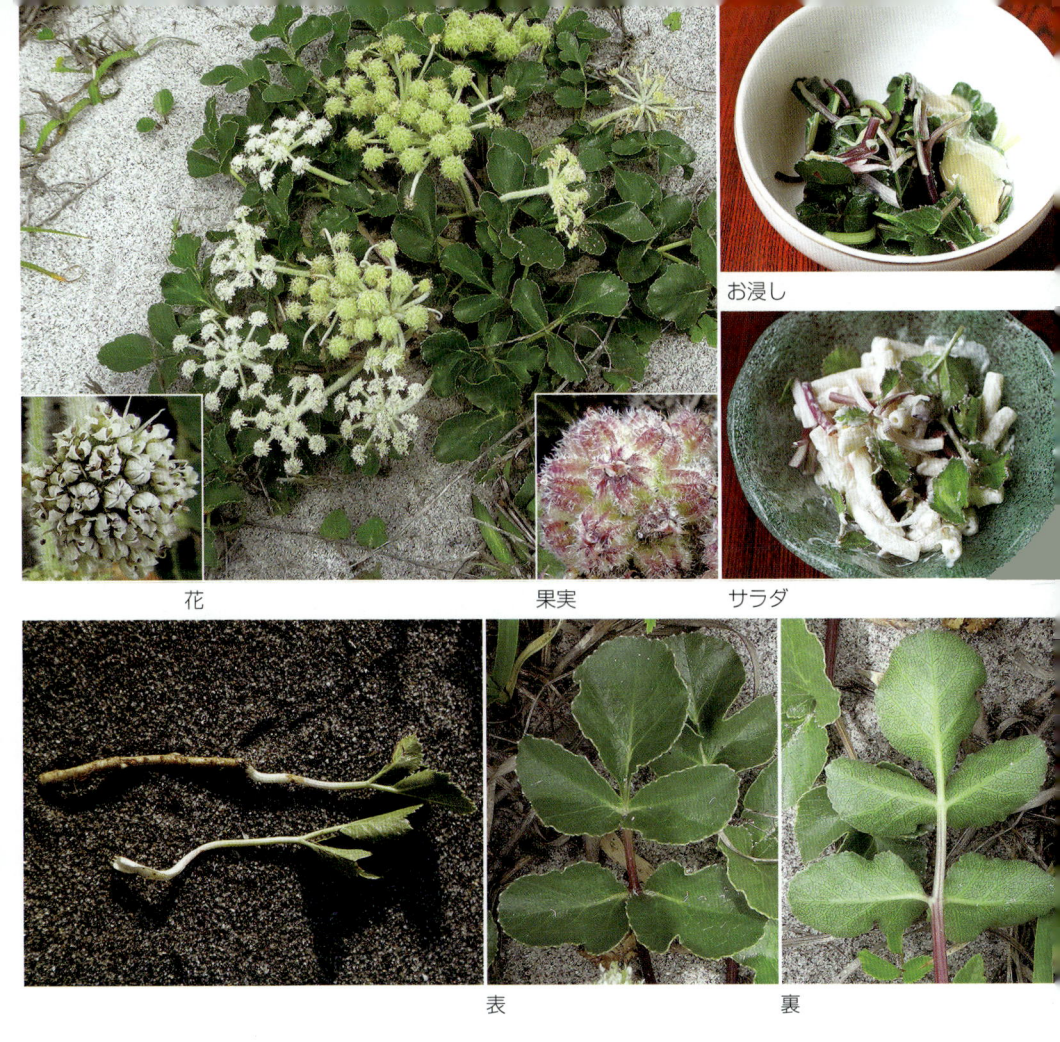

ハマボウフウ（浜防風）　　　　　　　　　　　　　　　せり科

Glehnia littoralis　　　　　　　　　分布：日本全土に広く自生　　生育地：海岸の砂地

●**形態**：海浜の砂地に自生する、高さ20㎝前後の多年草。全体に淡褐色の長い軟毛を密生する。葉は1～2回分かれる三出複葉の三角形で、柄が赤く厚みがあり、縁に鋸歯がある。花は6～7月頃に咲き、茎の頂上部に白色の小花が多数集まって、直径5㎝前後の球形になる。果実は長い軟毛をもった楕円形で、隆起した稜がある。ボウフウと称して、刺身のわきに添えられているのは大概が栽培品で、香りがそれほど強くはない。野生のハマボウフウは、潮水のかかりそうな砂地の最前線で、茎や根は深く地中に埋まっている。地上部は赤紫色、地中部は白色で香りが強い。薬用：風邪●**食べ方**：3～5月頃、砂から少し顔を出した新芽や若葉をさがして砂をのけ、ナイフで元から切り採る。葉の硬い部分から先に入れてゆでて、水にさらす。(1)お浸しにして食べる。(2)すき焼きに入れて食べる。(3)軟らかい部分を湯通しして酢味噌和えに。

51

お浸し

花　　　　　　果実　　　　　　天ぷら

表　　　　　　　　裏

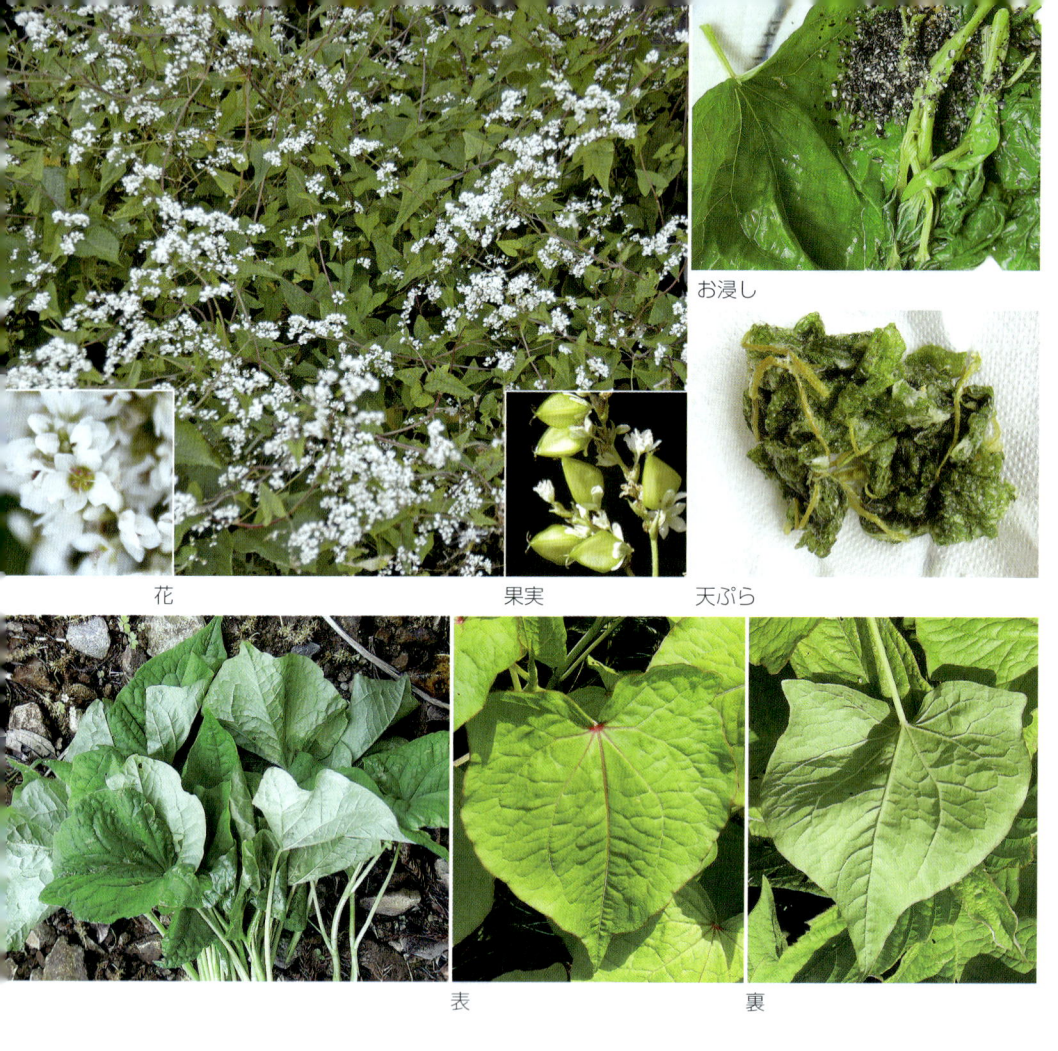

シャクチリソバ（赤地利蕎麦）

Polygonum cymosum

たで科

分布：ヒマラヤ産　全国　生育地：草原や道端

●**形態**：高さ100cm前後の多年草で、茎は中空。葉は長い三角形で、日本で栽培されているソバとほぼ同じ形だが、ソバの葉には柄がなくて茎を抱く形につくのに対して、本種の葉は長い柄があって互生している。花期は7～10月、花はソバに似た白い5弁花で、直径はやや大きくて6mm前後。花を拡大して観察すると、白、赤紫、黄色の取り合わせの美しさに、思わず声を発する。果実にはとがった3つの稜があり、長さ8mmほどで三角錐に近い形。日本へは明治以降に薬用植物として持ち込まれ、昭和初期以降、高血圧・脳出血の治療薬用のルチンを製造する原料として盛んに栽培された歴史がある。加えて、救荒植物として利用された歴史もある。●**食べ方**：若い茎と葉を採取して、塩ゆでして水にさらす。お浸しにして食べたら、かすかなぬめりとコリコリ感があった。天ぷらにしても美味だった。

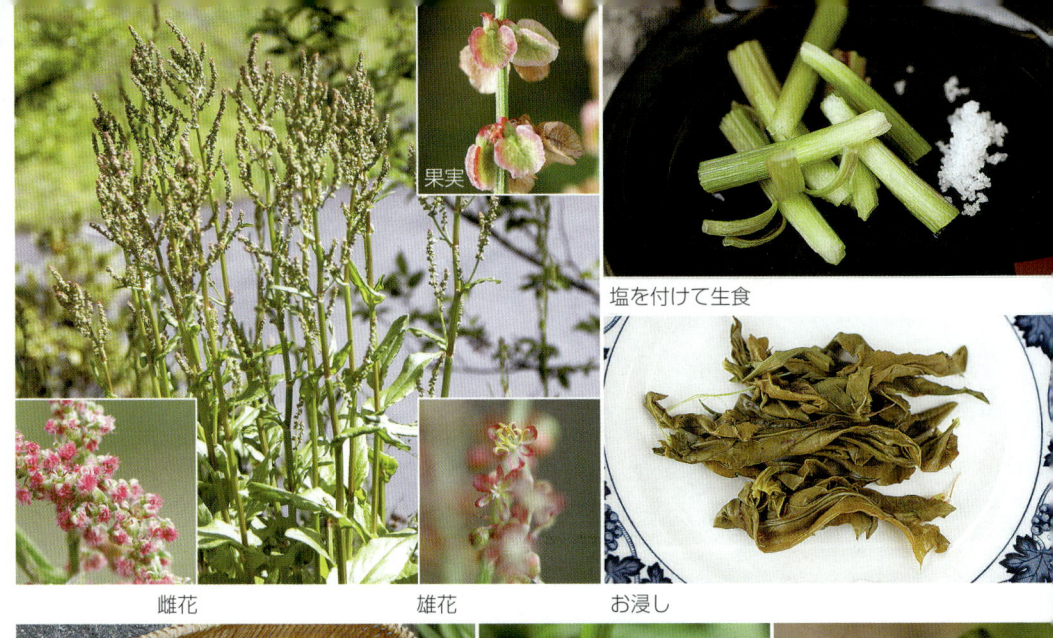

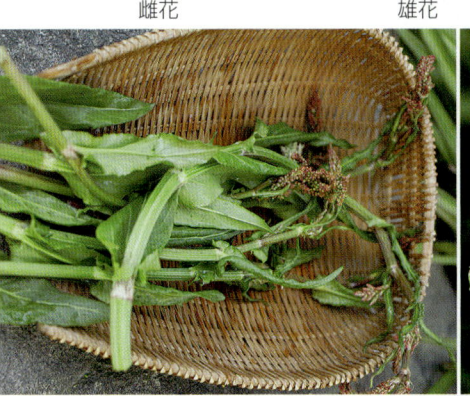

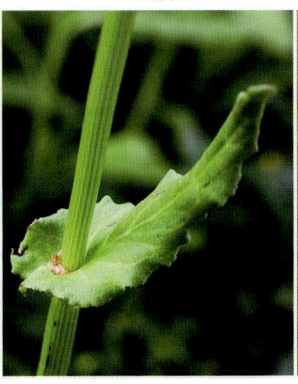

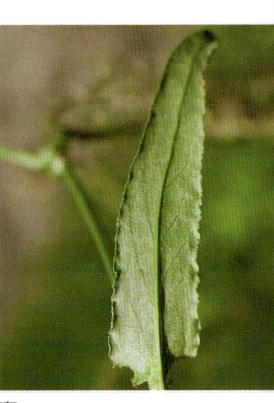

果実

塩を付けて生食

雌花　　　雄花　　　お浸し

表　　　　　　　裏

スイバ（酸い葉） たで科

Rumex acetosa

分布：北海道～九州　生育地：日当たりの良い田畑の土手や道端

●**形態**：高さ60㎝前後で、雌雄異株の多年草。茎は無毛でピンクを帯びる。葉は長楕円形で、下部の葉には5～10㎝の柄があるが、茎の上部につく葉には柄がなく互生して、茎を抱く形になる。花期は3～4月で、茎の頂上にピンク色の小花を円錐状に多数つける。果実はピンクを帯びていて、3個の翼状の萼がつく。最近の研究により、スイバには癌を制御する効果のあることが分かってきたとのことである。薬用：タムシ●**食べ方**：ギシギシと同様の食べ方をする。伸び始めた時期の、地表近くの軟らかい葉を白っぽい鞘ごと採集してぬめりを取り除き、熱湯に少量の食塩を入れて30秒ほどゆでて、水にさらす。和え物にしたり、浸し物にしたりして食べた。ギシギシ同様に美味だった。欧州では昔から野菜として利用され、栽培もされていたらしい。食べ方はスープの実、サラダ、肉料理の付け合わせなど多彩である。

53

花　　　　　　　　　　　　　　　　お浸し

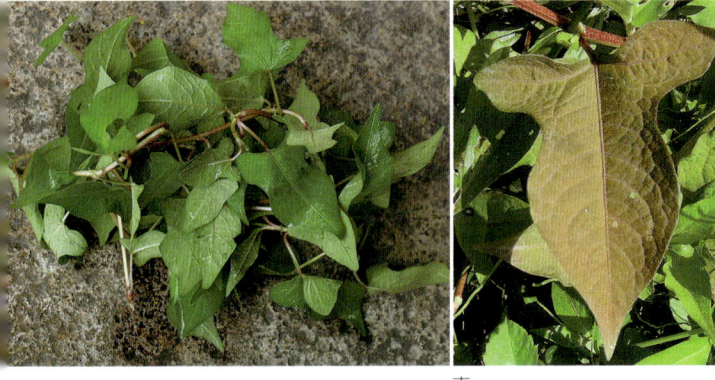

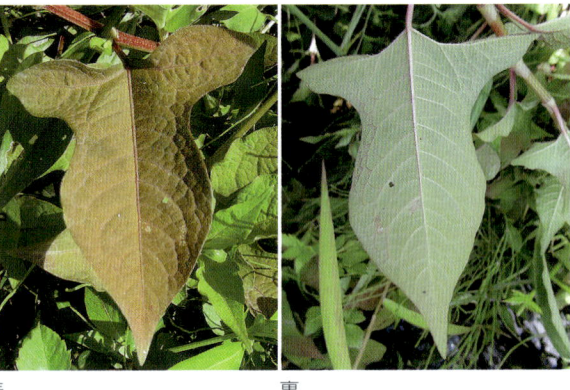

表　　　　　　　　　　裏

ミゾソバ（溝蕎麦）

たで科

Polygonum thunbergii

分布：北海道〜九州　生育地：田の脇や沼地

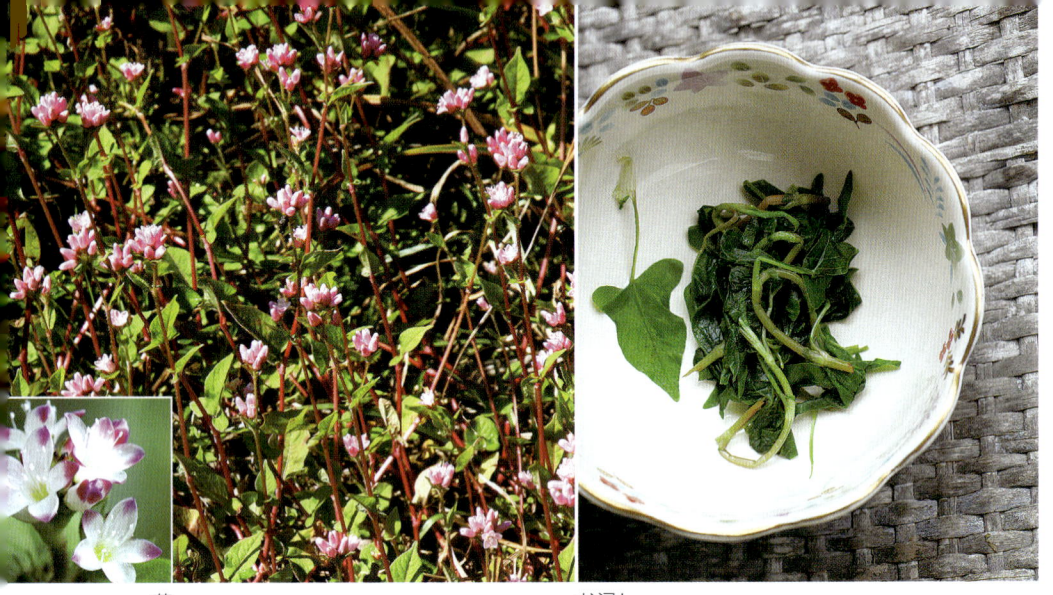

●形態：高さ50cmほどになり、下部でさかんに枝分かれして密集した群落を作っている一年草。茎は中空で下向きの低いとげがあるが、トゲソバやイシミカワなどの鋭いとげに比べるとたいしたことはない。葉には表側に暗い斑紋があって互生し、基部の両側が外側に少しだけ張り出しているので、牛の顔にも見える（別名、ウシノヒタイ）。花期は8〜10月で、基部が白くて先端が淡紅色の、5つに分裂した萼片でできた直径6mmほどの可愛らしい花を、茎の先に金平糖状に15個ほどを集めて咲かせる。果実は長さ3mmほどの卵状の球形で、3つの稜がある。ドクダミと同様の成分を含み、利尿作用がある。●食べ方：軟らかい葉を、塩水でゆでて水にさらし、(1)浸し物やゴマ和えにして食べる。(2)佃煮や油炒めにして食べる。(3)味噌汁に入れる。どのようにして食べてもくせがなく、野菜のようにおいしく食べられた。

花 / 芽タデ / タデ酢

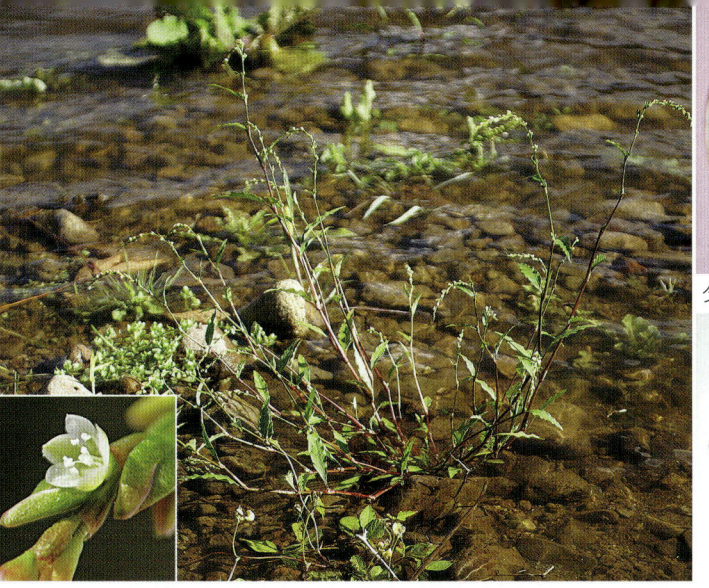

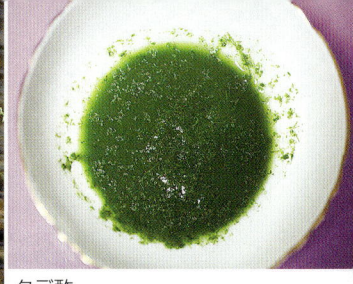

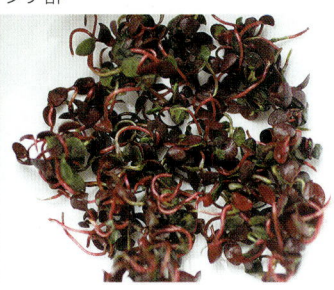

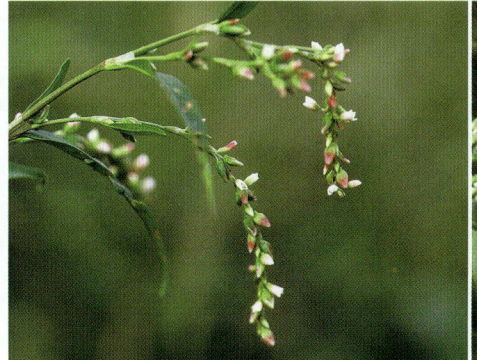

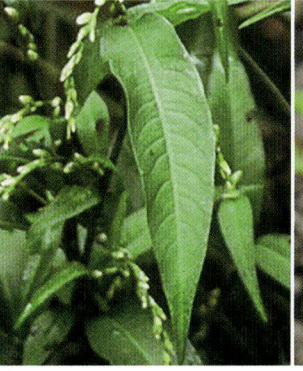

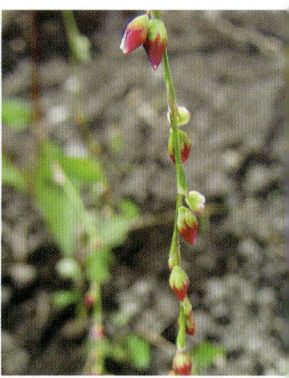

花穂（ヤナギタデ）　　　表　　　花穂（ボントクタデ）

ヤナギタデ（柳蓼）

Persicaria hydropiper

たで科

分布：北海道〜南西諸島　生育地：河原の砂地

●形態：高さ50cm前後で無毛の一年草。節は太く膨れて、節につく鞘の上部には短毛がある。葉は長さ7cm前後の披針形で、互生する。花期は7〜10月で、穂先を少し垂らし気味の長さ7cmほどの花序に、淡緑色や淡紅色を帯びた白色の5花弁をもつ小花を、間隔をあけてつける。数多くあるタデの中で、全草に辛味があるのは本種だけで、「蓼食う虫も好き好き」という諺でいうタデは本種である。最近では、刺身のつまとして使われるのは、ヤナギタデの変種「ムラサキタデ」が多いとのことである。別名：マタデ（真蓼）、ホンタデ（本蓼）。薬用：香辛、食当たり●食べ方：(1)若葉を熱湯にくぐらせて水に浸し、和え物にする。(2)本種の種子を発芽させたばかりの子葉が「芽タデ」で、刺身のつまとして出される。赤紫色と緑色のものがある。(3)葉をすり下ろして、食酢に混ぜて「タデ酢」をつくる。アユの塩焼きや臭みのある魚料理に使う。

生食

花　　　　　　　　果実　　　サラダに

表　　　　　　　裏

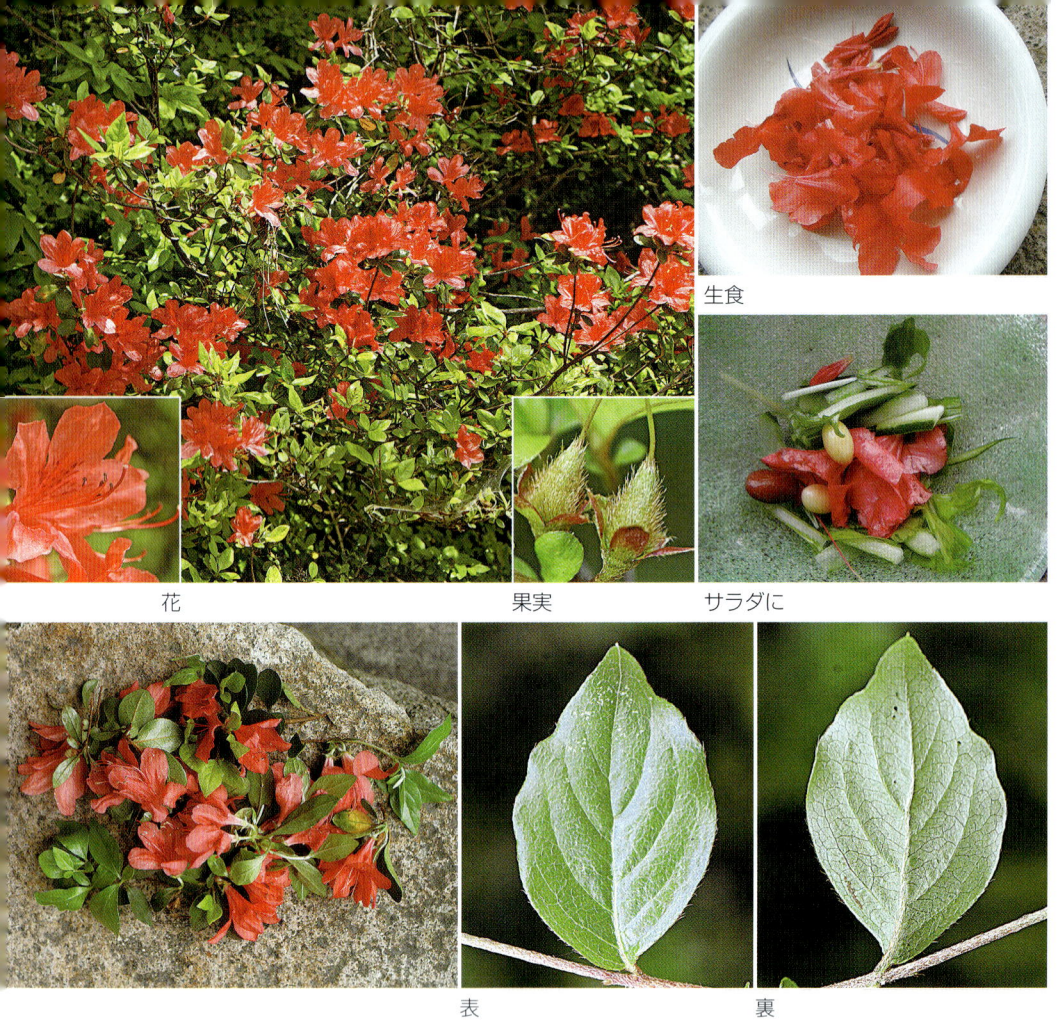

ヤマツツジ（山躑躅）

Rhododendron kaempferi

つつじ科

分布：全国　生育地：林内や林縁

●形態：幹の高さ3mほどの半落葉低木で、暖地では常緑。葉身は幅2cm長さ5cm前後の楕円形で、先端が短くとがり基部はくさび形。表は緑色、裏は白っぽい緑色で両面に粗い毛がつく。葉は3mmほどの柄で枝の先に輪生状に互生する。4～5月に林縁やがけなどで普通に見かける。5花弁で朱色の合弁花がロート形に開く。花冠の内側には短毛が生えていて、上側の内側には濃い色の斑点があって、雄しべは5本ある。色は変化に富み、本種は多くの品種を作り出すときの片方の親になっている。●食べ方：幼い頃には、花の基部を口にふくんで甘い蜜を吸ったものだ。蜜はどのツツジでも吸えるが、花を食べられるのはヤマツツジだけらしい。仲間にはレンゲツツジのような有毒のものもあるので要注意。⑴生食すると、蜜の甘さと花弁の酸味が相まって清々しい。⑵ミズナなどと一緒にサラダにして食べると爽やかな食感が楽しめる。

天ぷら

花　　　　　　　　　　　　　　　果実　　　花の蜜吸い

表　　　　　　　　　　裏

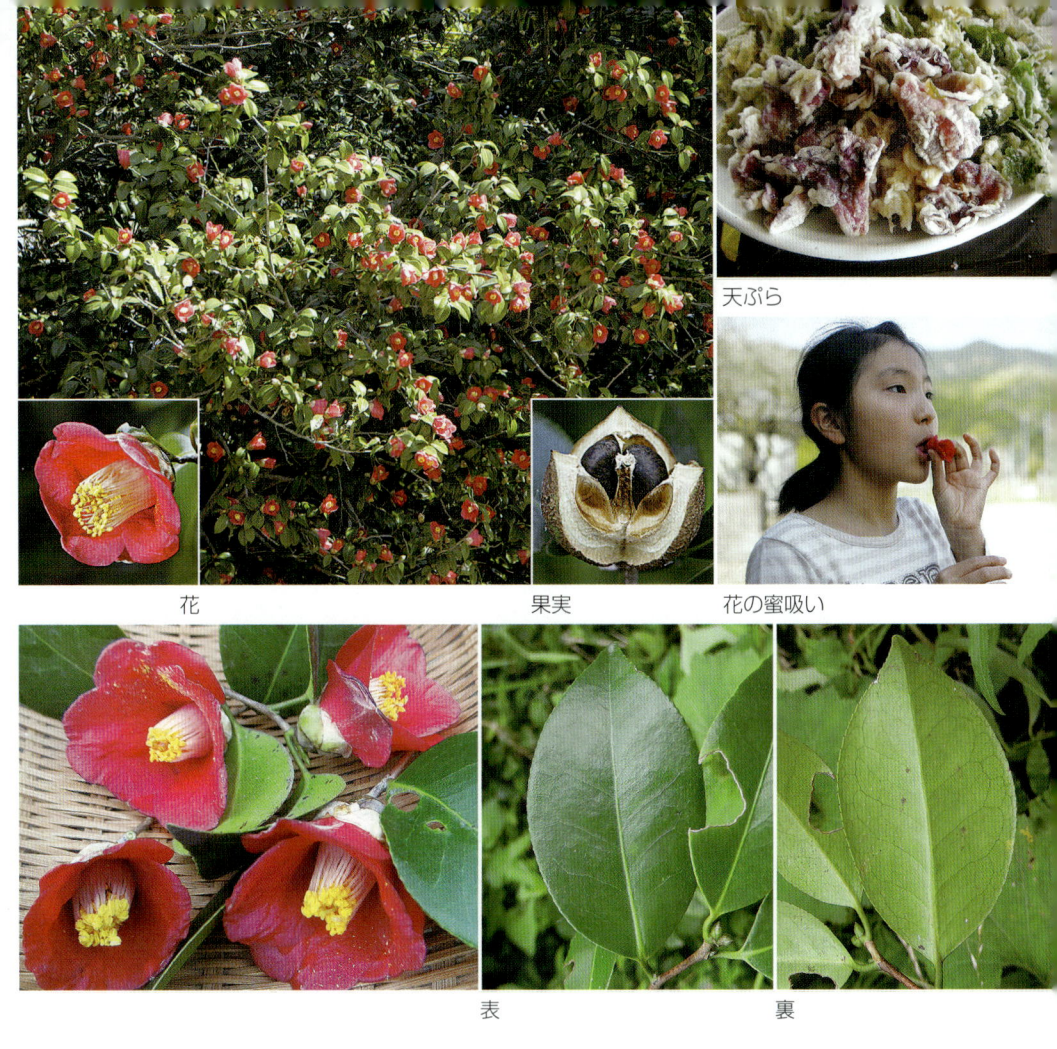

ヤブツバキ（藪椿）

つばき科

Camellia japonica

分布：本州〜南西諸島　　生育地：照葉樹林内

●**形態**：高さは5mほどのものが多いが、15mにもなるという常緑高木。葉身は幅4cm長さ8cmほどの長楕円形で、先端がとがり基部は広いくさび形。表は濃い緑色で光沢があり、裏は薄い緑色で両面無毛。15mmほどの葉柄で互生する。ツバキの若い枝や葉柄、実に毛がないのでサザンカとは簡単に区別できる。花期は11月頃から。離弁花だが5枚の花弁と多くの雄しべが合着した筒形になっていて、花全体がまとまってポトリと落ちる。サザンカの花は、花弁がばらばらに離れて散るのが、ツバキとのもう一つの区別点でもある。武家社会の時代には、花がポトリと落ちる様子から、打ち首を連想して、飾るのは好まれなかったらしい。●**食べ方**：(1)花の元側から甘い蜜を吸う。(2)ごみや蟻などを除いて、天ぷらにして食べた。色合い、蜜由来の甘み、意外性などから喜ばれた。(3)桜島では、小中学生が作る「椿油」が年末に販売されている。

57

花　　　　　　　　　　　　　　お浸し

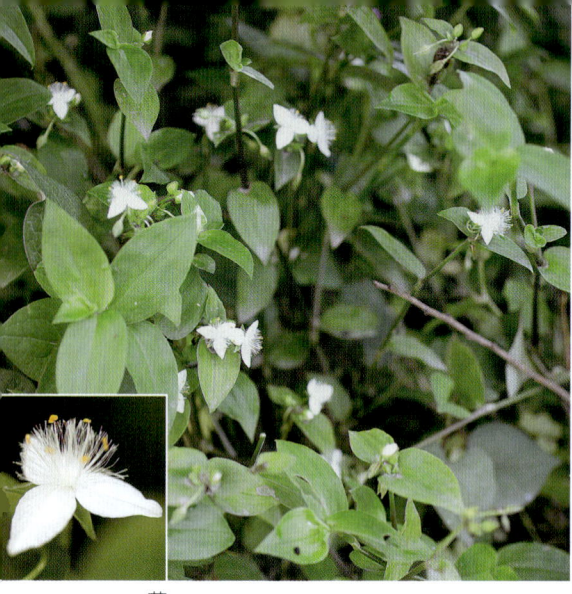

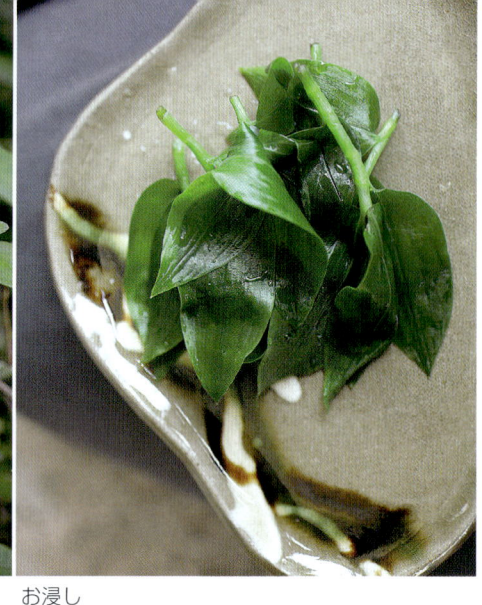

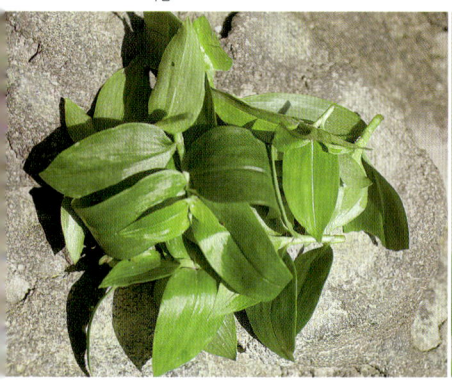

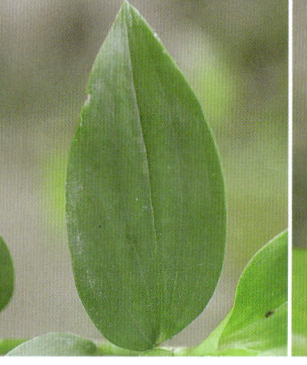

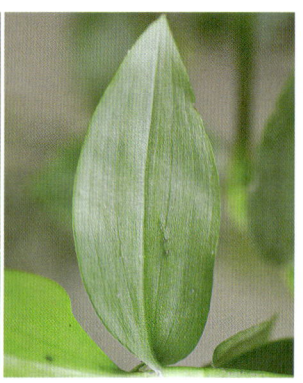

表　　　　　　　　裏

トキワツユクサ（常磐露草）

つゆくさ科

Tradescantia flumiensis

分布：北米原産の帰化植物　生育地：民家近くの藪や果樹園などに野生化

●**形態**：場所によっては高さ1mにも育つ常緑多年草で、茎はほぼ無毛。やや湿っている日陰や水辺に純群落をつくっているのを見かける。地面に接した節から根を出し、その一部がちぎれても再生して盛んに繁殖するので根絶困難な厄介もの。葉は厚く、卵形で鋸歯はない。花は白い3弁の一日花で、茎の先端に一度に数個咲くが、蕾が多数隠れているので次々に咲き替わり、長期にわたって花を楽しめる。昭和初期に葉に白斑の入った園芸品種が観賞用に導入され、やがて逸出し、野生化して白斑が消えたものだという。別名：ノハカタカラクサ（野博多唐草）●**食べ方**：ツユクサと同じようにして食べられる。(1)お浸し。若葉を水洗いして熱湯でさっとゆでる。適当な長さに切って、タレをかけて食べる。(2)和え物。同様に下ごしらえし、ゴマ和えなどにする。(3)味噌汁に入れる。くせがないので、どのようにしても食べやすい。

果実 素揚げ

雌花　　　雄花　　　薬草茶

表　　　裏

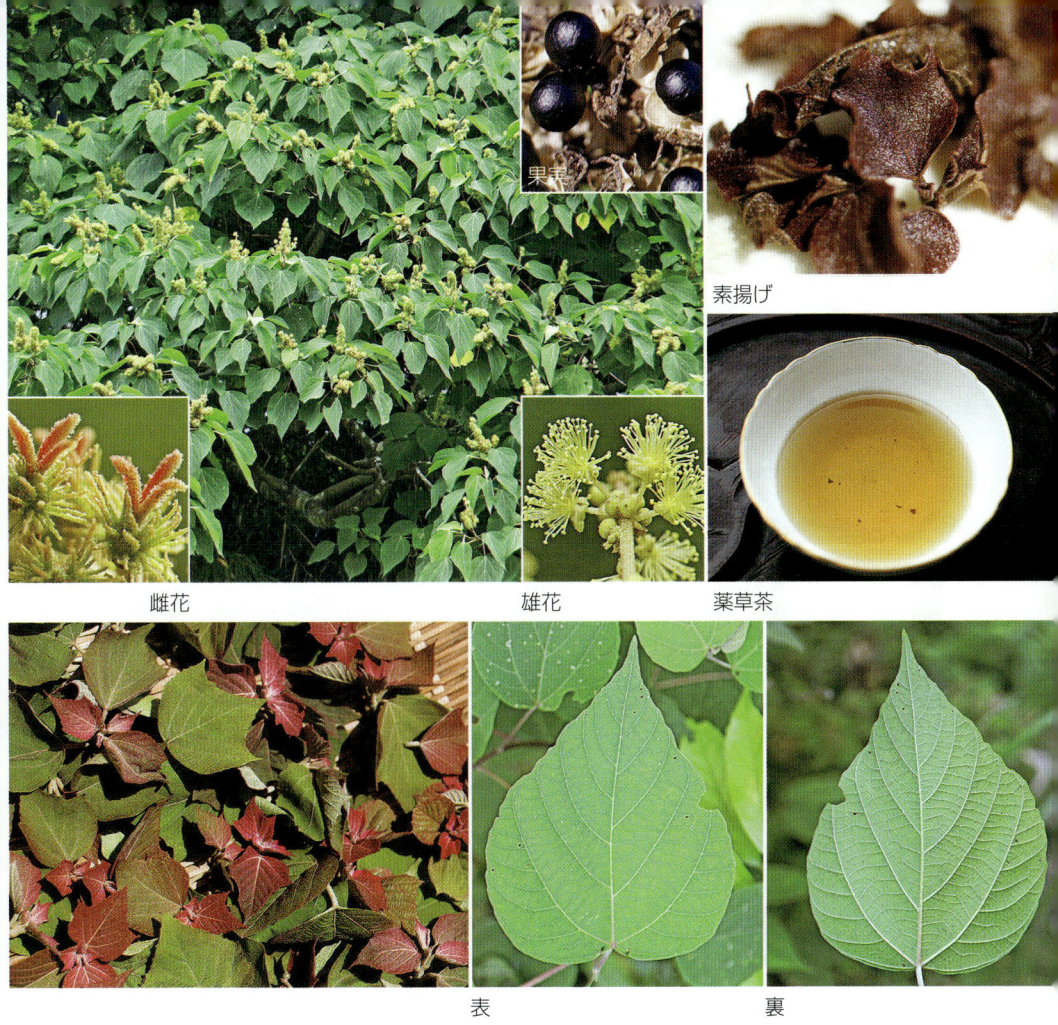

アカメガシワ（赤芽柏）

Mallotus japonicus

とうだいぐさ科

分布：本州以西　生育地：山地の日当たりの良い場所

●**形態**：幹の直径が50cm高さ15mほどになる雌雄異株の落葉高木。葉身は幅13cm長さ18cm前後の卵形で、先端がとがり、基部は切形〜円形。新葉には赤色の毛が密生して美しく、和名の由来になっている。成葉の表面は黄緑色で、裏は淡黄色。葉は3つに浅く切れ込んだものや円形で切れ込まないものがある。表面の下端に1対の腺体がある。葉は6cm前後の柄で互生する。花期は6〜7月で、花には花弁がない。雄花には淡黄色の萼と多数の黄色の雄しべがあり、雌花の子房にはとげ状の突起がある。花期に見て、花序が黄色ければ雄株、ピンクがかっていれば雌株である。果実は9〜10月に熟し、中から直径4mmほどの黒い球形の種子があらわれる。薬用：腫れ物、胃潰瘍●**食べ方**：⑴葉を天日乾燥させたものを煮出して飲んだ。少しだけ苦みを感じたが、薬草茶らしい風味がした。胃潰瘍、十二指腸潰瘍、胃酸過多に効くらしい。⑵素揚げもくせがなく食べられる。

花　　　　　　　　　　　果実　　お浸し

表　　　　　　　裏

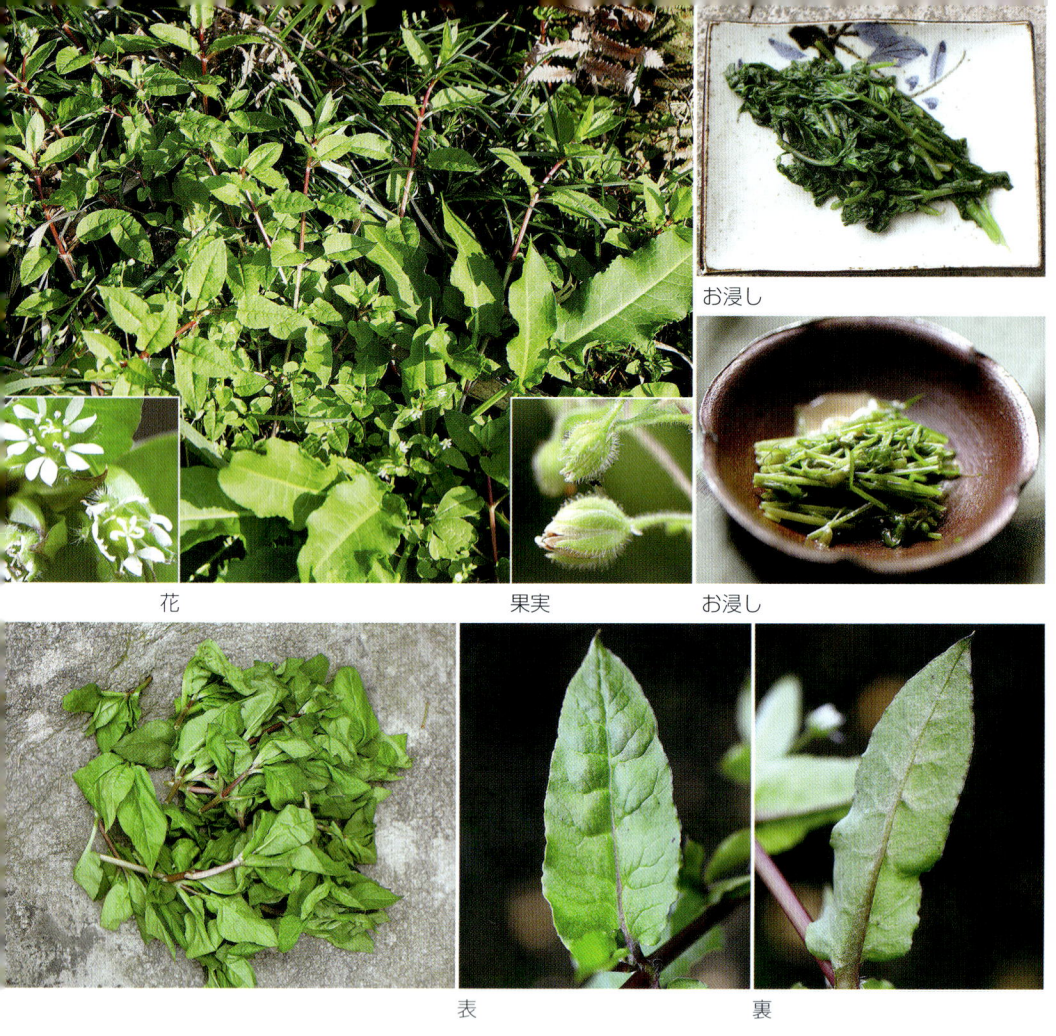

ウシハコベ（牛繁縷）

Stellaria aquatica

なでしこ科

分布：全国　生育地：日当たりの良い田畑や道路脇

●**形態**：春の七草の一種ハコベの仲間で、それより数倍は大形の越年草。茎の下部は横に這って途中から立ちあがり、高さ40cm前後になる。茎の断面は丸く、葉は幅25mm長さ6cm前後の卵円形で、茎上部の葉は茎を抱く形で対生する。白色で直径8mmほどの花が枝の先に咲き、5枚の花弁が深く2つに切れこむので、10枚に見える。雄しべは約10個で、雌しべの先端は5つに分かれている。同じような場所に生えるハコベやコハコベは、雌しべの先端が3つに分かれている。これらは葉が小さくて青臭いが、ウシハコベはそのようなことはなく、葉が格段に大きいので大量に採集できる。●**食べ方**：軟らかい地上部を採集する。(1)水洗いしてサラダにする。あくもなく美味である。(2)お浸しや味噌汁の具、天ぷらで食べる。(3)さっとゆでて、ゴマ醤油をかけて食べる。どのようにしても、野菜と勘違いするほどで最高！　是非ご試食いただきたい。

花　　　　　　果実　　　　菜飯

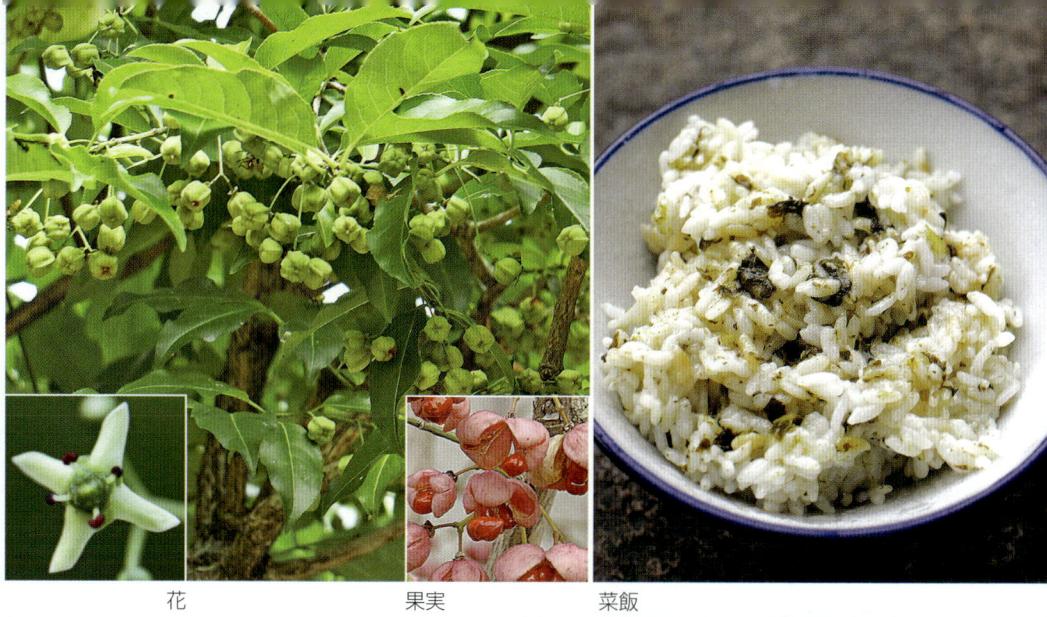

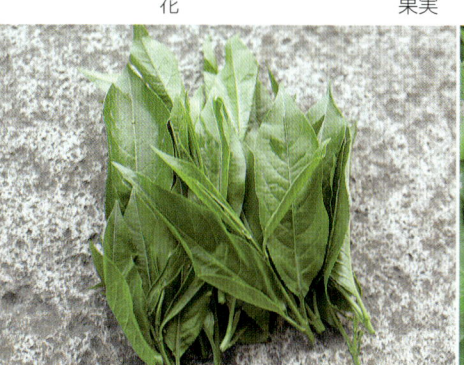

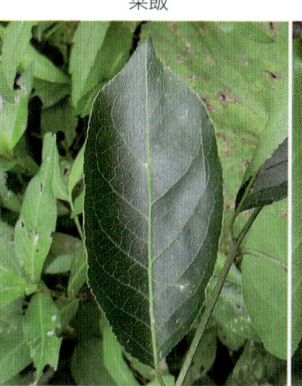

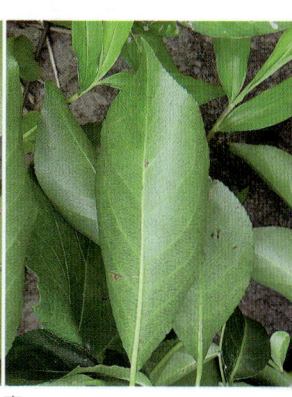

表　　　　　　　　裏

マユミ（真弓）

Euonymus hamiltonianus

にしきぎ科

分布：北海道〜九州　　生育地：山野や人里の林縁など

●**形態**：大きいものは高さ10mにも達する、雌雄異株の落葉小高木。葉は長さ10㎝前後の長楕円形で細かい鋸歯があり、対生する。花期は5〜6月で、初夏に枝の根元近くに咲き、薄い緑色の4弁花で地味。果実は4つに角張っていて垂れ下がる。秋に熟すと果皮が割れて、朱色の仮種皮に包まれた種子がのぞく。種子には強烈な毒性があって、誤食すると吐き気や下痢を引き起こし、大量に食べれば筋肉のけいれんを引き起こすという。材はこけしや将棋の駒などに加工される。近似種のコマユミは、葉が小ぶりで菱形に近い形をしている。●**食べ方**：(1)菜飯：若葉を洗って水を切り、細かく刻んで少量の塩を振りかける。しばらくして水気をきって、炊きあがったご飯の上に振りまく。10分ほどしてご飯が蒸れたら、全体をよく混ぜ合わせればでき上がり。春を楽しむ高級品になる。(2)いろいろな和え物にしてもおいしい。

花　　　　　　　　　　　　　　　　　お浸し

表　　　　　　　　　　裏

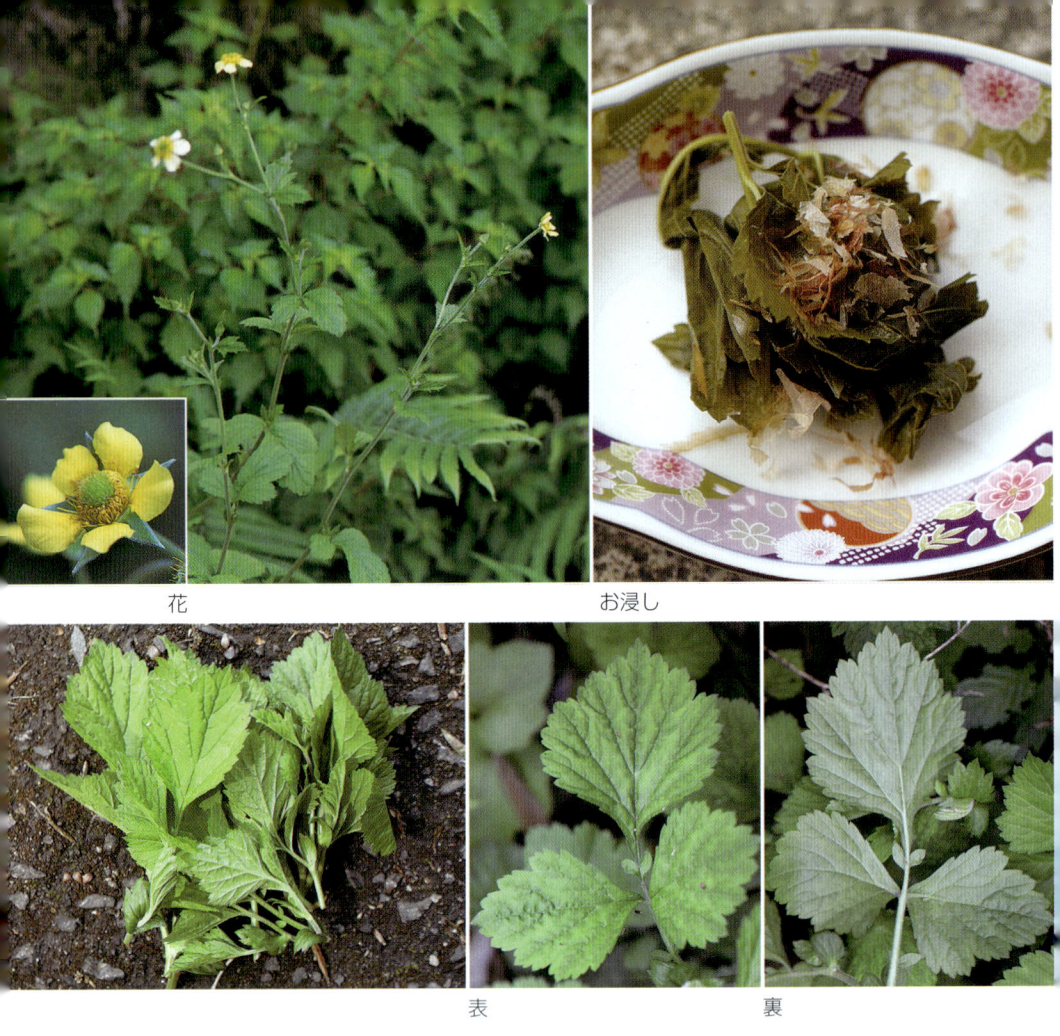

ダイコンソウ（大根草）

Geum japonicum

ばら科

分布：北海道〜九州　生育地：山道の脇や渓谷など

●**形態**：高さ50cm前後の多年草。根生葉は羽状複葉で、長さ15cmほどあり、先端部の小葉は特に大きく、側小葉は大きさが不揃い。これがダイコンの葉に似ているとみて名がついた。茎につく葉は卵形で下部では3つに裂け、上部のものは切れ込まない。葉柄の基部に大きな托葉がつく。花期は7〜9月、直径2cmほどで、丸くて黄色い花弁が5枚ある。雄しべと雌しべが多数あり、雌しべの先は鉤状に曲がって、果実に残る。これが衣服や動物の毛に引っ掛かって種子を運ばせる、いわゆる「ひっつき虫」になる。●**食べ方**：(1)葉を乾燥させて刻んだものを煎じて飲むと、利尿、消炎、糖尿、強壮、夜尿症に効果ありとされる。(2)春の若葉を摘んで水洗いし、衣をうすくつけて天ぷらにする。(3)ゆでて水にさらしたものを、和え物や浸し物にする。葉や茎の毛も気にならず、嫌な味もなく野菜のように食べられた。

お浸し

花　　　　　　　　　　果実　　白和え

表　　　　　　　　　裏

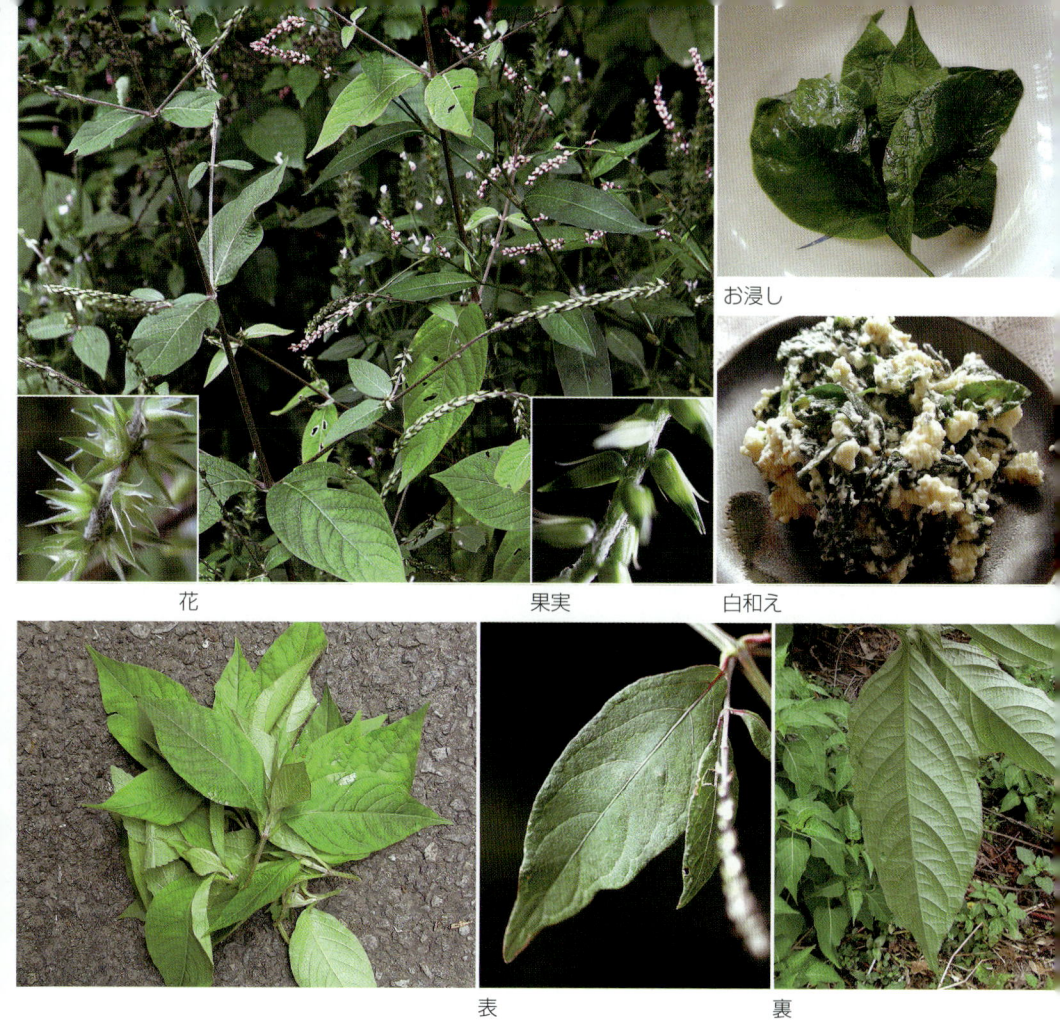

イノコズチ（猪子槌）

ひゆ科

Achyranthes bidentata var.japonica

分布：北海道〜九州　　生育地：原野や道端

●**形態**：高さ70cm前後の多年草。茎は四角形で、節が膨らんでいる。葉は長さ10cm前後で両面に毛があり、楕円形で鋸歯はなく、短い柄で対生する。夏に葉の脇と茎の頂上に、緑白色の小花が多数ついた細長い穂を立てる。花が終わると、花被は下向きに曲がり、穂状に下向きの果実がつく。果実の先端には数本のとげがついていて、熟すと離れやすくなって、動物の体や人の衣服などにくっついて遠くまで運ばれる。葉の幅が狭いヤナギイノコズチもある。薬用：利尿、強精 ●**食べ方**：ひゆ科には、スベリヒユやイヌビユのように、美味であるので栽培されている植物がある。同じ科である本種を試してみた。若葉をさっとゆでて水にさらし、お浸し、和え物にして食べた。まさに野菜である。葉の一面にある軟毛は全く気にならない。葉自体が無味無臭なので、どのような調理法でも難なく食べられる（内藤本p.30にも、食用の記載がある）。

花　　　　　　　　　　　　果実　　　薬草茶　　お浸し

表　　　　　　裏

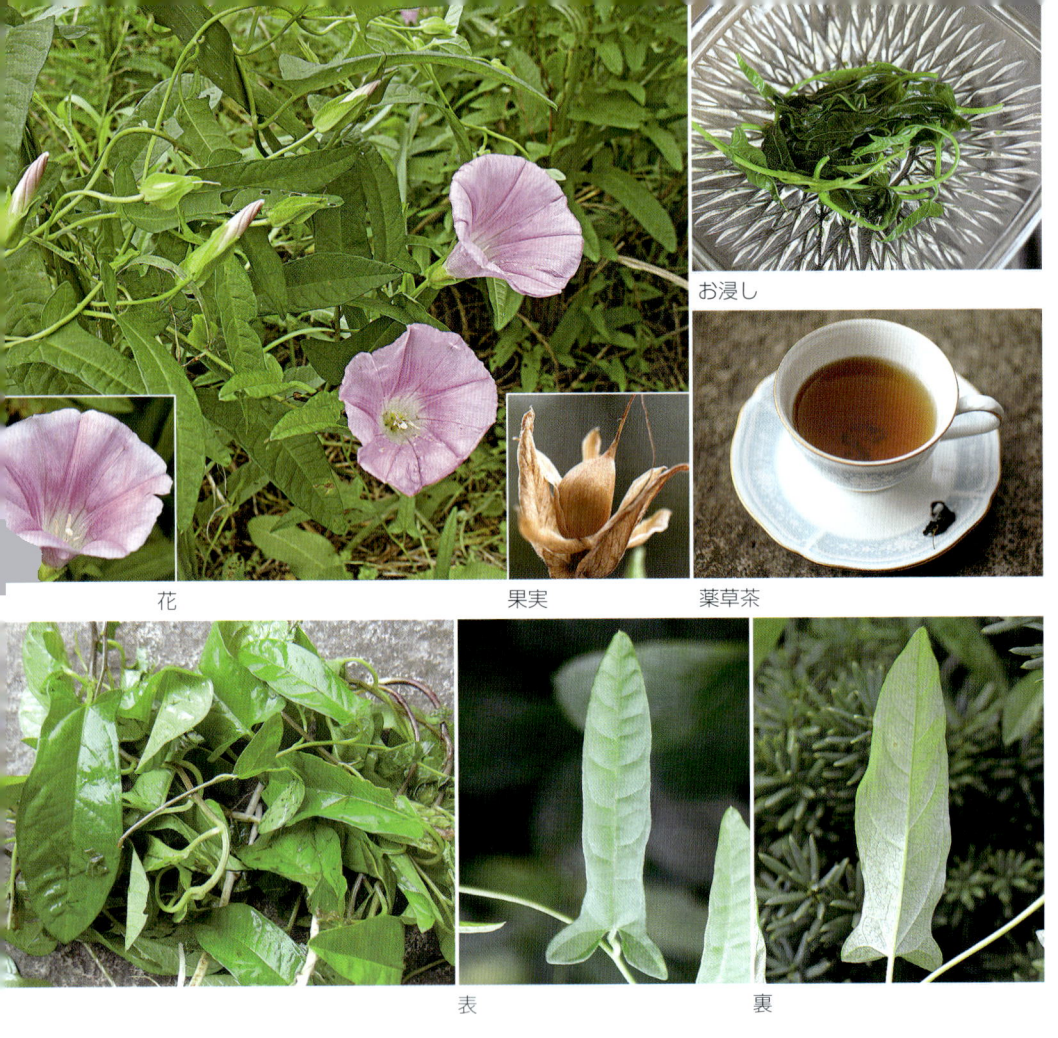

ヒルガオ（昼顔）

Calystegia japonica

ひるがお科

分布：日本原産で全国に分布　　生育地：道端の草藪や河川敷など

●**形態**：蔓性の多年草、種子ができることは稀で、地下茎で殖えていくので、根絶が困難になる。葉は長さ10cmほどの細長い三角形で互生し、葉身の基部は左右両側に少しだけ張り出す。その張り出しの部分が2つに切れこんでいるのはコヒルガオ。これらの花期は7〜8月、直径6cmほどでロート形の淡紅色の花を咲かせる。花の付け根にある萼を包むように大きな2枚の苞がつく。苞が花柄の中間あたりにつくのはセイヨウヒルガオ。朝に開花し、夕方しぼむまで昼間も咲き続けているのでヒルガオの名がある。全草を干したものを、民間では利尿薬とした。薬用：利尿、強精●**食べ方**：⑴若い蔓や葉をさっとゆでて、お浸しや和え物にする。⑵生の葉を、天ぷらや油炒めにする。⑶花は、湯にくぐらせて酢の物にして食べる。⑷天日干しにした葉を茶のように煮出して飲んだ。疲労回復の効果があるとされる。

花　　　　　　　　　　　　　　　果実　　　天ぷら

表　　　　　　　裏

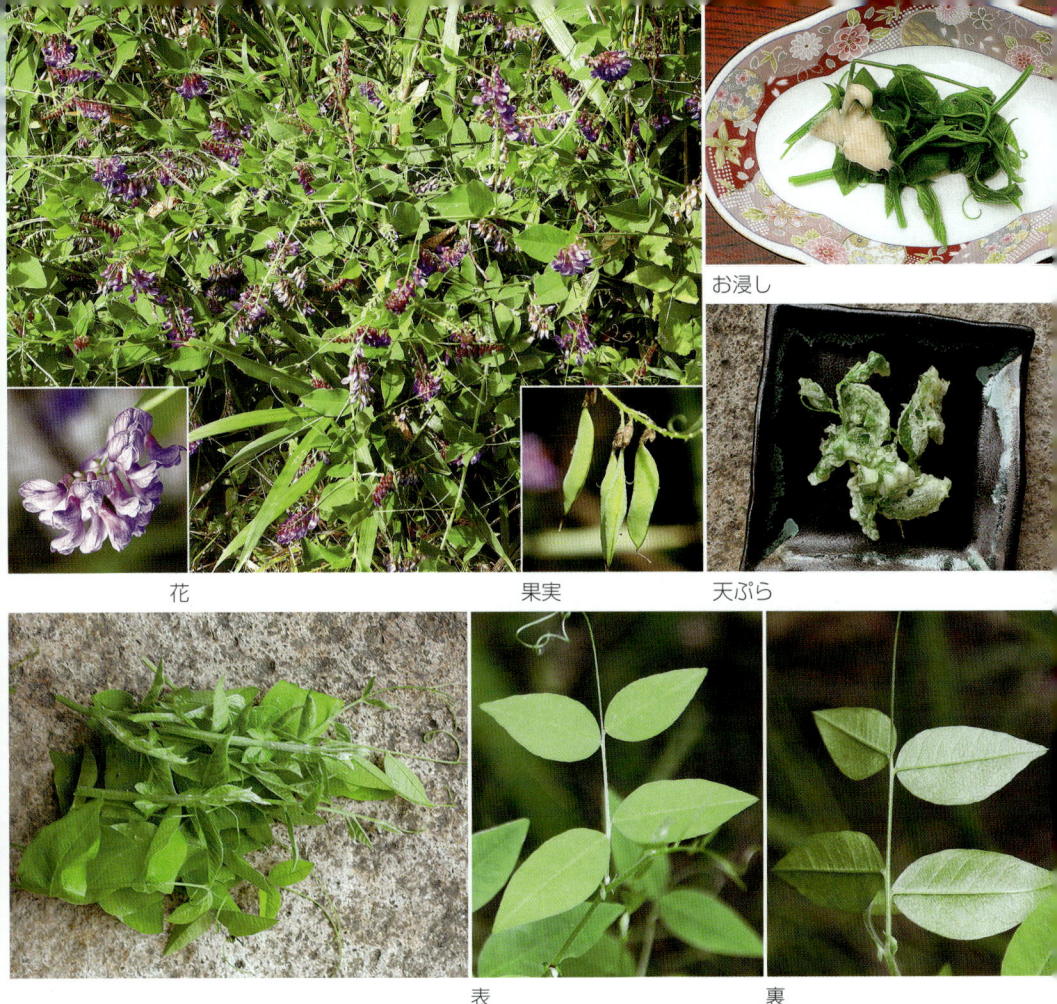

オオバクサフジ（大葉草藤）

Vicia pseudo-orobus

まめ科

分布：北海道〜九州　生育地：山地の林縁や藪

●形態：長さ1.5m前後に伸びる蔓性多年草。茎には稜があり、無毛。葉は、幅2㎝長さ4㎝ほどで卵形〜長楕円形の小葉が8枚前後つく偶数羽状複葉で、互生する。葉の先端からいくつかに分かれた巻きひげが伸び出て、他物に絡まりながら伸び上がっていく。花期は10〜11月、長さ15mmほどで青紫色の蝶形花が葉の付け根に多数咲く。果実は長さ4mmほどの柄につき、狭い楕円体で長さ3㎝ほど。中に、無毛で長楕円形の種子が数個収まっていて、黒く熟す。九州地方での産地は少なく、鹿児島県では枕崎市（南限）だけで確認されている。●食べ方：3〜4月に、茎の先端近くの軟らかい葉を摘む。⑴熱湯でさっと湯掻いて、三杯酢、ゴマドレッシング、マヨネーズなど、いろいろなタレをかけて食べた。⑵天ぷらにしても食べた。どのようにしてもくせがなくて、さっぱりした味でおいしく食べられた。

花 　　　　　　　　　　　　　果実　　　　　新芽の天ぷら

表　　　　　　　　　裏

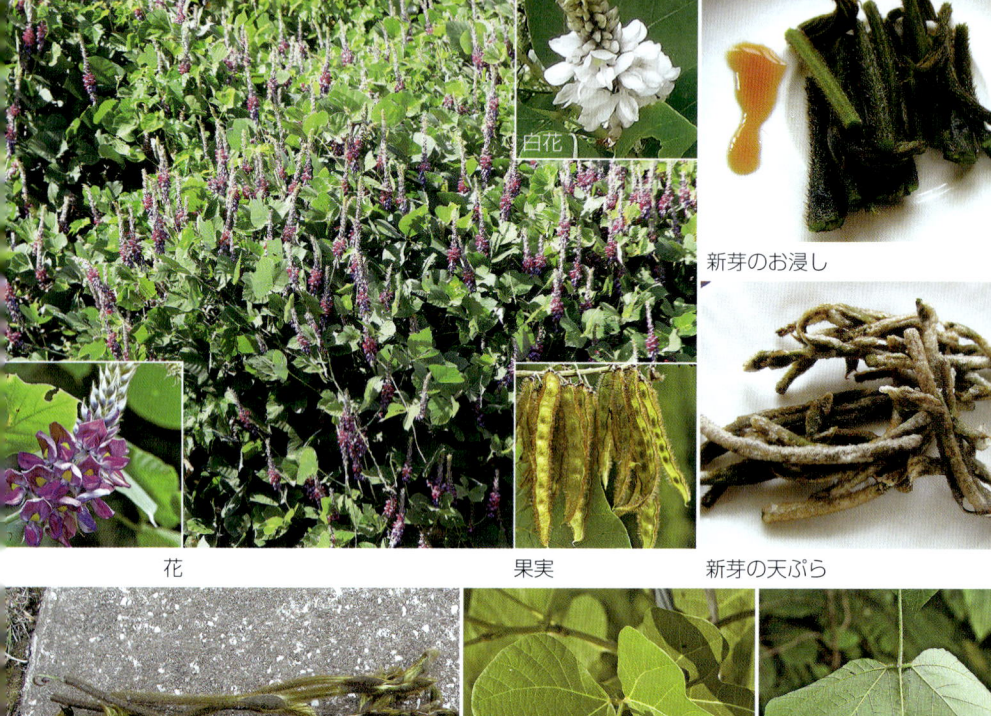

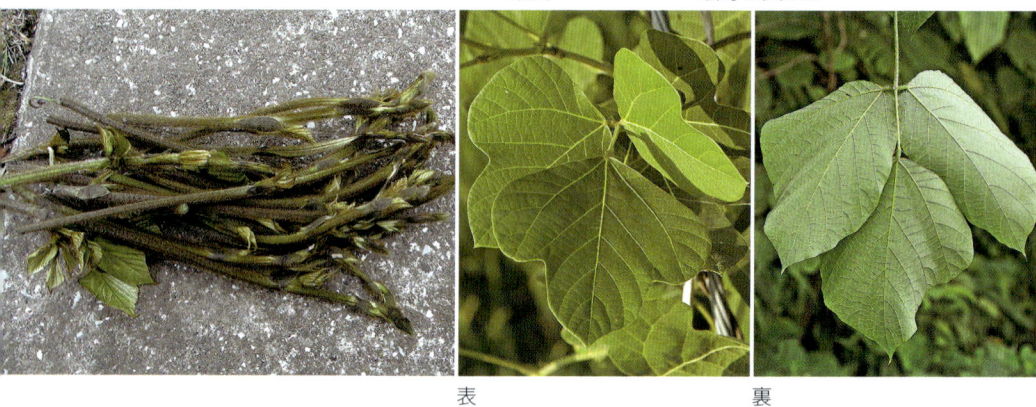

クズ（葛）

Pueraria lobata

まめ科

分布：北海道〜九州　生育地：林内や林縁

●**形態**：多年生の落葉蔓植物。蔓の直径は10cm超で長さ数十mに伸び、基部は木質化する。葉は、直径15cm超の菱形状円形の小葉を3枚もつ三出複葉で、受ける光の強さによって小葉の角度を変える。花期は8〜9月で、花序は上向きに付き、基部から咲き上る。果実は長さ15cmほどで平たく、褐色の毛を密生していて逆光でみると金色に見える。薬用：風邪、二日酔い●**食べ方**：絡みつく相手を求めながら長く伸びている蔓の先端部を15cmほど摘み取る。生でかじると、少々渋いが嫌な味はしない。褐色の伏毛に覆われているが、塩を加えたたっぷりの湯でゆでて水に取り上げると、海藻のワカメをゆでたときのように緑色に変わる。(1)そのまま醤油をかけて食べた。軟毛の舌触りが気になる人もあるかもしれないが、私は気にならなかった。(2)天ぷらにしたら甘かった。どちらもお勧めしたいほど美味だった。

白和え

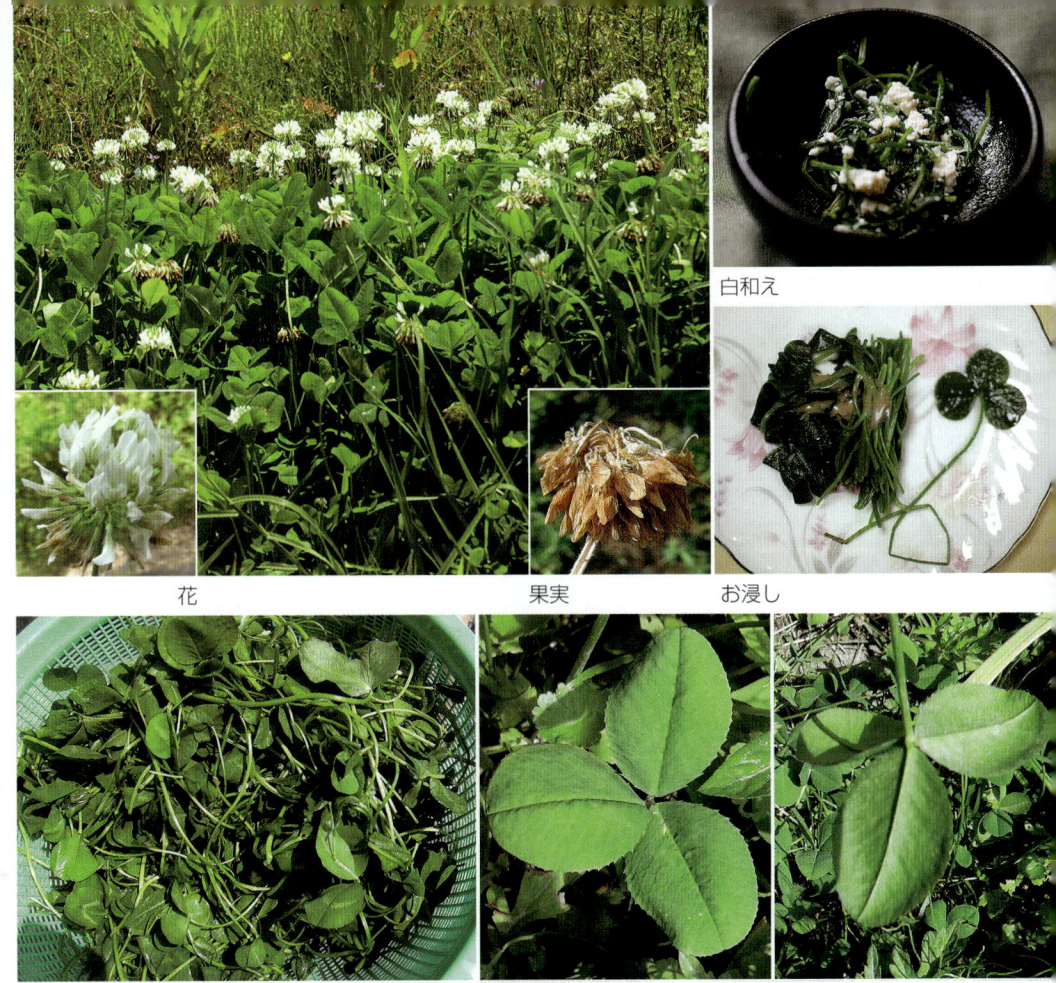

花　　　　　　　　　果実　　　　お浸し

表　　　　　　　　裏

シロツメクサ（白詰草）

まめ科

Trifolium repens　　　分布：欧州原産で、全国に分布　　生育地：日当たりの良い草地や田の畔など

●**形態**：地下に浅い所を這っている地下茎があり、所々から30cmほどに伸び上がる。踏みつけや刈られることに強いので、日当たりの良い場所では群落を作る。緑化や牧草、肥料として植えられている。学校では光合成の実験材料として重宝する。小葉は通常3枚だが、それ以上付けているものがたまに見つかり、特に4枚のものは「四つ葉のクローバー」と称して、持っていると幸せを呼ぶといって喜ばれる。ツメクサの名は、江戸時代にオランダからガラス器具を輸送する際に、破損防止の目的で製品とともに箱に詰め込まれていたことに基づくという。●**食べ方**：(1)葉と葉柄をさっと湯掻いてお浸しに、あるいは天ぷら、素揚げにして食べる。(2)開ききっていない花や軟らかい葉を水洗いして小麦粉を軽く振りかけ、少量の食塩をかけてかき混ぜる。170℃前後の油でゆっくり揚げる。塩や醤油、ソースなどをかけて食べる。

67

お浸し

花　　　　　　果実　　　素揚げ

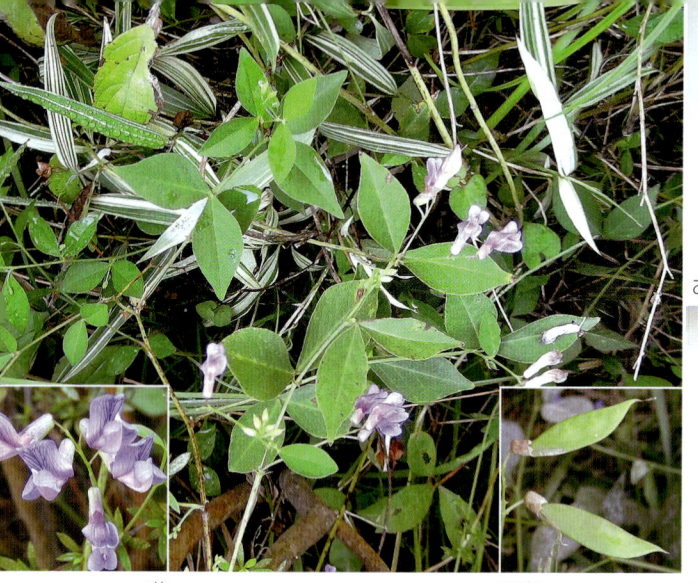

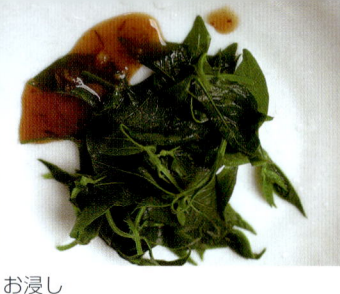

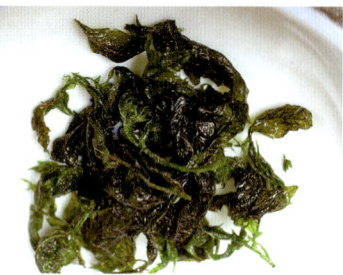

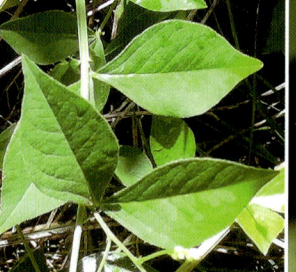

表　　　　　　裏

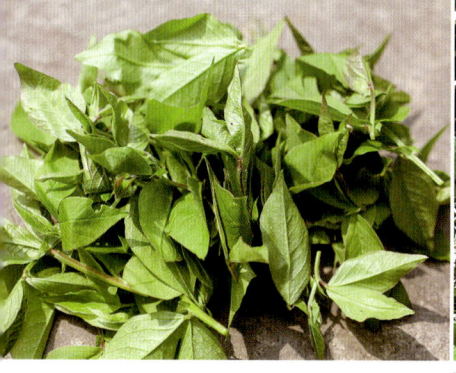

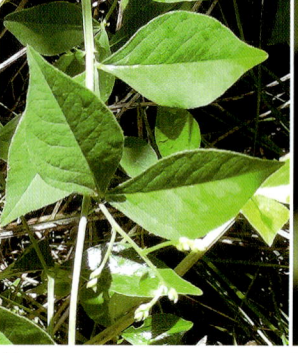

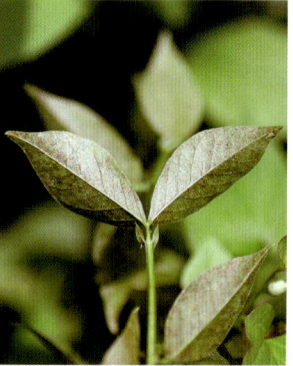

ナンテンハギ（南天萩）

Vicia unijuga

まめ科

分布：北海道〜九州　　生育地：山野

●**形態**：高さ80cmほどの多年草で、茎は稜があって斜めに立ちあがる。葉は2枚の小葉からなる羽状複葉で互生し、巻きひげはない。小葉は幅2cm長さ5cmほどの卵形で、基部にとげ状の突起物があるが、巻きひげが退化したものだろうと考えられる。葉柄の基部には鋸歯のある托葉がつく。花期は6〜10月で、葉の脇から4cmほどの総状花序を出し、赤紫色で長さ15mmほどの蝶形の花を多数咲かせる。果実は長さ3cmほどの莢状でサヤエンドウに似ていて、球形で黒褐色の種子が5個ほど入っている。名は、小葉の形がナンテンの小葉に似て、花がハギに似ていると見てついた。別名：フタバハギ（双葉萩）●**食べ方**：若い芽を小豆菜とよび、お浸し、天ぷら、和え物、汁の実などに用いる。(1)若葉を摘んで軽くゆでて、お浸しにして食べた。(2)素揚げにしても食べた。いずれもくせがなく、淡白で美味だった。

お浸し

花　　　　　　　　　果実　　　天ぷら

表　　　　　　　　裏

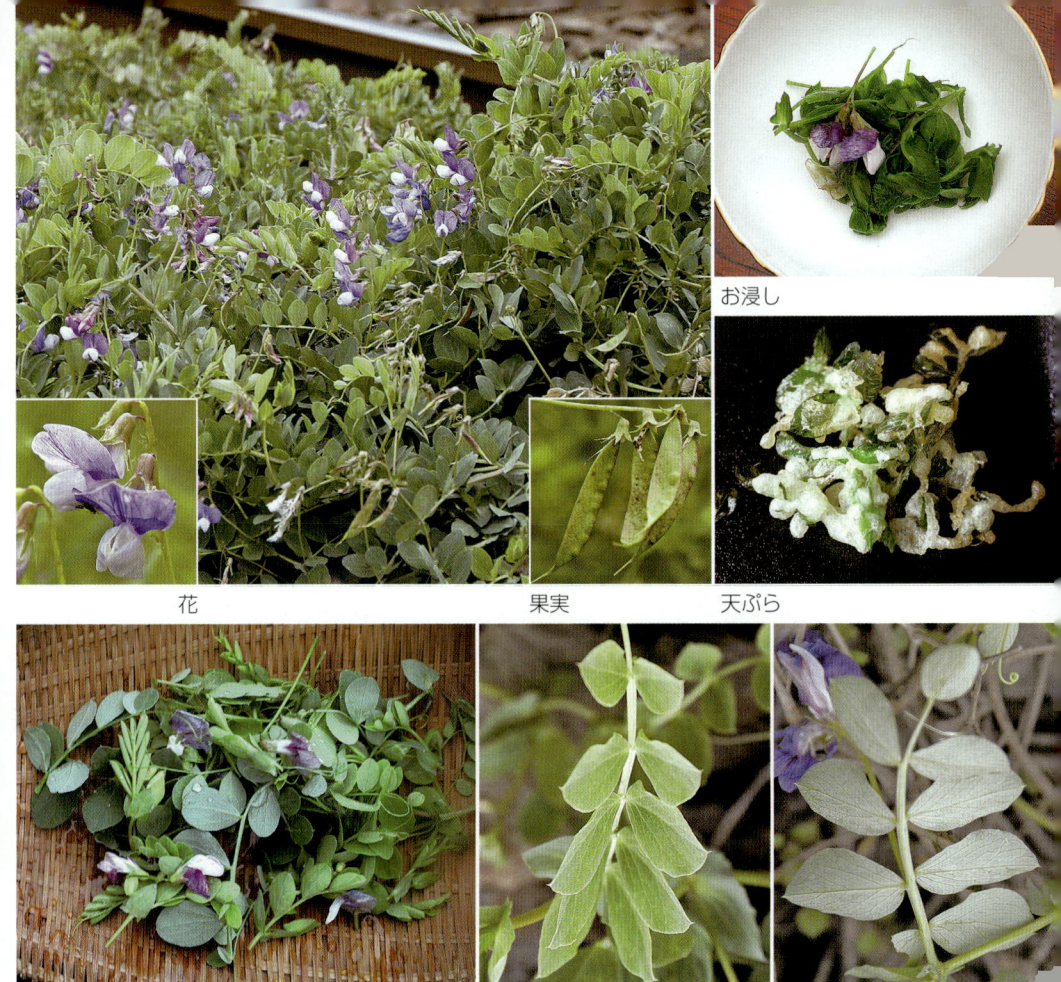

ハマエンドウ（浜豌豆）

まめ科

Lathyrus japonicus　　　　分布：北海道〜九州　生育地：海岸の砂地やその近くの草地

●**形態**：高さ40cmほどの多年草で、地下茎と蔓を縦横に伸ばして1mほどの長さに広がっている。粉白色の小葉を5対前後つけた偶数羽状複葉で、先端に巻きひげがあって、これで他物に巻きついて体を支える。小葉は幅15mm長さ25mmほどの楕円形で、葉柄基部には、大きさと形が小葉にそっくりの托葉がついている。花期は4〜7月で、葉の脇から伸ばした長い花柄の先に、スイートピーに似た5個ほどの濃い青紫色の蝶形花を咲かす。莢状の果実には、褐色で球形の種子が数個入っている。●**食べ方**：(1)4月前後に若い芽や葉を摘んで、ゆでて水にさらし、いろいろな浸し物、和え物、炒め物にして食べる。(2)花はさっとゆでて、浸し物、酢の物、汁の実等に。(3)軟らかい果実は汁の実、油炒め、和え物に。(4)種子は佃煮、煮物などに利用する（内藤本p.43に、果実を煮て食べるとの記載がある）。

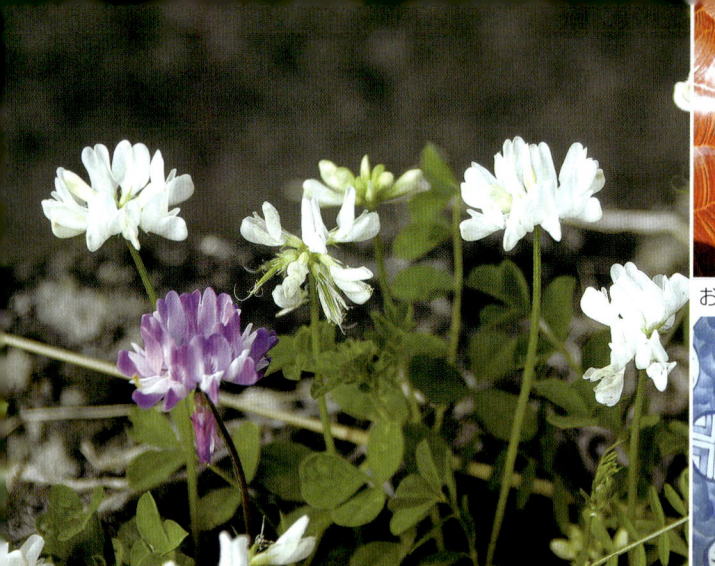

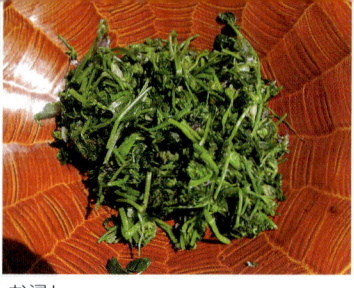

お浸し

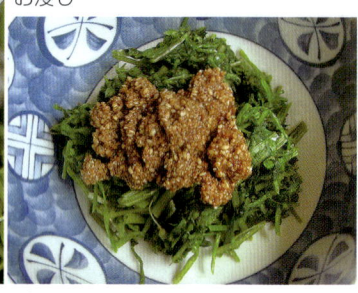

ゴマ和え

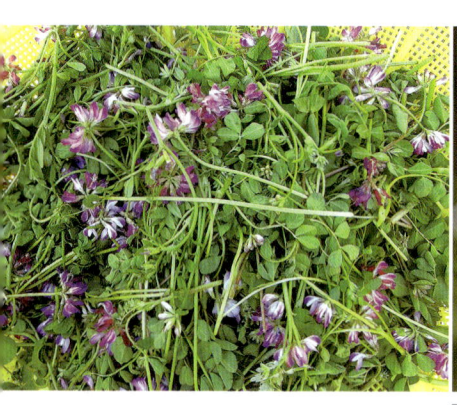

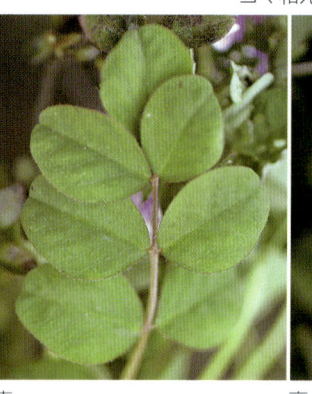

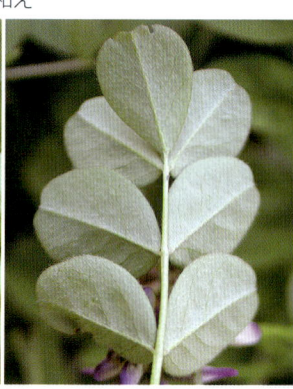

表　　　　裏

レンゲ（蓮華）

まめ科

Astragalus sinicus　　　分布：中国原産、ほぼ全国に広がる　　生育地：水田やその周辺の畦など

●形態：水平方向に這って茎を伸ばし、長さ1mに達するものもある。葉は奇数羽状複葉で、4対前後のほぼ同じ大きさの小葉を付けていて、小葉は楕円形で先端は丸いか少しだけくぼむ。花茎は枝分かれせず、先端に1cmほどの蝶形花が放射状につく。花の色は紅紫色がほとんどだが、たまに白や濃い赤色のものが見つかる。果実は長さ3cmほどの三角柱状で、黒く熟す。現在では化学肥料にとって代わられそうだが、以前は空気中の窒素を固定してくれる根粒菌を利用する緑肥として植えられ、美しい田園風景を作り出していた。●
食べ方：(1)若い葉を採取して、お浸し、味噌汁の具、油炒めにして食べた。(2)雄しべをちぎってしまわないように全ての花びらをそっとはずしていって、放射状についている雄しべ群をパクッとくわえて、花粉をなめとる。ミツバチがねらうだけのことはあって、甘みがあるが、濃縮されていない淡い甘さだ。

花　　　　　　　果実　　　　　お浸し

表　　　　　　　　　　裏

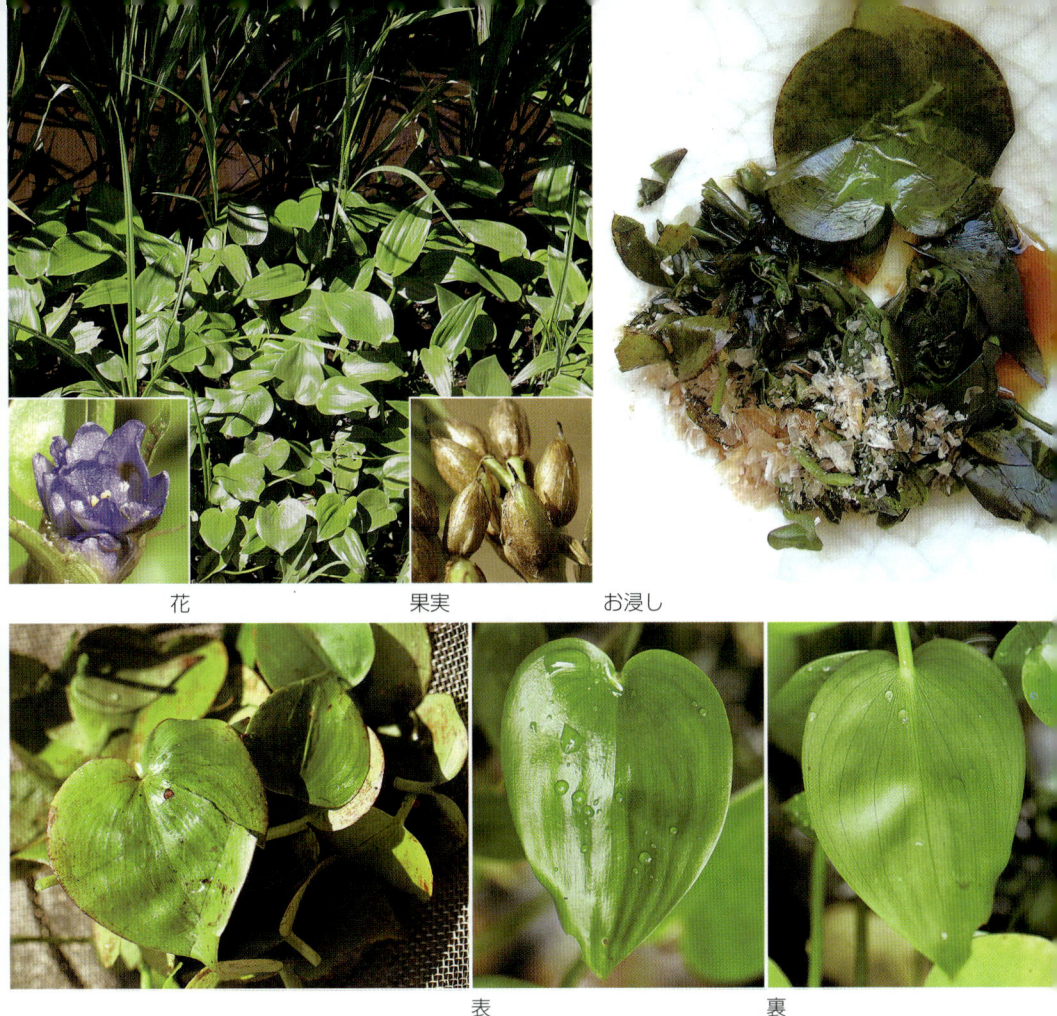

コナギ（小水葱）

Monochoria vaginalis var.plantaginea

みずあおい科

分布：全国　生育地：水田

●**形態**：高さ15cmほどの一年草で、水田の代表的な雑草。稲の株間に小さな体を立ち上げていて、葉は強い光沢があり披針形、生長が良ければ基部がハート形の卵形になる。花期は8〜10月で、葉柄の基部に房状の穂を出して、青紫色の花を咲かせる。果実が熟すと、種子を水面に散布して枯れる。●**食べ方**：万葉集に、「ネギ（ノビル）に酢醤油をかけたものを添えて、鯛を食べたい。ナギの汁ものなんかは要らないよ」といった意味の和歌が詠まれている。旨くなさそうとはいえ、万葉の時代にも食べられていたものと知り、試食してみることにした。(1)無農薬の合鴨農法で稲を育てている水田から軟らかそうな部分を採ってきて、3分ほどゆでて水にさらした。水気をしぼって短く切ったものに、醤油、削り節、すりゴマをかけて食べた。(2)酢の物にしても食べた。まずかろうという先入観に反して、普通に食べられた。一度お試しあれ。

花　　　　　　　　果実　　　　　お浸し

表　　　　　　　　裏

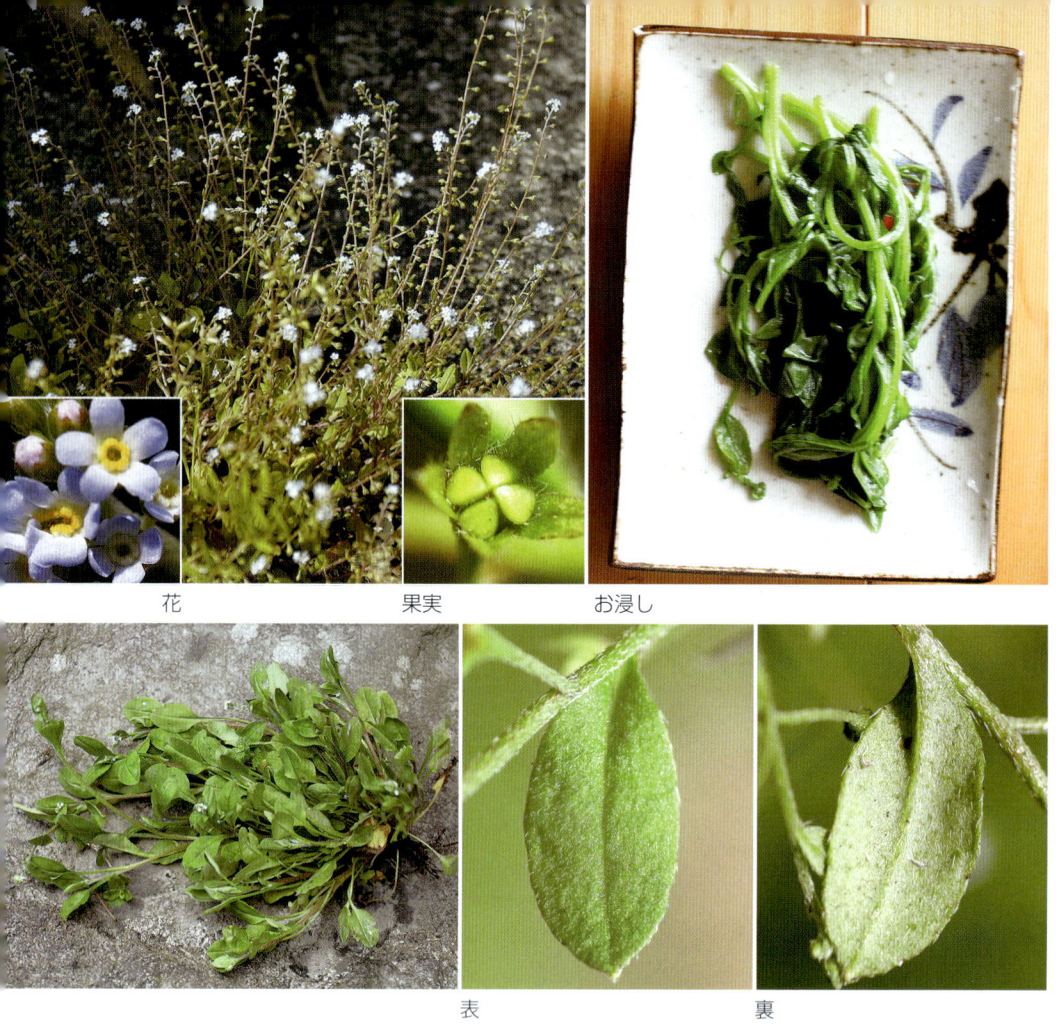

キュウリグサ （胡瓜草）　　　　　　　　　むらさき科
Trigonotis peduncularis　　　　　　分布：全国　生育地：畑地や道路脇

●形態：高さ25cm前後の越年草で直立する。葉には細い毛があって、下部の葉は卵円形で長い柄がつき、上部の葉は無柄で互生する。花期は4～5月、茎の先に長さ15cmほどで、先端部がクルリと巻いたサソリ形の花序を伸ばして、直径2mmほどの薄青紫色の小花を多数咲かせている。その中心部には黄色の輪（副花冠）がある。大部分の花は、葉の集まりよりも上に伸び出た、この花序につく。同じような場所に混生していて、よく似た仲間にハナイバナ（葉内花）がある。こちらは副花冠が白色で、花専用の花序は伸ばさず、花は葉の隣に咲いている。キュウリグサの葉を揉むと、野菜のキュウリの香りがする。●食べ方：(1)多く開花しないうちの軟らかい茎と葉を摘んで、熱湯で10秒間ほど湯掻いて、浸し物にして食べる。少しばかり苦味が感じられるが、初春の素朴な味わいのひとつと思って食べた。

花　　　　　　　　　　　　　　果実　　　　味噌汁の具に

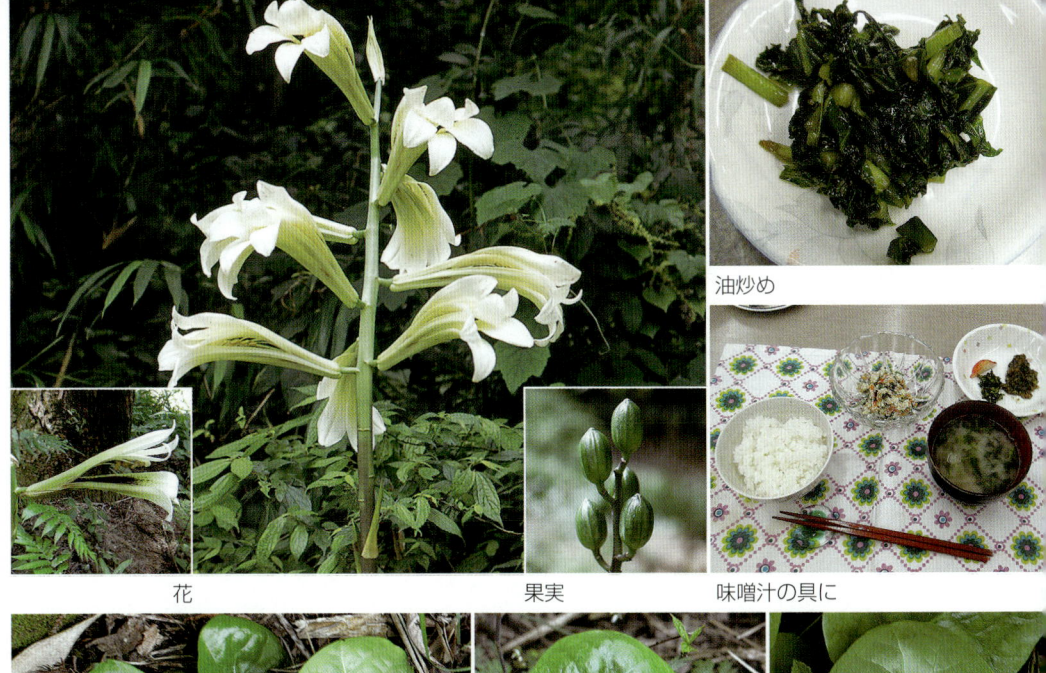

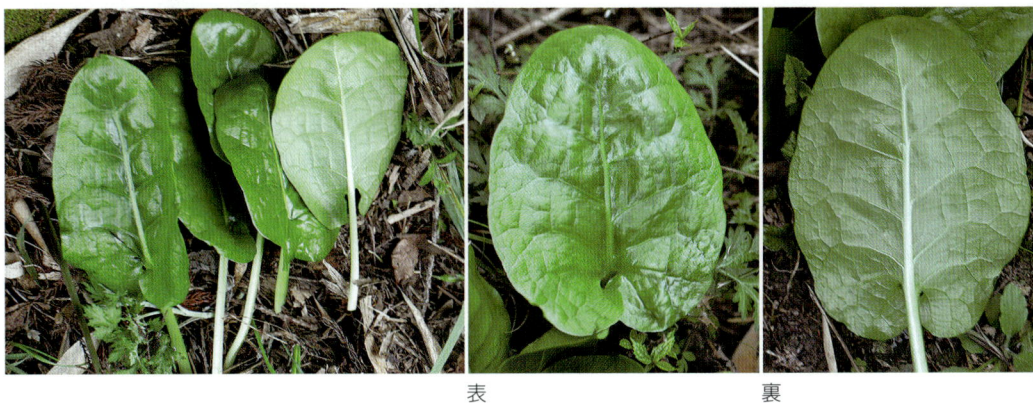

油炒め

表　　　　　　　　　裏

ウバユリ（姥百合）

Cardiocrinum cordatum

ゆり科

分布：関東〜九州　生育地：山地のやや薄暗い林内

●形態：花期の高さ50cm、果期の高さ1m前後の多年草で、地下には長さ3cmほどで楕円体の球根がある。葉は、長さ20cm前後のハート形で、5枚ほどが長い柄で輪生状につき、単子葉類にもかかわらず葉脈は網目状である。花期には葉がないと書かれているが、果期でもついているものが多い。花期は7〜8月で、長さ15cmほどの緑白色の6枚の花弁をもった花が、水平方向に開く。素朴で商品価値はないが、1本あると、車中や家中に芳香が満ちる。果実は長さ5cmほどのこん棒のような莢で上向きにつき、中の平たい種子には広い膜がついている。強風にあおられたときに莢から飛び出して、遠くまで運ばれる。薬用：健胃、強壮●食べ方：葉を生で噛んでも少々ゆでても苦味が強かった。苦味を弱めたければ、長くゆでるかゆでたあと水に浸す時間を長めにすると良い。(1)若葉を油炒めにした。(2)味噌汁の具にもした。苦味は強いが嫌味はない。

花　　　　　　　　　　　　幼果　　　　　蕾を生食

お浸し

表　　　　　　　　裏

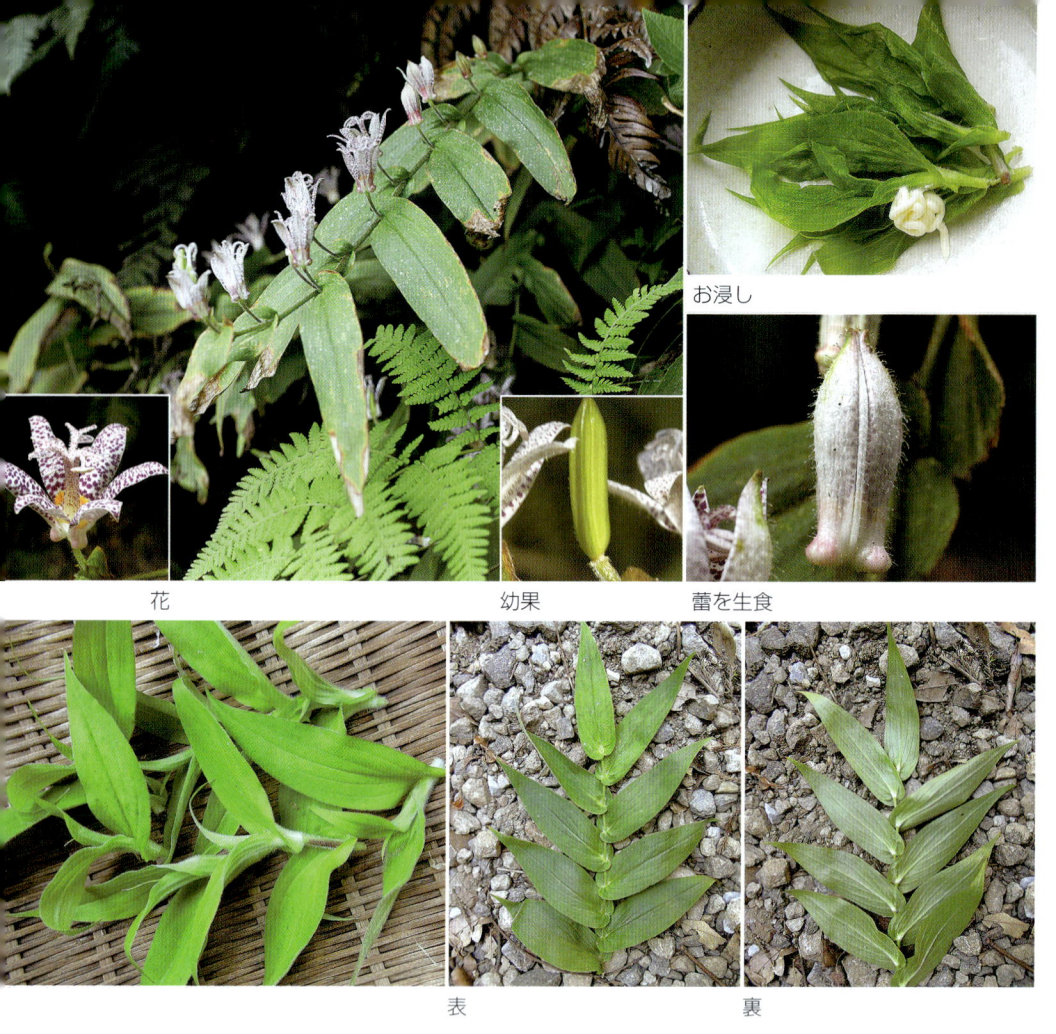

ホトトギス（杜鵑）

ゆり科

Tricyrtis hirta

分布：関東以西　生育地：林下や林縁の日陰の斜面など

●**形態**：ふつう崖地に垂れて生育する、茎の長さ1m前後の多年草。葉は長楕円形で互生し、表面には多くの毛がビロード状に生えている。花期は7〜10月で、花は葉の脇から出て上向きに咲く。花弁に紫色の斑紋が多数あるが、和名は斑紋が鳥類のホトトギスの胸の模様に似ていることによる。蕾を摘みとってかじると、キュウリの風味がある。昔は見かけると、必ず採って食べた。●**食べ方**：⑴4月初め、20cmほどに伸び出た若い植物の先端部10cmほどを摘んで、30秒くらいゆでた。マヨネーズをかけて食べたら、くせがなくて美味だった。⑵10月頃、斜めに垂れ下がった葉の脇から上向きに出ている花の蕾を摘みとり、生のままかじった。生のキュウリの風味が口中にひろがって、小さい頃に楽しんだ記憶がよみがえった（内藤本p.232に、鹿児島県垂水地方ではヤマキュウリとよぶとある）。

お浸し
花　　　　　　　　天ぷら
表　　　　　　　　寒蘭（表）

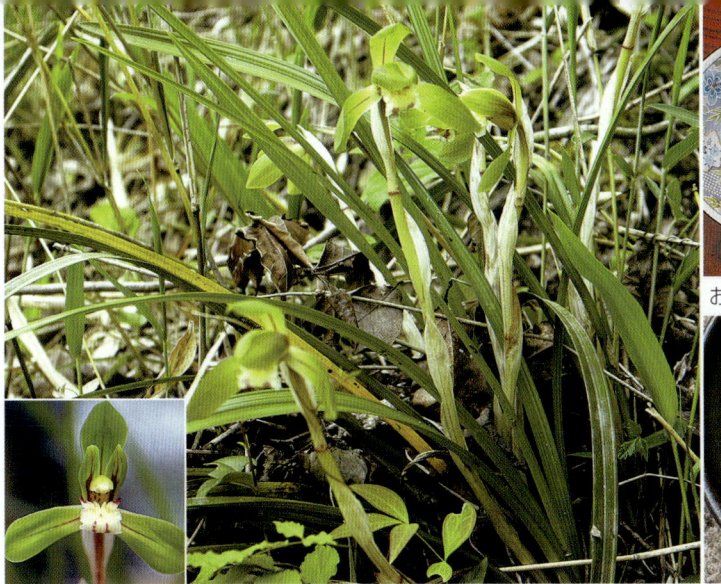

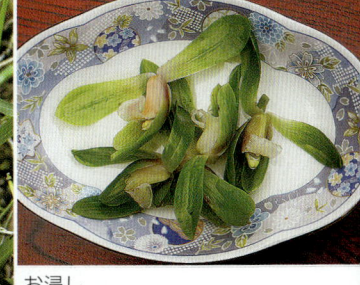

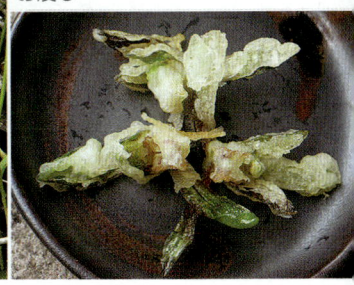

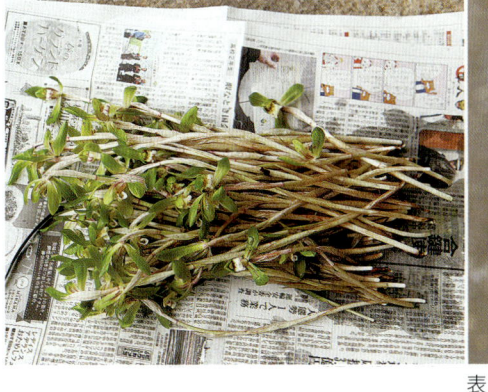

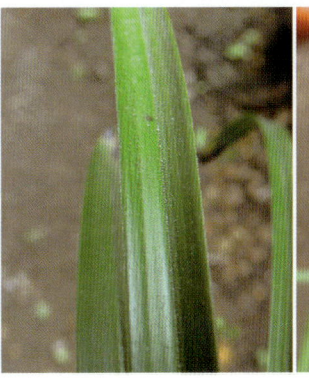

シュンラン（春蘭）

らん科

Cymbidium goeringii　　　分布：北海道〜屋久島　　生育地：日の差し込む、やや乾燥気味の雑木林や松林

●**形態**：高さ30cm前後の常緑の多年草。葉の縁に細かい鋸歯があってざらつく。このことは、カンラン（寒蘭）と異なる。花期は3月前後で、大きく張り出して花弁のように見える3枚の萼片のほか、その内側に上からかぶさっている2枚の花弁と、その下にひだと縞模様のある1枚の白い花弁がある。近年の減少は、乱獲のほかに林内の照度や土壌環境の変化、鹿による食害などが指摘されている。今回の撮影では、蘭愛好家の友人に、花だけの提供をお願いした。薬用：健胃、強壮、食欲増進●**食べ方**：(1)酢の物。さっと湯通しして、冷水に取り上げる。水分をしぼり、容器に入れて三杯酢をかけて食べる。(2)蘭茶（蘭湯）：5％ほどの塩水に5日間ほど浸ける。取り出して水分をしぼり、塩をまぶして瓶に入れ、冷蔵庫に保存しておく。使用時に、塩を洗い流して湯呑みに入れ、湯を注いで飲む。(3)素揚げにする。

花　　　　　　　　　　　　　　　　　　　　　　　　　　お浸し

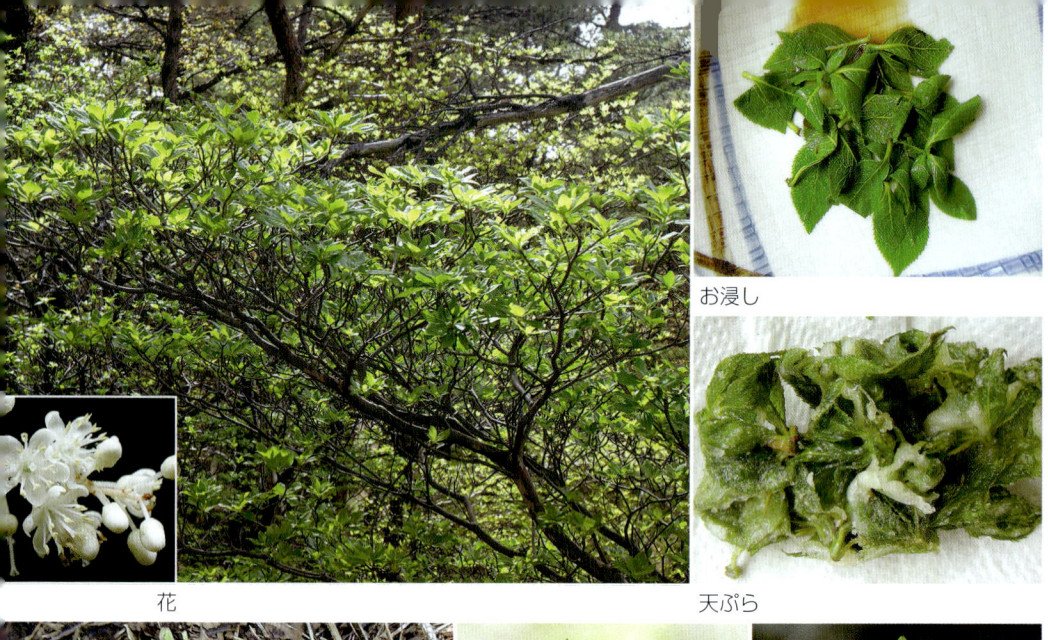

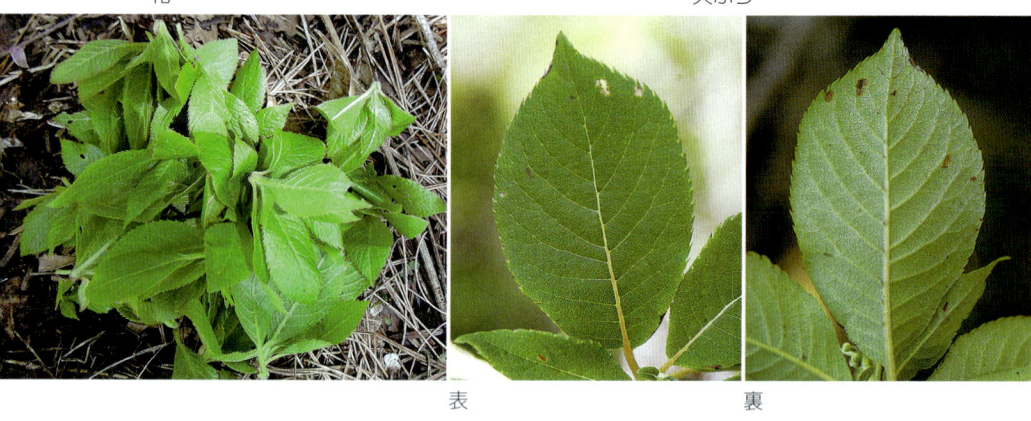

天ぷら

表　　　　　　　　　裏

リョウブ（令法）
Clethra barvinervis

りょうぶ科

分布：北海道南部〜九州　生育地：山地の日当たりの良い場所

●形態：丘陵や山地の尾根、乾いた落葉樹林内に多い。高さ8m前後になる雌雄同株の落葉小高木で、年月を経ると茶褐色の樹皮が薄くはがれて、独特なまだら模様になる。葉身は幅5cm長さ12cm前後の倒卵状楕円形で、先端が短くとがり基部はくさび形。表は濃い緑色、裏は白っぽい緑色で葉脈に毛がある。2cmほどの葉柄で、枝先に集まって互生する。花期は6月頃からで花弁は5つに裂けていて、枝先に長さ15cmほどの白色の花序がついて目立つ。別名：ハタツモリ（旗積り・畑つ守）。平安時代から江戸時代にかけて、飢饉のときの救荒植物として若葉をご飯に炊き込んだり、ゆでたりして食べられたという。●食べ方：ごわごわした感じの若葉だが、口当たりに支障はなく、くせもなく食べられる。(1)お浸しと天ぷらにして食べたが、違和感なく食べられた。(2)内藤本p.100には、若葉を和え物として食す、との記載がある。

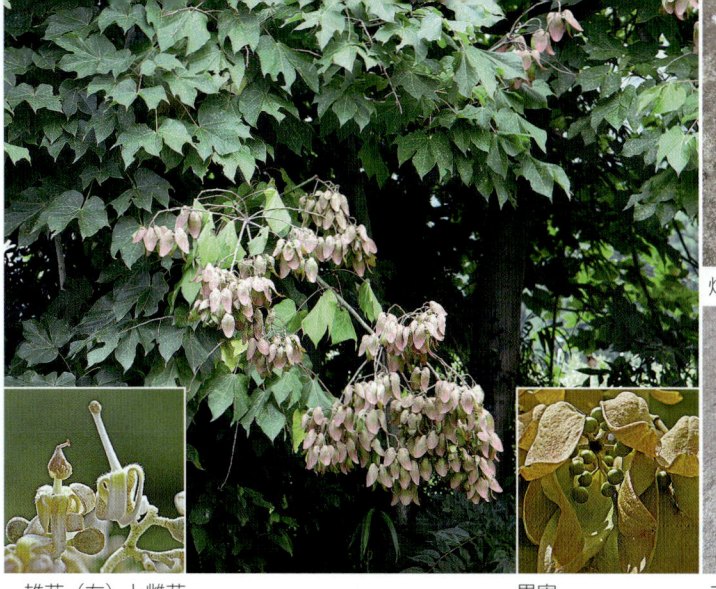

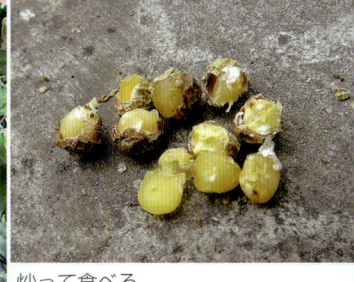

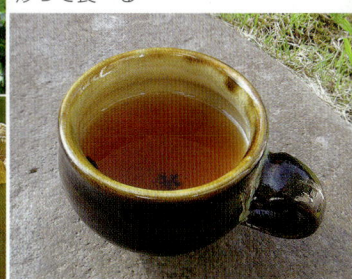

雄花（右）と雌花　　　　　　果実　　　　コーヒー風にして飲む

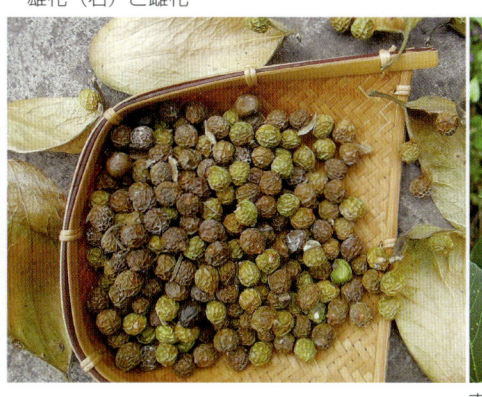

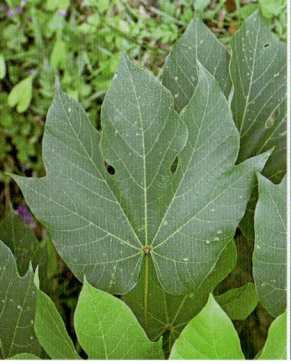

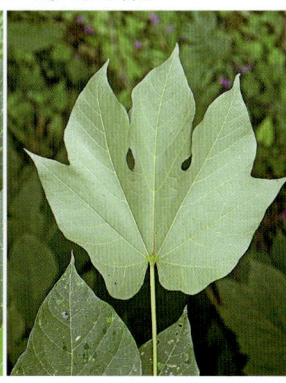

表　　　　　　　　　　　裏

アオギリ（青桐、梧桐）　　　　　　　　　　　　　　あおい科

Firmiana simplex　　　　　分布：中国原産、四国、九州に自生地　　生育地：公園や街路に植栽

●形態：高さ10m超になる雌雄同株の落葉高木。樹皮が滑らかで緑色、葉がキリ（桐）の葉に似ていることが和名の由来。葉身は、幅も長さも20cmほどの卵形で中程度に5裂し、裂片の先端はとがり基部はハート形。表は緑色で裏は白っぽい緑色。葉の縁に鋸歯はなく、約20cmの葉柄で互生する。6月頃から、黄褐色の雄花と雌花が多数集まった、長さ約30cmの円錐形の花序が重たそうにつく。果実は放射状に開出した5個のトウガラシ状の分果からなり、9月頃にそれぞれが2つに割れると船形になり、各々に4個ほどの種子がついている。●食べ方：(1)種皮をむいて生で胚乳を食べたら、モチモチ感があった。(2)封筒に入れてレンジで1分間ほど炒ると、ポップコーンのような感触で、甘くて美味だった。(3)生の果実を軽くたたきつぶして、フライパンで炒り、コーヒーのようにして飲んだ。香ばしい風味を楽しむことができた。

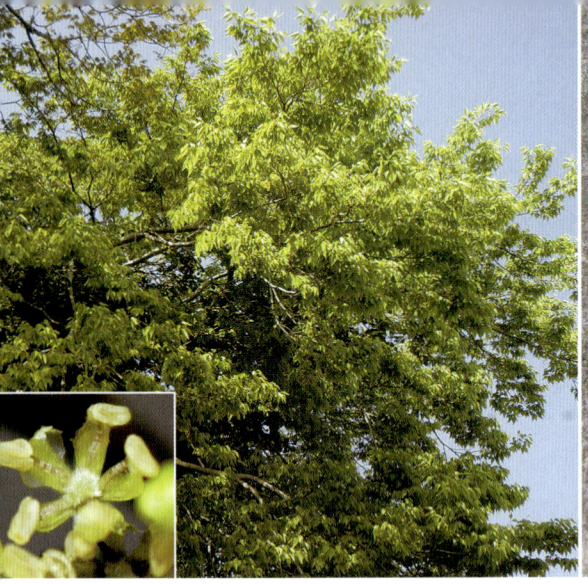

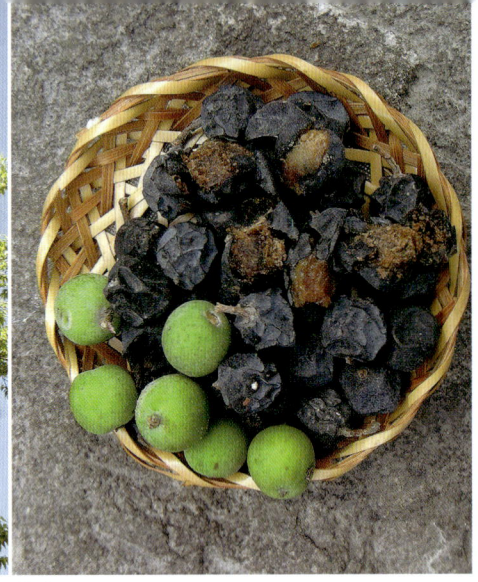

花　　　　　　　　　生食

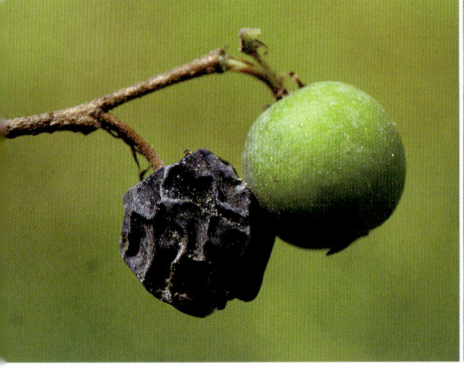

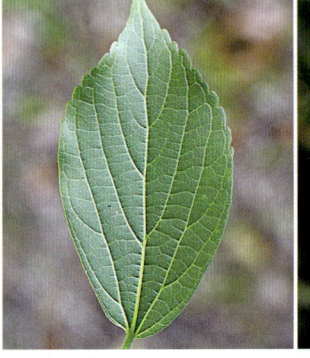

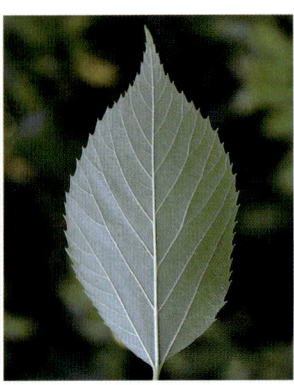

ムクノキ果実　　　エノキ　裏　　　ムクノキ　裏

ムクノキ（椋の木）　　　あさ科

Aphananthe aspera　　　分布：関東以西　生育地：山地

●形態：高さ20mほどになる雌雄同株の落葉高木。葉身は幅3〜5cm長さ5〜8cmの広楕円形、5mmほどの葉柄で互生する。先端が細くとがり基部は広いくさび形、表は濃い緑色で裏は緑色。両面に短毛があって強くざらつく。規則正しい鋸歯が葉縁全体にある。葉のざらつきは、木工美術品の仕上げの研磨に最適という。果実は直径1cmほどの球形で黒紫色に熟し、甘みがある。よく似た植物にエノキがあるが、エノキは鋸歯が葉身の中ほどより先端近くにあり、ムクノキの側脈が葉縁に届くのに対して、エノキは途中で葉縁に沿うように曲がることでも区別できる。●食べ方：樹上完熟した黒色の果実をそのまま食べる。とても甘いので、おやつのなかった時代には、黒砂糖のようだねと言いながら友達とよく食べた。幹が太くて登れないときには、しかたなく落ちているのを拾って食べたが、何かの幼虫が入っていることが多かった。

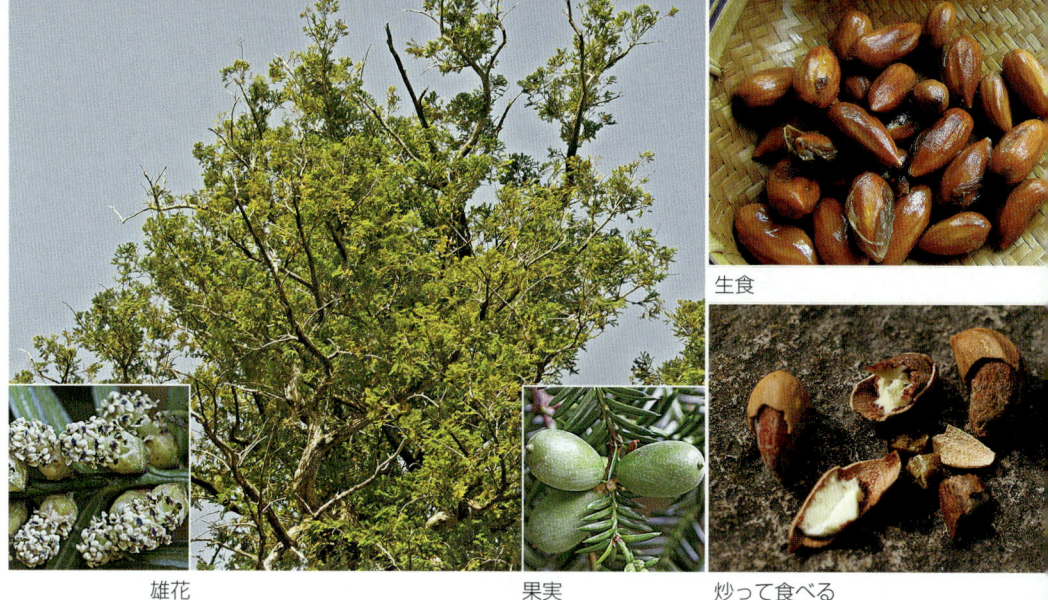

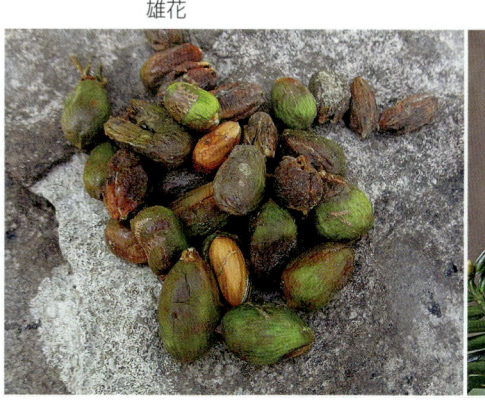

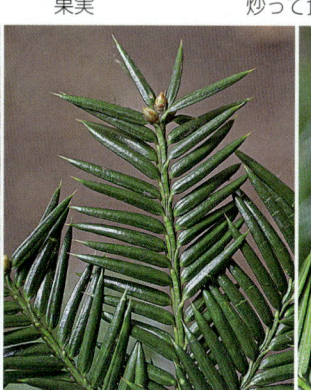

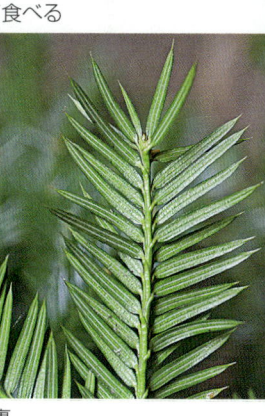

雄花　　　　　　　　　　　果実　　　炒って食べる

表　　　　　　　裏

カヤ（榧）

Torreya nucifera

いちい科

分布：宮城県〜屋久島（南限）　生育地：林内

●形態：幹の直径2m高さ25mほどになる雌雄異株の常緑高木。材は建築や高級な碁盤などに利用される。枝は三叉に分かれていき、葉は幅3mm長さ2cmほどの線形で、枝の両側に並んで互生する。先端は針状に鋭くて、基部は広いくさび形。握りしめるとささってとても痛い。表は暗い緑色で裏は淡い緑色。中脈ははっきり見えない。日本一のクスノキの巨樹がある鹿児島県姶良市蒲生町の蒲生八幡神社には、カヤの巨樹もある。よく似た樹木にイヌガヤがあるが、科が異なり、葉は握っても痛くない。種子はカヤほどにおいしくはない。●食べ方：種子は種皮をたたき割って生で食べるか炒って食べる。生でも支障なく食べられるが、炒ると香ばしくなって美味である。松やにのようなにおいがする。周辺の老人に尋ねると、小さい頃には拾いにきて、よく食べたと話してくれた。

79

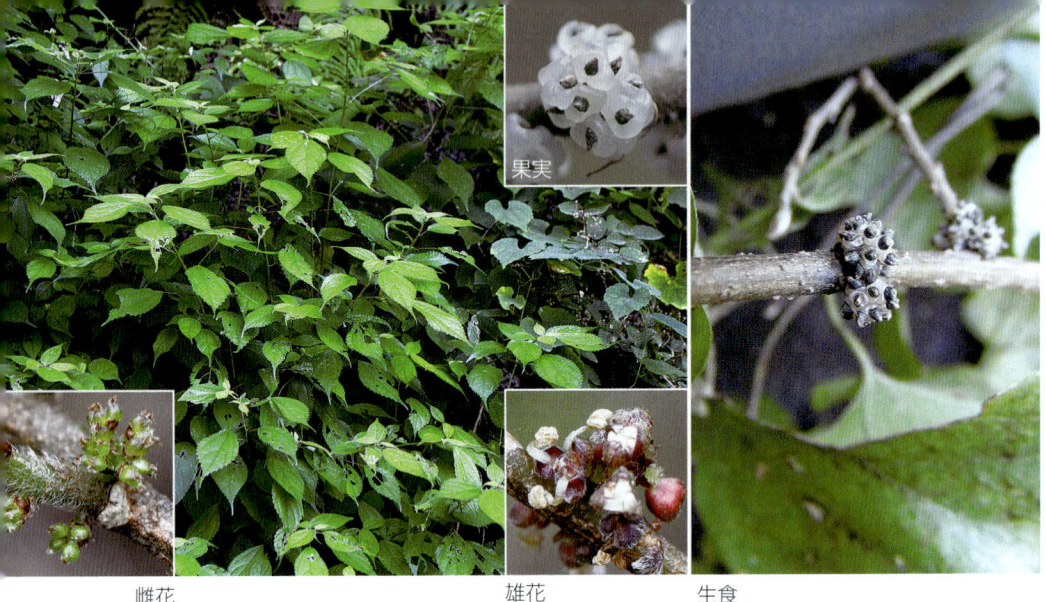

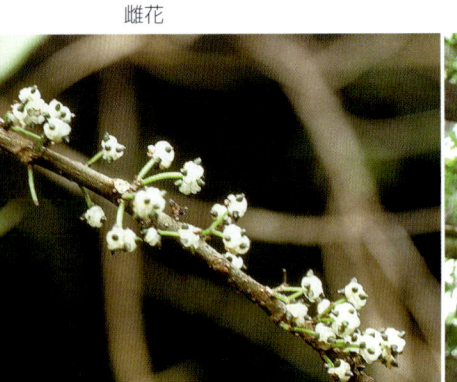

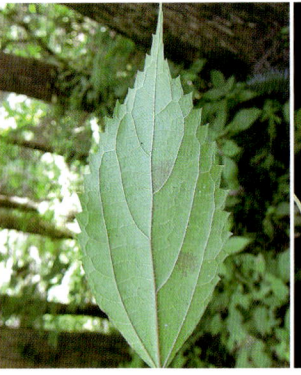

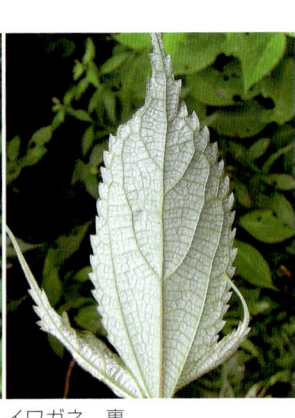

果実

雌花　　　　　　　雄花　　　　生食

ハドノキ果実　　　ハドノキ　裏　　　イワガネ　裏

イワガネ（岩が根）

いらくさ科

Villebrunea frutescens　　　　　　　分布：四国、九州　生育地：林縁の道路脇など

●形態：高さ2m前後の雌雄異株の落葉低木。葉は幅3cm長さ8cmほどの長楕円形で互生し、基部はくさび形、先端は尾状に伸びる。裏に白い綿毛が密生し、若葉の時期は特に白く見える。花期は3〜5月で、雄花も雌花も柄のない地味な花の集まりが、茎に直接ついている。果期は12〜3月で、長さ1.5mm前後で卵形の果実が、肉質になった白い花被に包まれている。この花被を多数まとめて口に放り込んで軽くかむと、かすかに甘みのある汁が味わえる。昔から伝えられた味というのではなくて、冗談半分に試食してみたことから始まったことで、こんなものまで食べるか、と驚かれることもある。よく似た植物にハドノキがあるが、こちらは葉の裏が白くなく、花も果実も数mmの柄で枝についている。●食べ方：生食する。噛みつぶして汁を飲み込んだら吐きだす。ツルソバの果実も、このようにして食べる。

雌花　　　　　　　　　雄花　　　生食

表　　　　　　　　裏

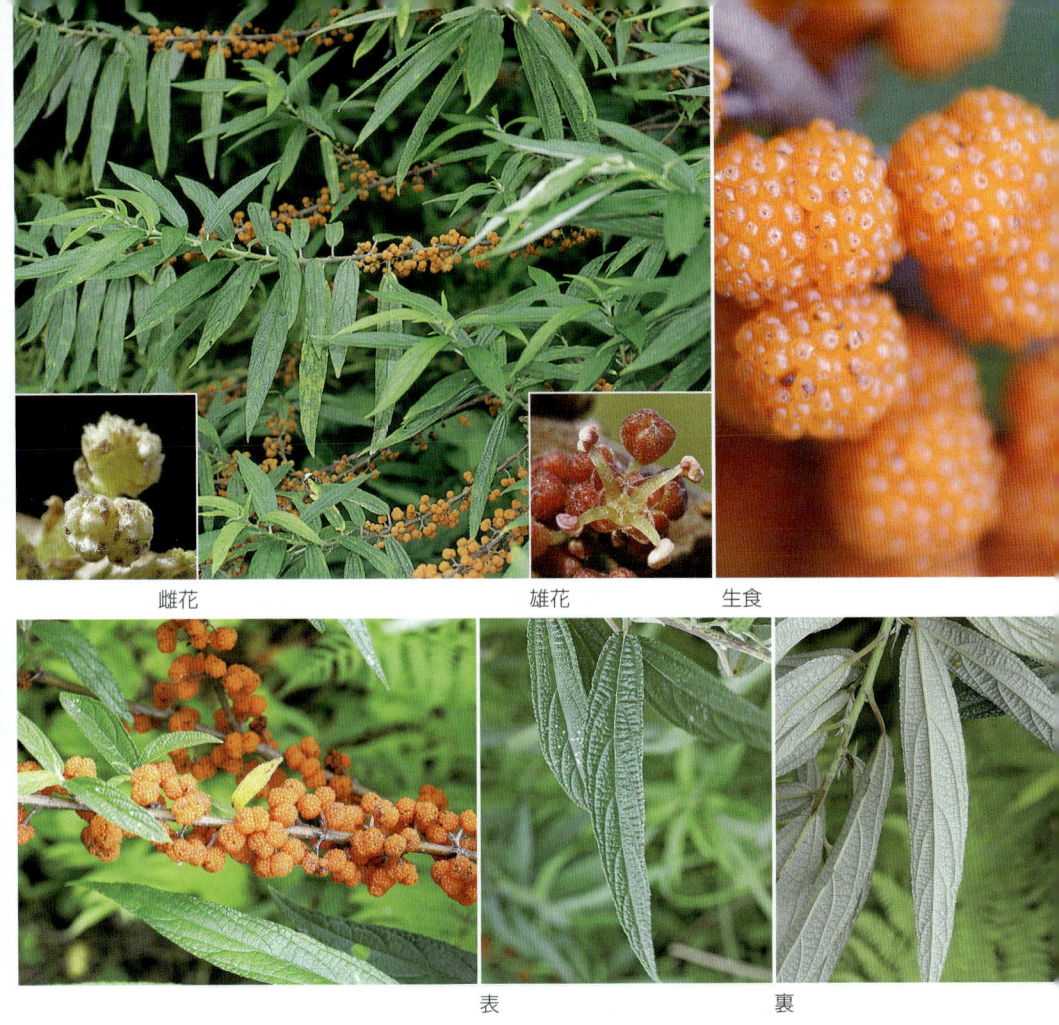

ヤナギイチゴ （柳苺）

いらくさ科

Debregeasia edulis

分布：関東南部以西　生育地：崖地や林縁の道端

●**形態**：高さ3mほどの落葉低木で、枝をムチのように長く伸ばしている。雌雄同株または雌雄異株。樹皮はかなり強く、果実を枝ごと採ろうと素手で挑んでも、不可能に近い。繊維を紐や紙に使えそうだと思って調べたら、古い時代には麻の代用として縄に使用したとあり納得した。葉は葉脈が目立ち、幅2cm長さ13cm前後の細長い披針形で互生する。表は暗い緑色で少し光沢があり、裏には綿毛が密生していて白く見える。花期は3〜4月頃で、開葉前に、葉がつく辺りから伸び出る軸先に、球状で黄緑色の地味な花が多数集まってつく。雌花はたいして目立たない。5〜6月に、直径1cmほどで橙色の集合果を多数つける。●**食べ方**：軟らかくて、見た目にもおいしそうである。生食した。ジュースやジャムにしてもおいしい。口中で少しざらつく感じがするが、果汁が多く甘くて食べられる。

種子 サラダ

雄花 果実 炒る（市販品）

表 裏

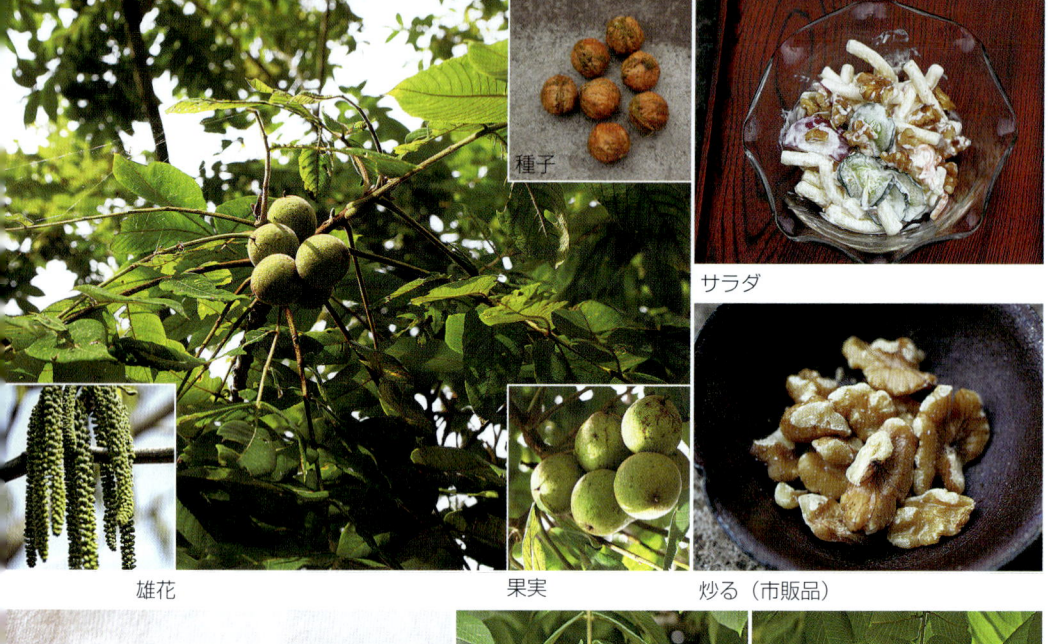

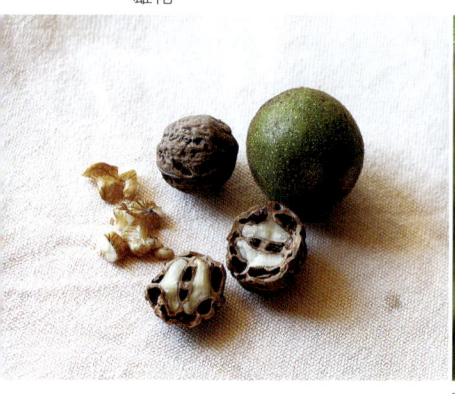

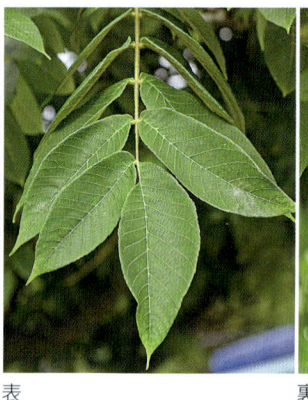

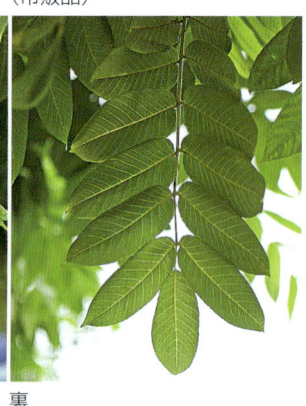

オニグルミ（鬼胡桃）

くるみ科

Juglans mandshurica var. sachalinensis

分布：全国　生育地：湿気のある林内や林縁

●**形態**：高さ10mほどになる雌雄同株の落葉小高木。葉身は17枚前後の小葉をつけた奇数羽状複葉。小葉は幅4cm長さ12cm前後の長楕円形で、先端がとがり、基部は円形〜切形。表は濃い緑色で、裏は灰色っぽい緑色。葉柄は短くて根元が太く、互生する。5月頃、長さ20cm近くで円柱形の雄花序が垂れて、人目につく。雌花序は赤色で、本年枝の先に立ち上がる。果実は長さ4cmほどの卵円形で、種子は硬い殻の中にある。●**食べ方**：果皮を除くには、靴底で地面に強く踏みつけて転がす。果皮の汁でかぶれる人もありそうだから、水洗いは工夫をする。種皮を割るには、果実を縦位置に置いて、金槌でトンと軽くたたくと良い。(1)生食する。(2)軽く炒って食べる。(3)炒ったものをサラダに混ぜ込んで食べる。どのようにして食べても美味だった。(4)炒ったもの（市販品）をゴマとすりつぶして、ヨーグルトに混ぜて毎日食べている。

乾燥果

花　　　　　　　　　　果実　　生食

表　　　　　　裏

ナツメ（棗）

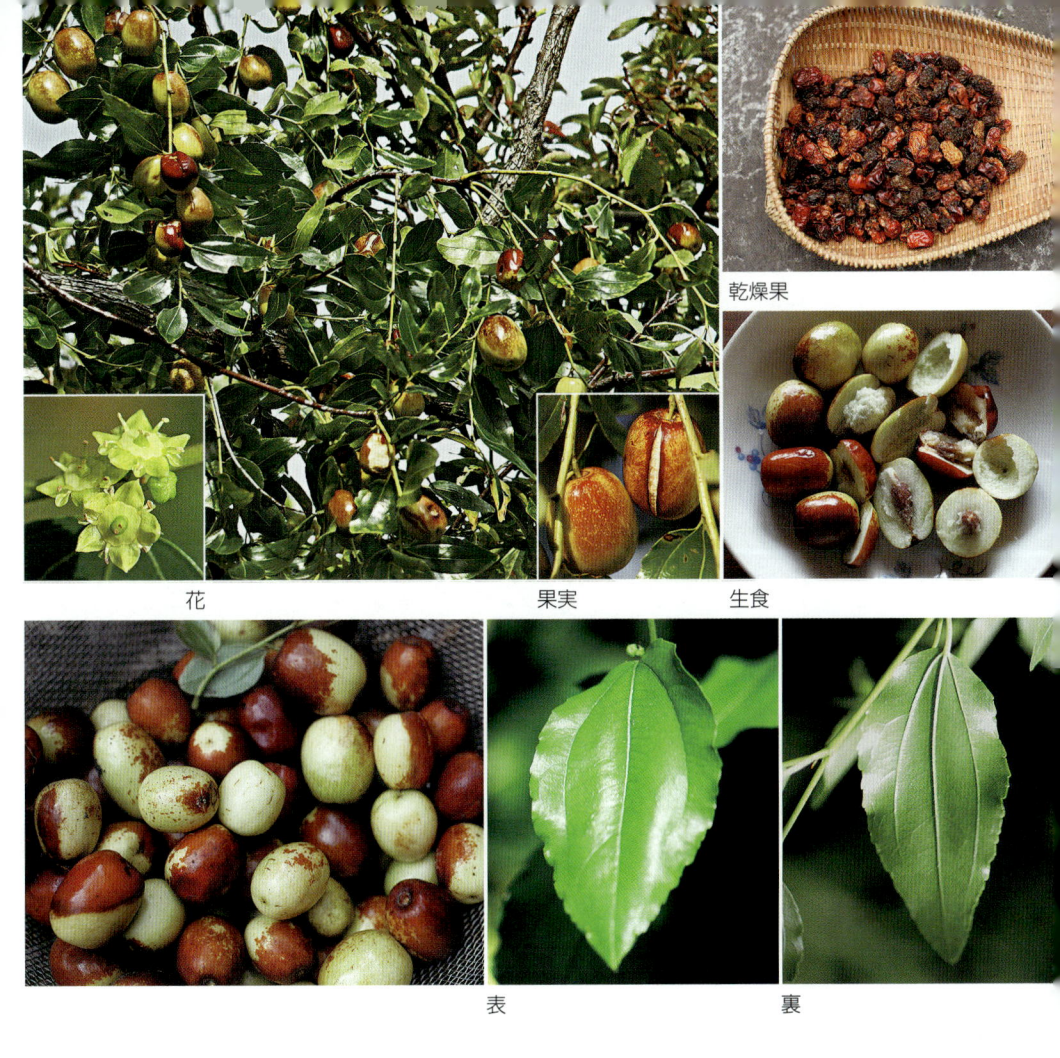

Ziziphus jujuba

くろうめもどき科

分布：全国　生育地：公園や街路などに植栽

●**形態**：高さ5mほどの落葉小高木。夏に芽を出すことから和名がついたとされるが、確かに葉の出る時期は遅い。葉は互生し、強い光沢があって3本の葉脈が目立つ。花は薄い緑色で目立たない。果実は長さ2cmほどの卵形で、核の中には2個の種子が入っている。種子の発芽率は極めて高く、親木の周囲には子苗がたくさん生じて困る。子苗でも根が太いうえに、茎に鋭いとげがあって引き抜きにくい。茶道具の棗は、この果実の形に似ていることからの名称。薬用：不眠、強壮●**食べ方**：果実の食べごろは果皮が少しだけ茶色になった時で、その時点では黄白色の果肉が詰まって、リンゴの味がして美味である。その後数日で軟らかくスカスカになるので要注意。収穫後の傷みが早いので、冷凍庫に保存しておくと良い。(1)果皮が緑色の時期に収穫して生食した。(2)煮物に加えても美味だった。(3)果実を砂糖と醤油で煮て甘露煮にするのも良い。

生食

雌花嚢　　　雄花嚢　　ジャム

表　　　裏

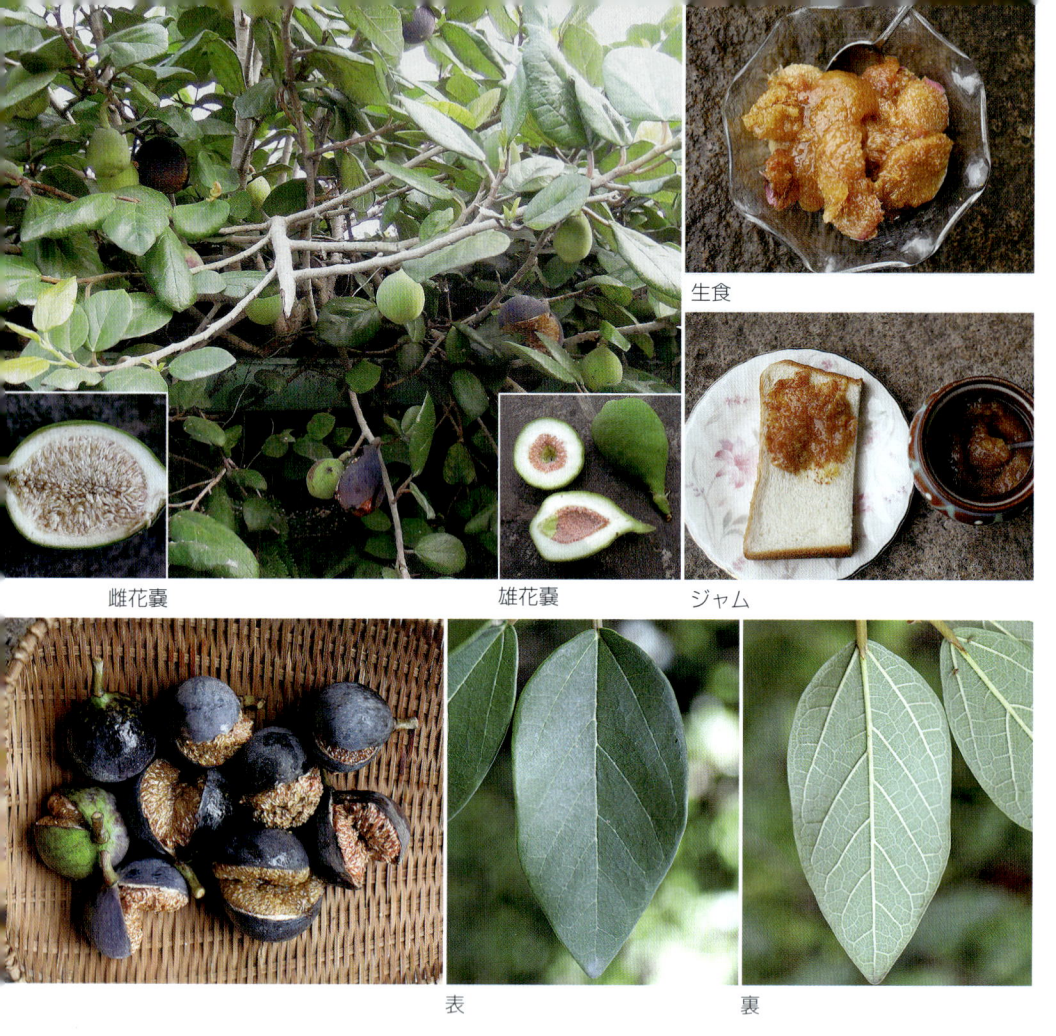

オオイタビ（大木蓮子）

くわ科

Ficus pumila　　　分布：千葉県以西の太平洋側〜南西諸島　生育地：ブロック塀や樹木を覆って繁る

●形態：常緑の蔓性木本で雌雄異株。付着根を食いこませて、人家の壁や石垣を隙間なく覆って這い上がっている。葉は長さ10cm前後の長楕円形で対生する。茎や葉など、どこを傷つけても白い乳汁が出てべとつく。花嚢は倒卵形で長さ5cm前後と大きく、花はイチジクのようにその内側につくので、花期でも外からは見えない。雄花嚢はいつまでもスポンジ状で食べられない。雌株につく花嚢（果嚢）は、直径3cm長さ6cmほどで、9月末頃に濃紫色に熟す。完熟するとひとりでに割れるので一目で分かる。仲間のイヌビワは小形だが、オオイタビと全く同じような形態をしている。近似種のイタビカズラとヒメイタビの花嚢は直径15mmほどと小さい。●食べ方：完熟した果嚢を摘みとって、スプーンですくって生食したり、ジャムにしてパンにつけたりしたら、とても美味だった。雌株を見つけておくと、毎年たくさんの果実が手に入る。

生食

雌花　　　　　　　　雄花　　　ジャム

表　　　　　　　　裏

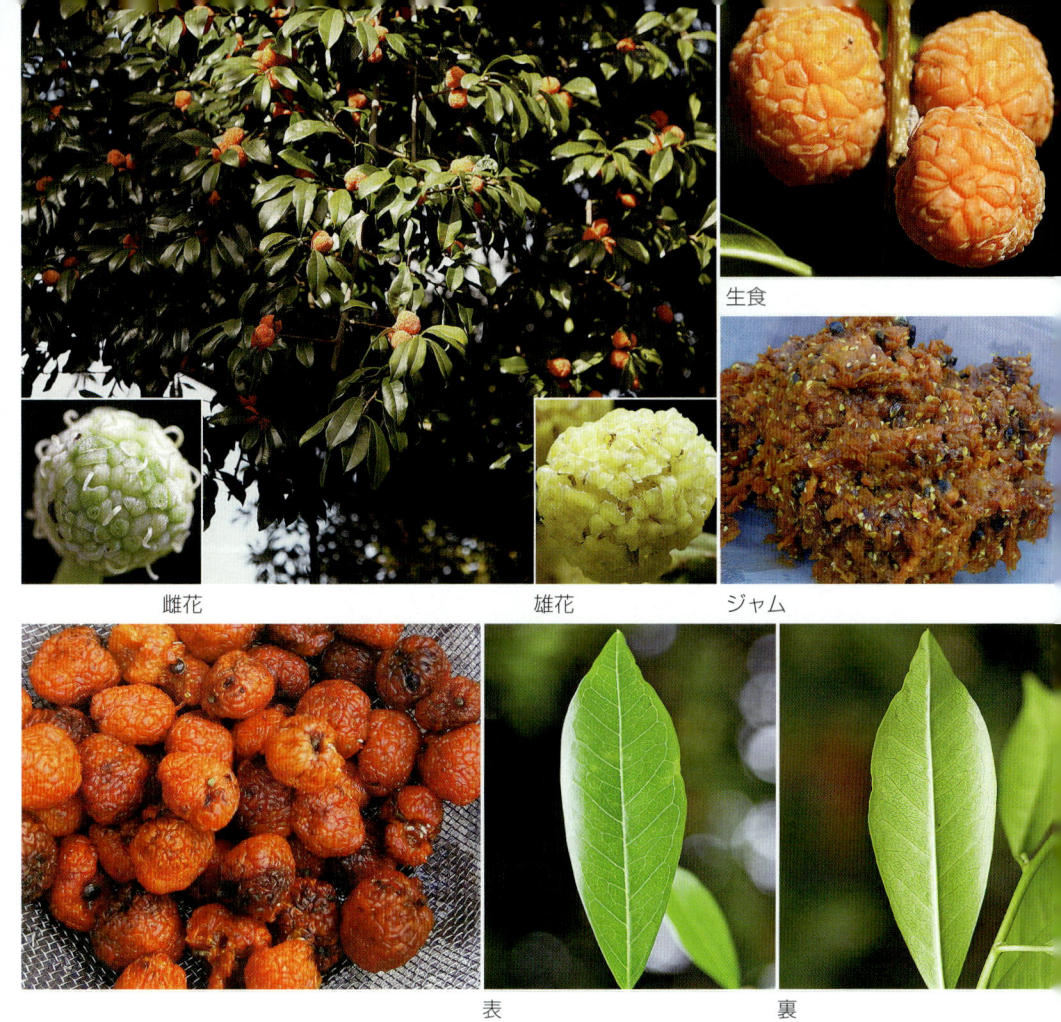

カカツガユ（和活が油）

くわ科

Maclura cochinchinensis

分布：本州以南～南西諸島　生育地：暖地南部の林縁など

●**形態**：蔓の直径10cm長さ10mに達する、常緑で雌雄異株の蔓植物。枝を折ると白い乳液が出てべとつく。葉は幅3cm長さ6cmほどの長楕円形で互生し、つけ根に15mmほどのとげがつく。葉縁に鋸歯はなく、強い光沢がある。花期は5～7月頃で、雄株には黄色の小花が多数集まって球形につき、雌株では楕円体に集まる。果実の直径は約2cmで、11～1月頃黄赤色に熟し、強い甘みがあって食べられる。完熟した時期には、果実の明るい色と葉の濃い緑色が対照的で、遠目にも惹きつける。どこにでも普通に生育しているというものではなく、現時点でレッドデータの絶滅危惧Ⅱ類に位置付けられている県が3県ほどある。私は県内に5カ所ほどしか確認できていない。別名：ヤマミカン（山蜜柑）●**食べ方**：熟した果実をそのまま食べたり、ジャムにして食べたりした。香りと甘みが強くて、野生の果実としては上等な部類に入ると思う。

雌花　　　　　　　雄花　　　　生食

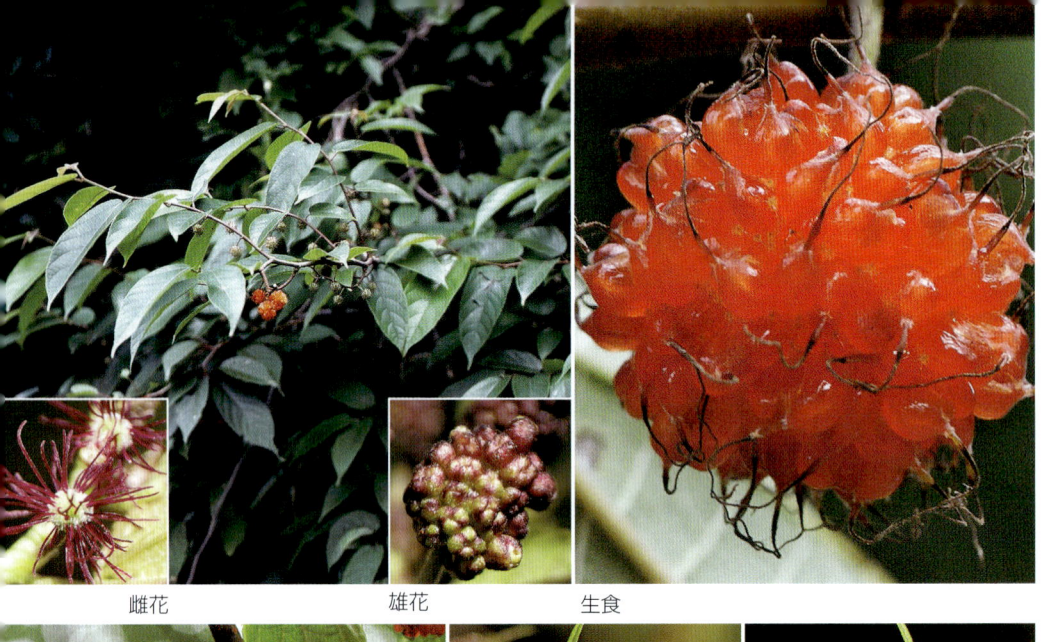

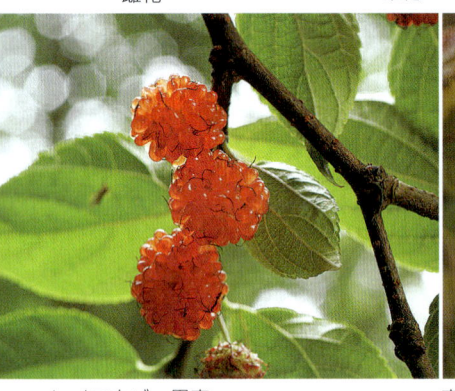

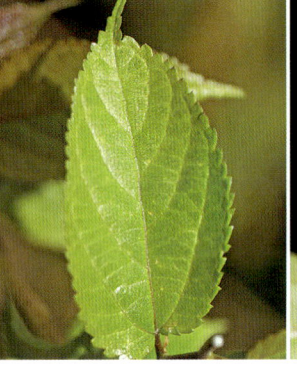

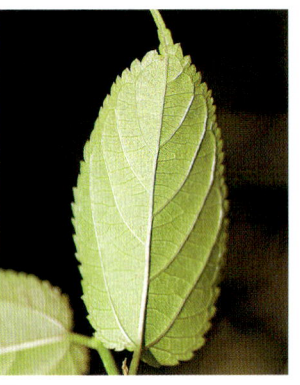

ヒメコウゾ　果実　　　　　表　　　　　　　　裏

ツルコウゾ (蔓楮)

くわ科

Broussonetia kaempferi　　　分布：山口県 (絶滅危惧種)、四国、九州　　生育地：山地を覆って繁る

●**形態**：雌雄異株の蔓性落葉低木で、長く伸びて他物に寄りかかる。若い枝には細毛があって、どこを切ってもべとつく白い乳液がにじみ出る。葉は幅3cm長さ12cmほどの長楕円形、長い柄で互生する。両面がざらつき、基部は心形で先はとがる。花期は4〜5月で、雄花は1cmほどの柄の先に多数の小花が楕円状に集まって垂れ、雌花は直径8mmほどの球形になり、多数の雌しべが長く突き出ている。果実は5〜6月に赤く熟して甘みがある。樹皮がとても強いので、和紙の材料にされるらしい。●**食べ方**：生食すると強い甘みがある。果実が完熟した時期でも、黒っぽく残っている雌しべの先端部分が、食後に口中に突きさする感じの刺激を与えるので、多くは食べないほうが良いと思っている。しかし、植物仲間には、それをまったく感じないという人もあり、人それぞれのようである。ヒメコウゾの果実も同様に生食すると美味。

花　　　　　　　　　　　　　果実　　　ジュース

表　　　　　　　　　　裏

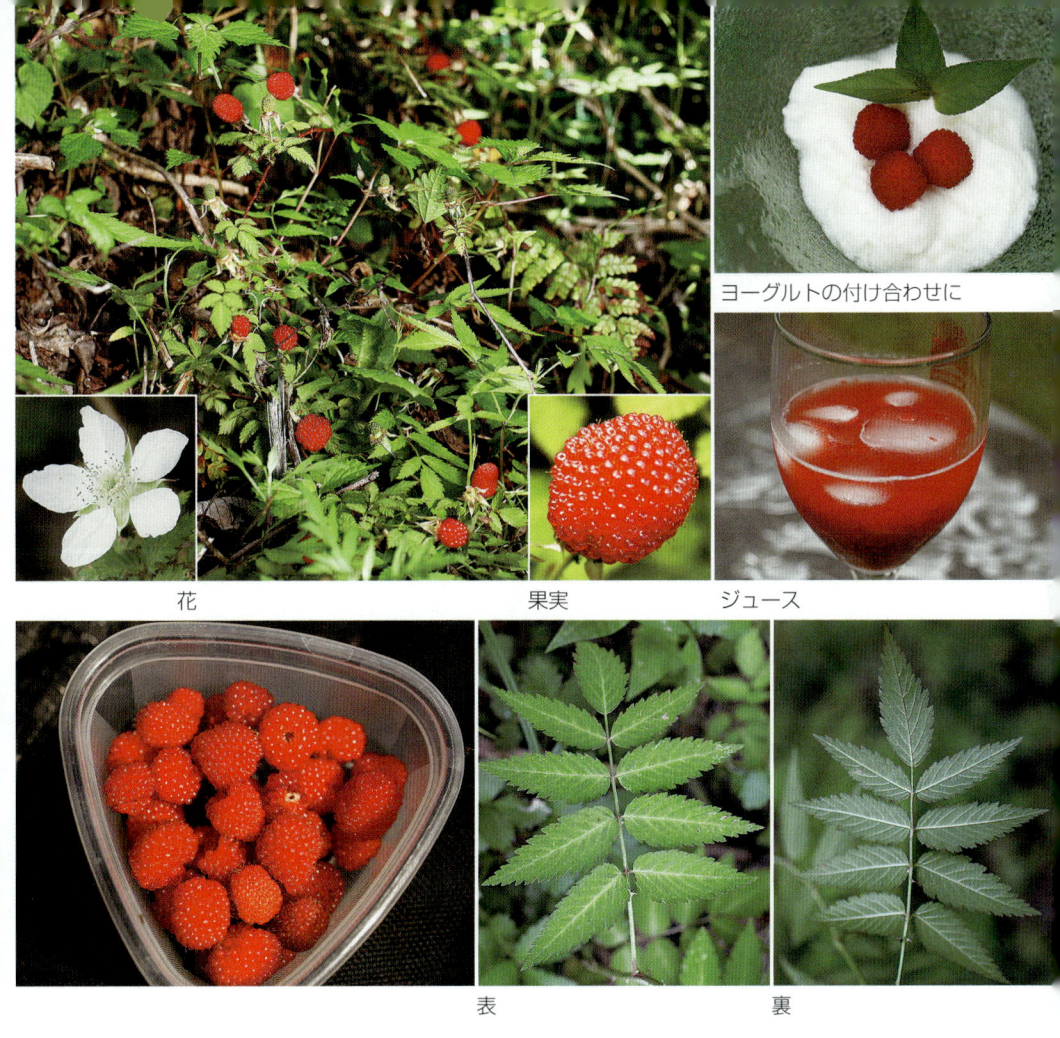

ヒメバライチゴ（姫薔薇苺）

Rubus minusculus

ばら科

分布：本州〜九州　　生育地：林縁や道路脇の藪

●**形態**：山地や草むらに生育する低木。葉は5〜11枚の小葉からなる奇数羽状複葉で互生し、小葉は長さ4cm前後の細長い卵形。植物全体に淡黄色の腺点が多数あり、茎に上向きに曲がったとげが生えている。花は白色の5弁花で直径2cm前後。萼には腺点と毛があり、先端が細く伸びている。果実は直径15mmほどの球形で、夏の終わり頃に真っ赤に熟し、味・香りともに優れておいしい。よく似たバライチゴとの違いをあげると、こちらは植物全体に腺点がなくとげが下向きに曲がり、小葉は基部が最も幅広い披針形。花期は6〜7月頃と少し遅い。●**食べ方**：(1)見つけた場所で生のまま食べるのが一番。(2)たくさん採れたら、つぶれないように用意した容器やツワブキなどの広い葉に包んで持ち帰ってジャムにする。砂糖などの甘味料を加えず作ると、野生味たっぷりでおいしい。

87

塩ゆで

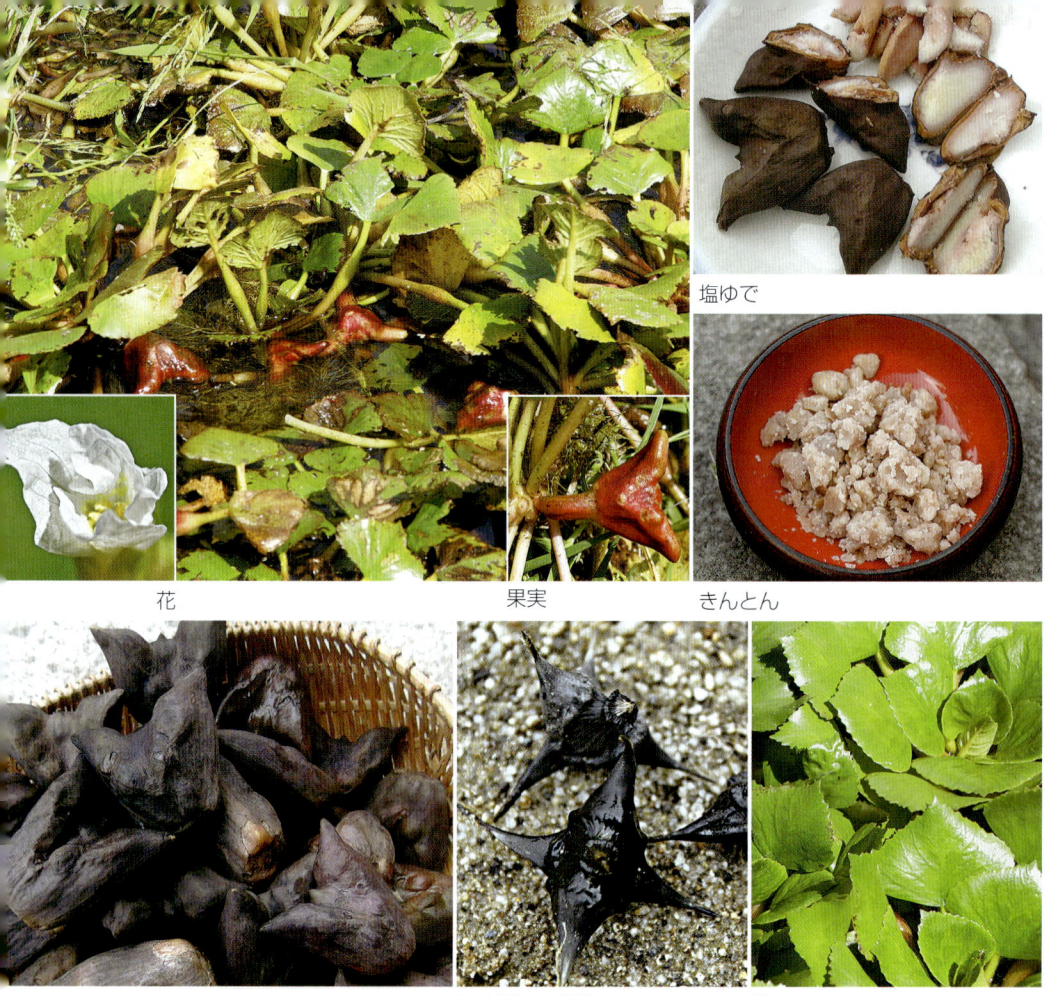

花　　　　　果実　　　きんとん

ヒメビシ　果実　　　　表

ヒシ (菱)

みそはぎ科

Trapa japonica

分布：全国　生育地：湖や沼

●形態：一年草の水草。茎は長く水底とつながっていて、スポンジ状に膨らんだ葉柄の一部が浮き袋のはたらきをして、強い光沢のある菱形の葉を水面に放射状に広げている。花期は6～8月で、白い4花弁の花を咲かせる。果実は秋に熟し、そのままにしておくと水底に沈んで、翌春に発芽して水面に伸び上がってくる。収穫できるのは9月中旬～11月中旬。昔は全国に最も普通な植物だったが、現在は福岡・佐賀両県で栽培されているくらいらしい。ヒシの果実には、ブドウ糖、タンパク質、カルシウム、ビタミン類が豊富に含まれていて、健胃、滋養、強壮、消化促進に効果があるといわれる。●食べ方：(1)生食もできるが、通常は塩ゆでして食べる。軽くゆでるとクワイの食感、長くゆでるとクリやレンコンの食感が楽しめる。(2)煮てつぶし、適量の砂糖を加えて加熱したら、栗きんとんに似た甘いおやつができた。

生食

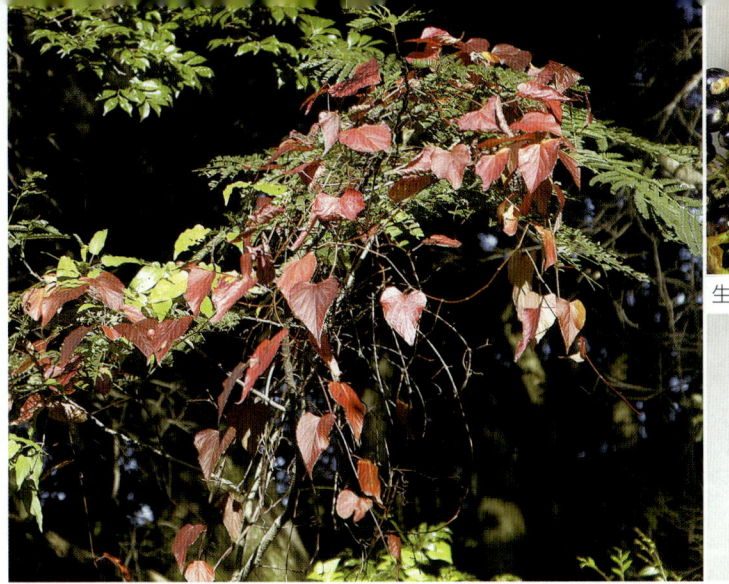

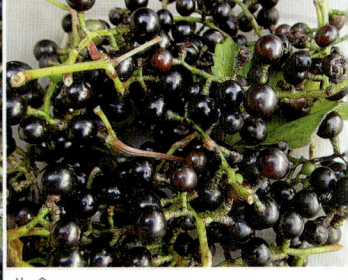

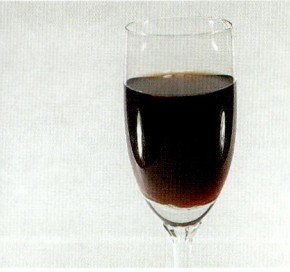

果実酒

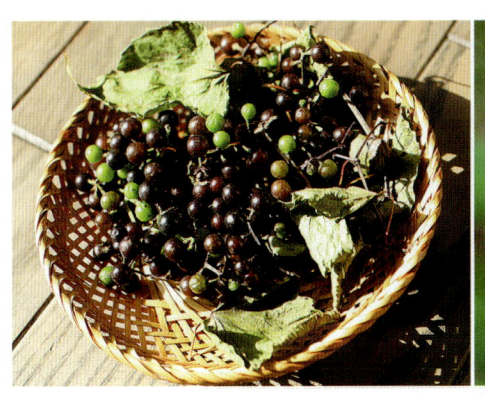

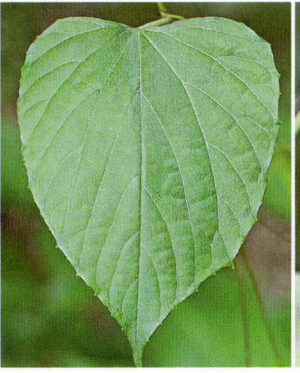

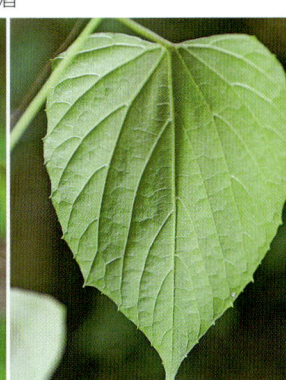

表　　　　　　　　裏

サンカクヅル（三角蔓）

Vitis flexuosa

ふどう科

分布：北海道〜南西諸島　生育地：林縁など

●形態：雌雄異株の落葉性蔓植物で、枝は丸く無毛。葉は幅5cm長さ8cmほどの三角形、長い柄で互生する。葉面は無毛で、縁は切れ込まないが粗い鋸歯がある。花は淡黄緑色の小花で、5〜6月頃円錐形に多数集まって咲く。果実は直径6mmほどの球形で、未熟な時は翡翠色で美しい。9〜10月頃には熟して黒真珠のように光り輝き、味は甘酸っぱくてエビヅルに似ている。茎を切ると切り口から水が滴り落ちるほど水揚げが良いらしく、別名のギョウジャノミズ（行者の水）は、山中で修行中の僧たちがこの水でのどを潤したという説にちなむ。晩春の紅葉は美しく、逆光に透かして見ると見事である。●食べ方：(1)生食するときには、5粒ほどを口に放り込んで軽く噛み、汁以外を吐き出す。(2)ジャムにしたら、皮も種子も一緒に噛んで飲み込む。(3)焼酎に漬けると、濃い鮮やかな紫色に染まった美しい果実酒ができ上がる。

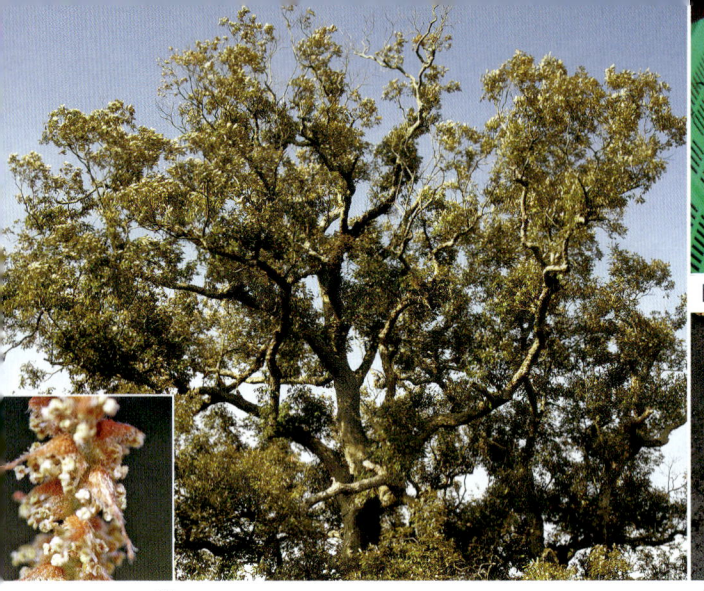

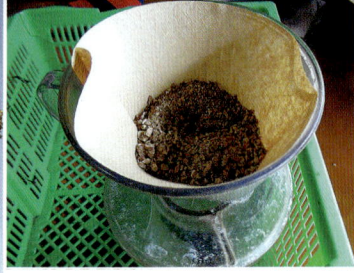

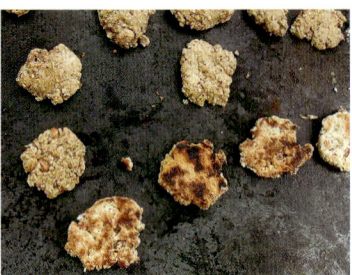

ドングリコーヒー

ドングリクッキー

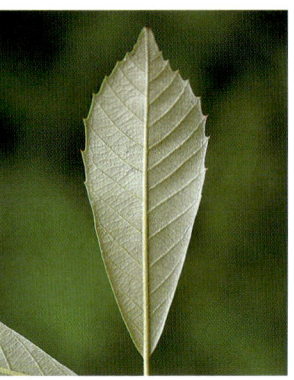

花

表　　　　裏

イチイガシ（一位樫） ぶな科

Quercus gilva　　　分布：関東以西の太平洋側、四国、九州　　生育地：温暖な地域の谷筋、林内、林縁

●形態：幹の直径50cm前後、高さ20mほどになる雌雄同株の常緑高木。樹皮が薄くはがれるので、波状の模様ができる。葉身は幅2〜4cm長さ6〜13cmの倒披針形で、先端が尾状にとがり基部はくさび形。表は濃い緑色で光沢があり、裏は星状毛が密生して黄褐色で、二十数種あるぶな科の中でも、一見してそれと分かる。15mmほどの葉柄で互生し、葉の縁の中ほどから先に鋭い鋸歯がある。果実は直径12mmほどの卵球形で、その年の秋に熟す。皿のような殻斗には、厚みのある毛をまとった5本ほどの横溝が入っている。●食べ方：ぶな科のドングリの中では、マテバシイとともに、最も渋みの少ない部類に属する。(1)たたきつぶして粉にし、クッキーに焼いたり、餅に混ぜたりした。(2)ドングリコーヒーにして楽しんだ。製作には多くの人手と時間を要したが、みんなで楽しく取り組み、縄文人の食事のひと時を体験した。

果実
ゆでる
雌花　　　　　　　　雄花　　　　　炊き込みご飯

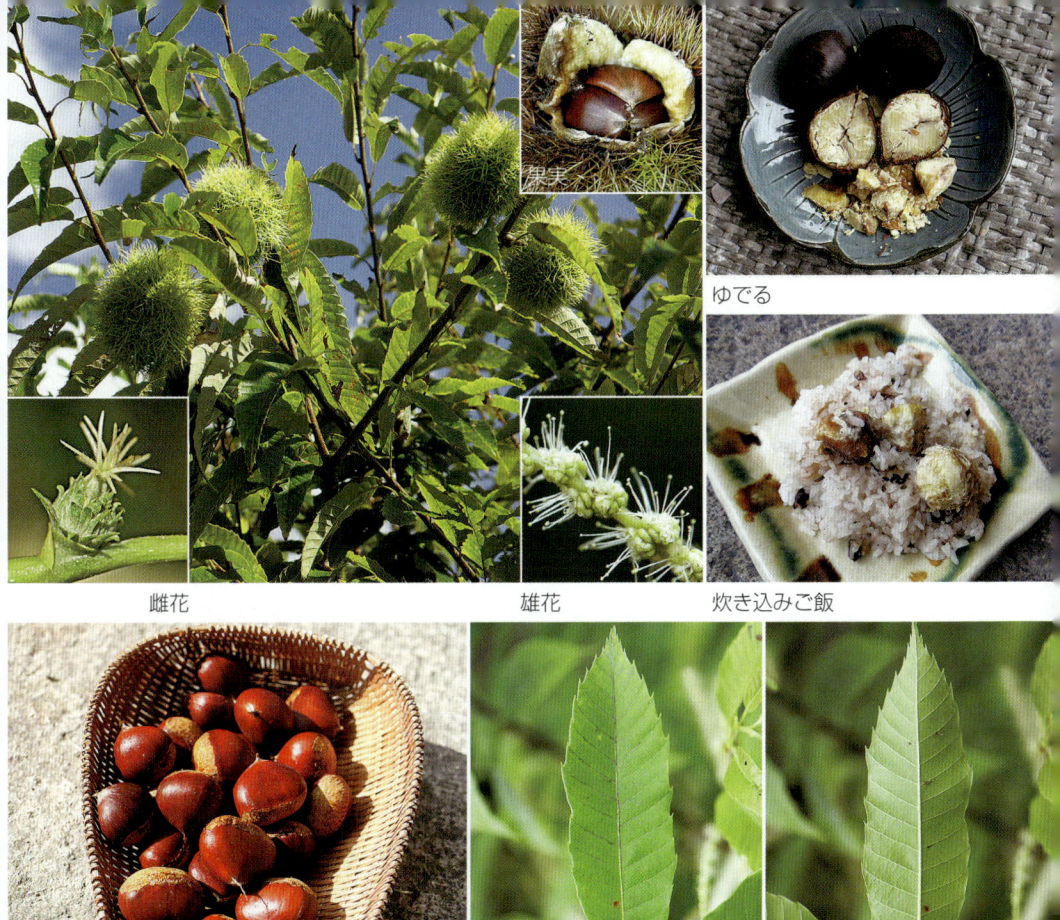

表　　　　　　　　裏

クリ（栗）

ぶな科

Castanea crenata

分布：北海道中部以南　生育地：山野に自生のほか栽培

●**形態**：幹の直径80cm、高さ20m近くになる落葉高木。老木の樹皮に縦に入る溝は、深くて長い。これに対して、よく似て見えるクヌギの溝は、深くて短い。葉身は幅3～4cm長さ8～15cmの長楕円形で、先端が鋭くとがり基部は円形～ハート形、2cmほどの葉柄で互生する。表は濃い緑色で光沢があり、裏は淡い緑色で淡黄色の腺点が多数ある。鋸歯の先は針のようにとがる。花期は5～6月、雄花序は穂状で20cmほどになり、淡い黄白色で強い臭いを放つ。雌花は雄花序の根元付近にある。風媒花が多いぶな科の中にあってクリは虫媒花で、ハエやハチの仲間がたくさん飛び交う。9～10月頃に茶色に完熟すると、いがが裂けて硬い果実が1～3個現れる。●

食べ方：(1)渋皮まで剥いだクリ1kgに、米2.5合、もち米0.5合、食塩小さじ2ほどを混ぜて炊き上げる。皮つきの生のままゆでてから冷凍保存しておくと、1年中食べられる。

両性花

生食（キウイフルーツとの比較）

雄花

樹上完熟のマタタビ

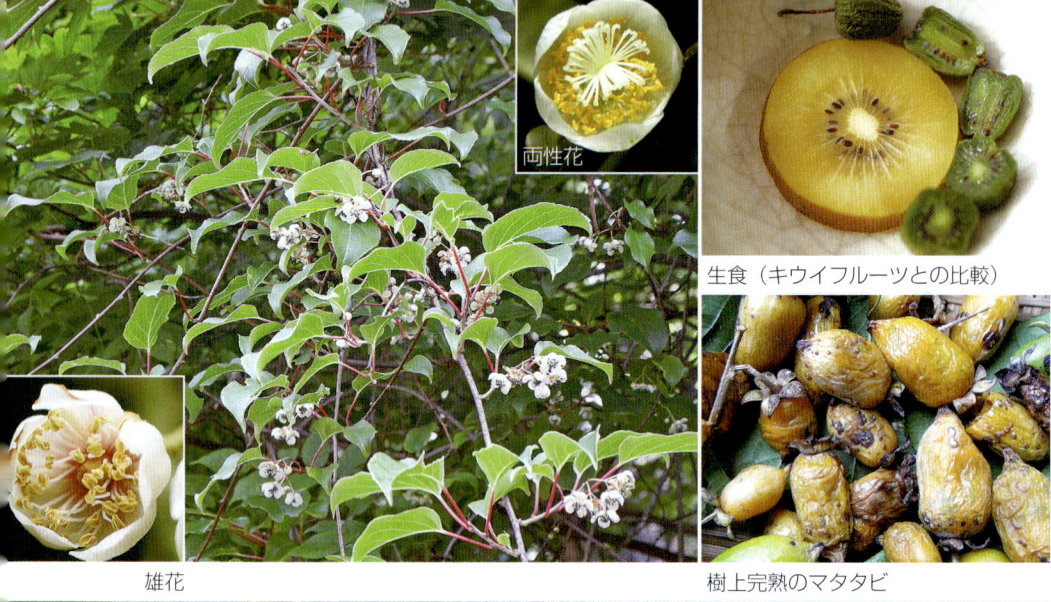

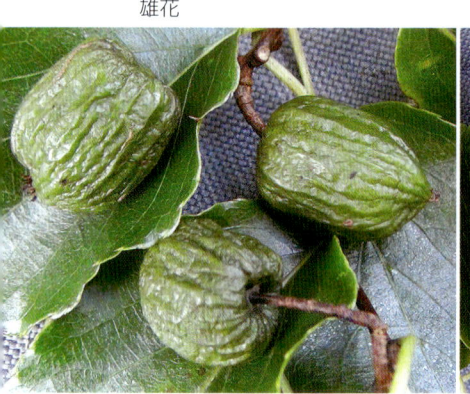

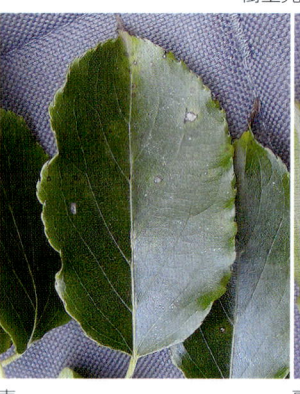

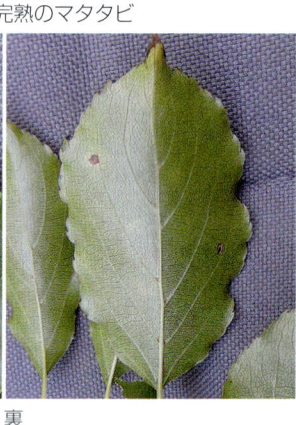

表　　　　　　裏

サルナシ（猿梨）　　　またたび科

Actinidia arguta　　　分布：北海道〜九州　生育地：温暖地の林内で樹木に絡まる

●形態：雌雄異株の蔓性落葉低木。蔓は灰白色で滑らか、直径15cm前後まで太くなり、樹木を這い上がる。葉は幅5cm長さ7cmほどの広楕円形で互生し、先端がとがり基部は円形。側脈は6〜7対で柄が赤く、細かくて大小不揃いな鋸歯が縁に並ぶ。花は白色の5弁花で、5〜7月頃、葉のつけ根に下向きに垂れて咲き、雄花は数個集まり、雌花は1個咲く。果実は緑色がかった球形で、中に細かい種子が多数入っている。薬用：強壮●食べ方：10月初旬に山に入ったら、猿に食われたか落果したか、ほとんどなっていなかった。暖地の林内での採集は9月下旬頃までか。やっとのこと採取できた果実は完熟して皺になっていた。縦に切っても横に切っても、市販のキウイフルーツそっくりである。(1)完熟した果実をそのまま食べた。香りがよく甘味も強くて、天然のすばらしい果物だった。(2)完熟前のしっかりした形のものをサラダの付け合わせに。

生食

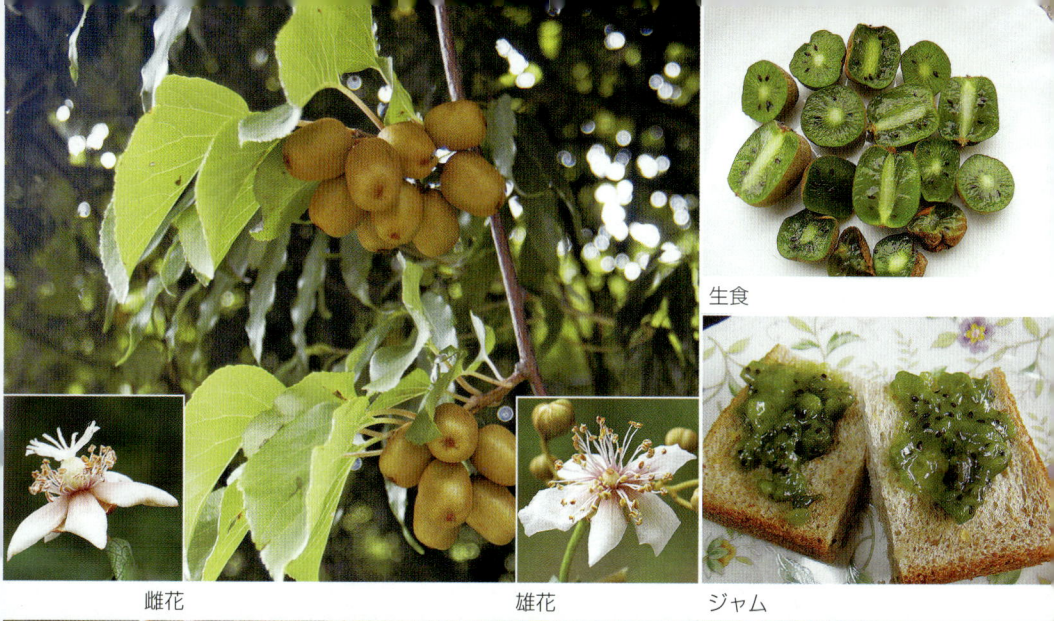

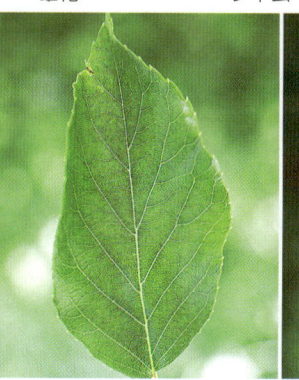

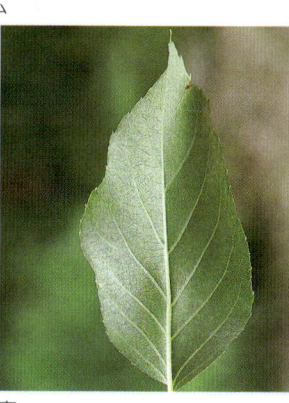

雌花　　雄花　　ジャム

表　　裏

シマサルナシ（島猿梨）

またたび科

Actinidia rufa　　　分布：本州西部以南　生育地：暖地の林縁で樹木に絡みつく

●**形態**：雌雄同株（雌雄異花）の蔓性落葉小高木。蔓は灰黒色で、縦横に深い亀裂がある。葉は、幅6㎝長さ10㎝ほどの卵状広楕円形で、先がとがり基部は円形で互生する。無毛で光沢があり、縁に揃った鋸歯が並ぶ。花期は5～6月頃で、直径15㎜ほどの花が多数つき、花序、萼、子房に赤褐色の軟らかい毛を密生する。果実は直径25㎜長さ4㎝ほどの褐色の広楕円体、外見がそっくりなキウイフルーツはシマサルナシの改良品という。あちこち散策するうちに、身近な場所にも結構自生する植物であることが分かってきた。●**食べ方**：(1)生食。果実が熟して甘みが増すのは、12月になって強い寒気にさらされてからになる。外見といい切り口の色や様子といい、キウイフルーツそっくりだが、長さが4㎝ほどと小さい。(2)軟らかく熟した果実の皮をむいて、輪切りにしてヨーグルトに絡めて食べると美味である。

生食

果実酒

雌花　　　　　　　　雄花

表　　　　　　　　裏

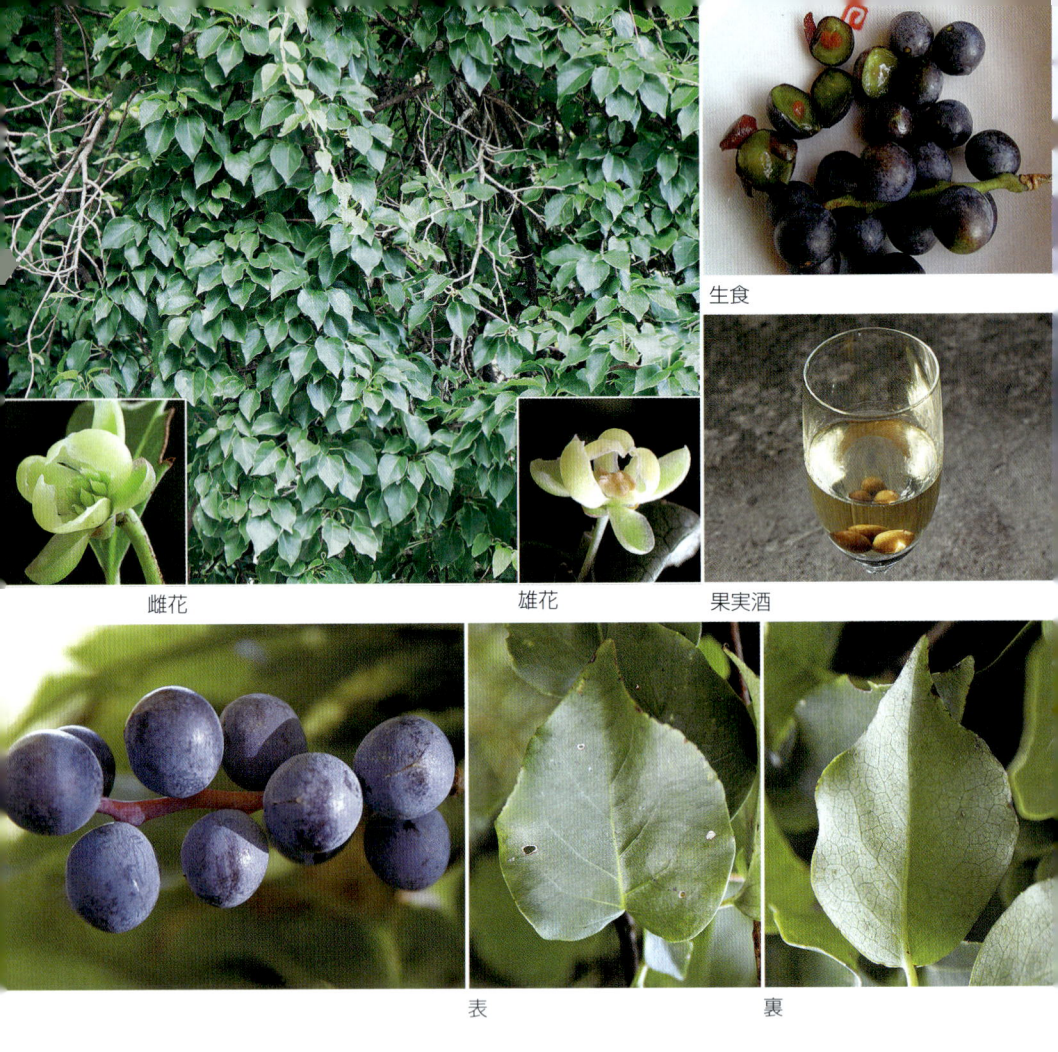

マツブサ（松房）

Schizandra repanda

まつぶさ科

分布：北海道〜九州　生育地：林内、林縁で樹木に絡みつく

●形態：雌雄異株の蔓性落葉木本。蔓は直径2cmほどまで太くなり、切るとマツの樹脂の香りがする。葉は幅4cm長さ5cmほどの卵形で、短い枝の先に多数集まって放射状に出る。葉質は厚く光沢があり、表面は滑らか。先端はとがり、基部はくさび形で、粗い鋸歯がある。黄白色で直径1cmほどの花が5〜7月頃に咲く。果実は直径1cmほどの球形で、10〜11月に紫黒色に熟して垂れ下がり、ブドウに似た味で甘酸っぱい。鹿児島・宮崎両県境付近の登山道を歩いていて所々で見つけるが、普通に見られるものではないようである。果実は咳どめ、強壮効果があるという。長野県では、品種改良したマツブサから特産のワインを製造しているという。別名：ウシブドウ（牛葡萄）●食べ方：エビヅルやサンカクヅルに比べて果実が大きく、生食しておいしく、ジャムを作っても良い。焼酎に漬けてリキュールにもした。

赤飯

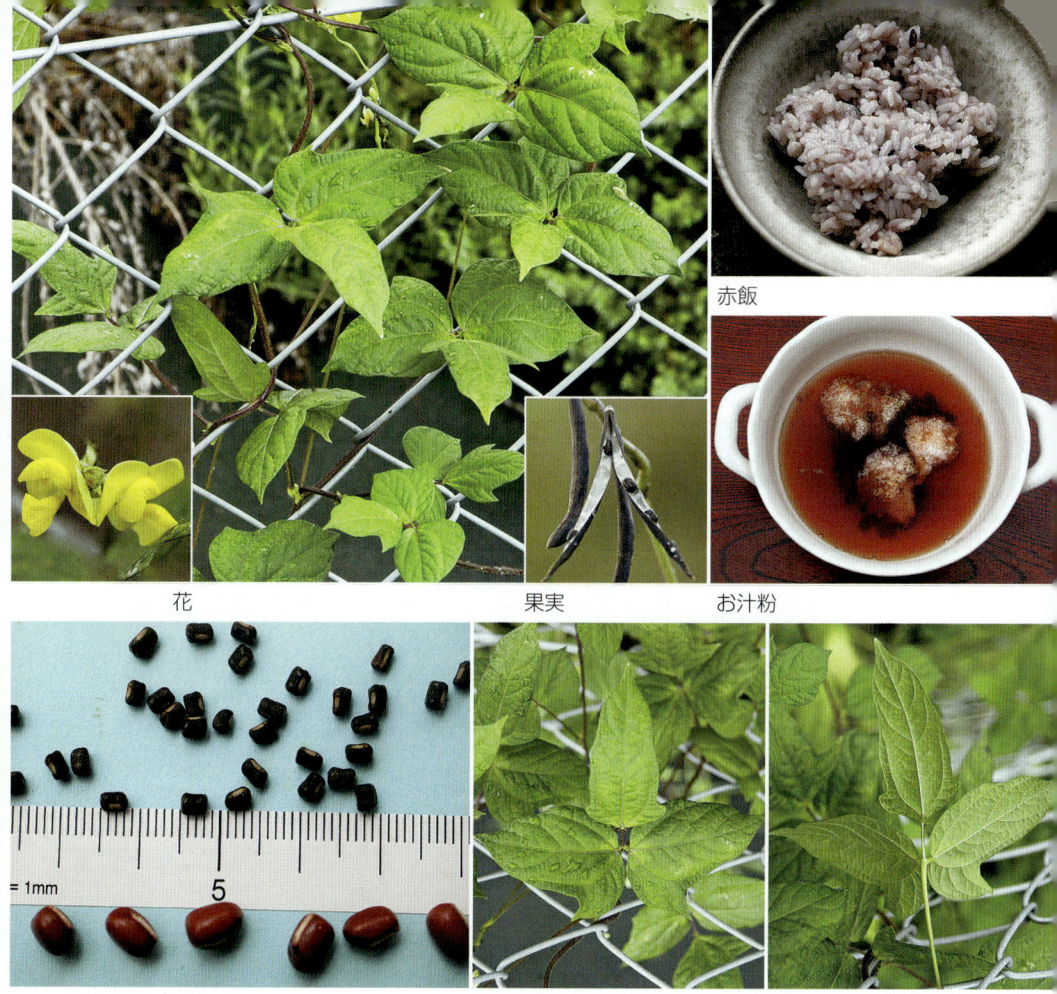

花　　　　　　果実　　　お汁粉

アズキ（下）との比較　　　表　　　　　裏

ヤブツルアズキ （藪蔓小豆）

まめ科

Vigna angularis var. *nipponensis*　　　分布：本州〜九州　生育地：日当たりの良い草原や林縁の草地

●形態：蔓性の一年草で、茎には黄褐色の長い毛がつく。葉は三出複葉で、小葉は基部近くが浅く切れ込み、先はとがる。花期は8〜9月で、左右非対象で長さ2cmほどの黄色の花が咲く。まめ科らしくない形の花で、形・大きさともにヒメクズに似ている。果実は長さ8cm前後の細長い筒状で、晩秋に緑がかった黒紫色に熟し、長さ3mmほどの小さな種子が10個ほど収まっている。莢が乾くと、雑巾をしぼったようにねじれて、種子を飛ばす。現代のアズキの原種とされているが、アズキは茎が直立して無毛である。●食べ方：(1)お汁粉：ヤブツルアズキの種子を数分間煮て、一度煮汁をこぼす。再度、豆が軟らかくなるまで煮て押しつぶす。砂糖を加えてしばらく煮てから焼いた餅を入れる。(2)赤飯：炊く準備のできた米に豆を入れて、炊き上げる。どちらも、本物のアズキを使ったときと変わらない色と味わいに仕上がったが、大量に要る。

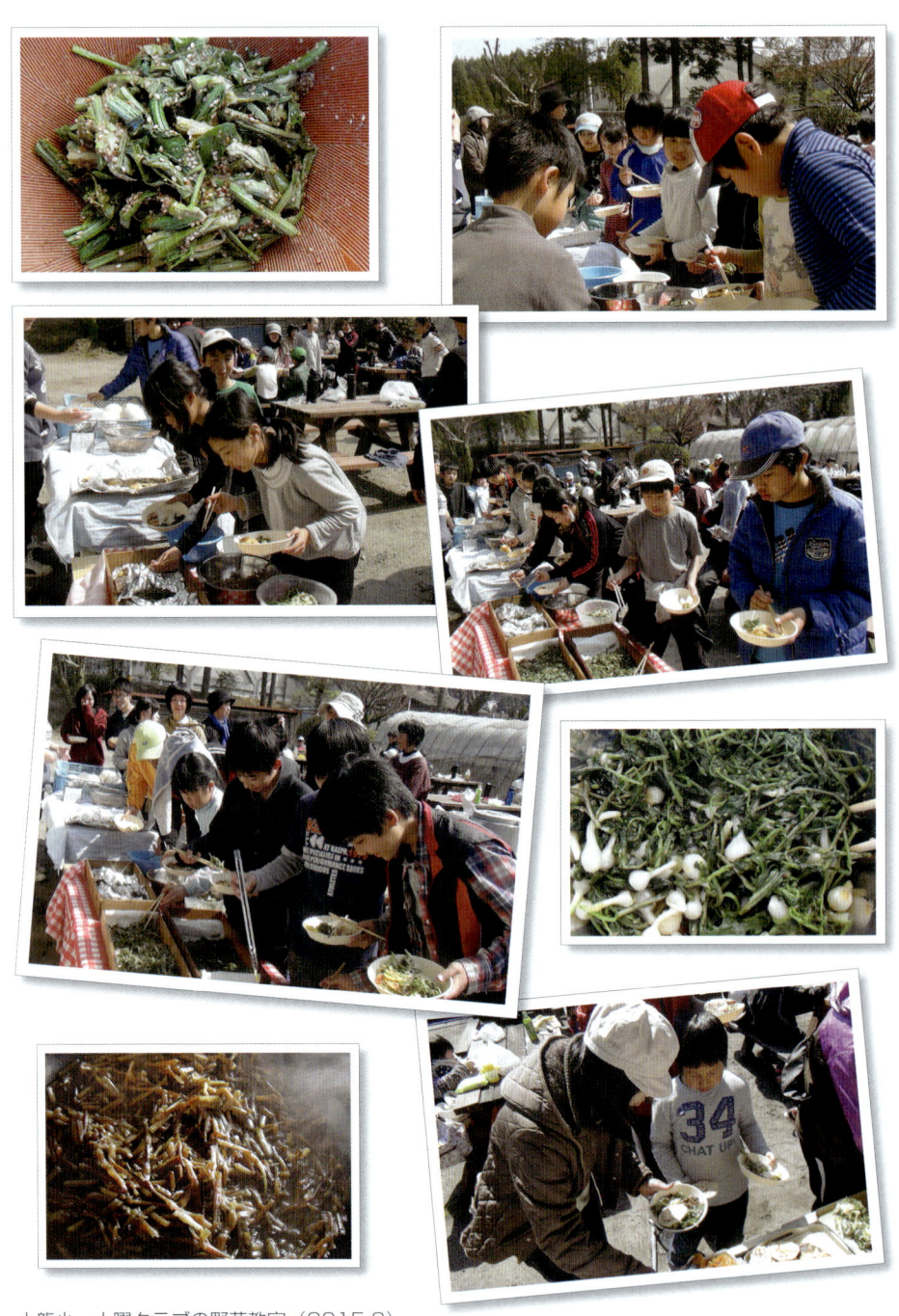

大龍小　土曜クラブの野草教室（2015.3）

民間薬として
利用されてきた植物

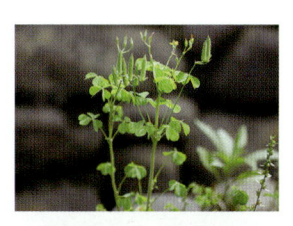

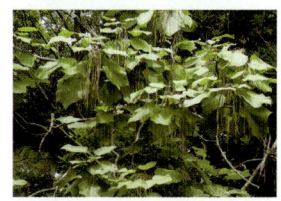

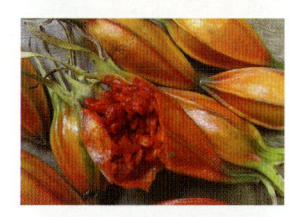

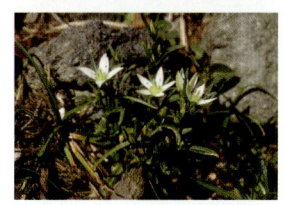

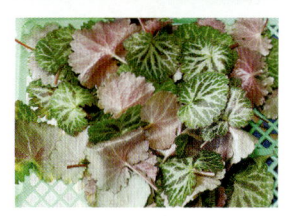

果実

あぶった葉

雌花　　　　　　　雄花　　　お浸し

表　　　　　裏

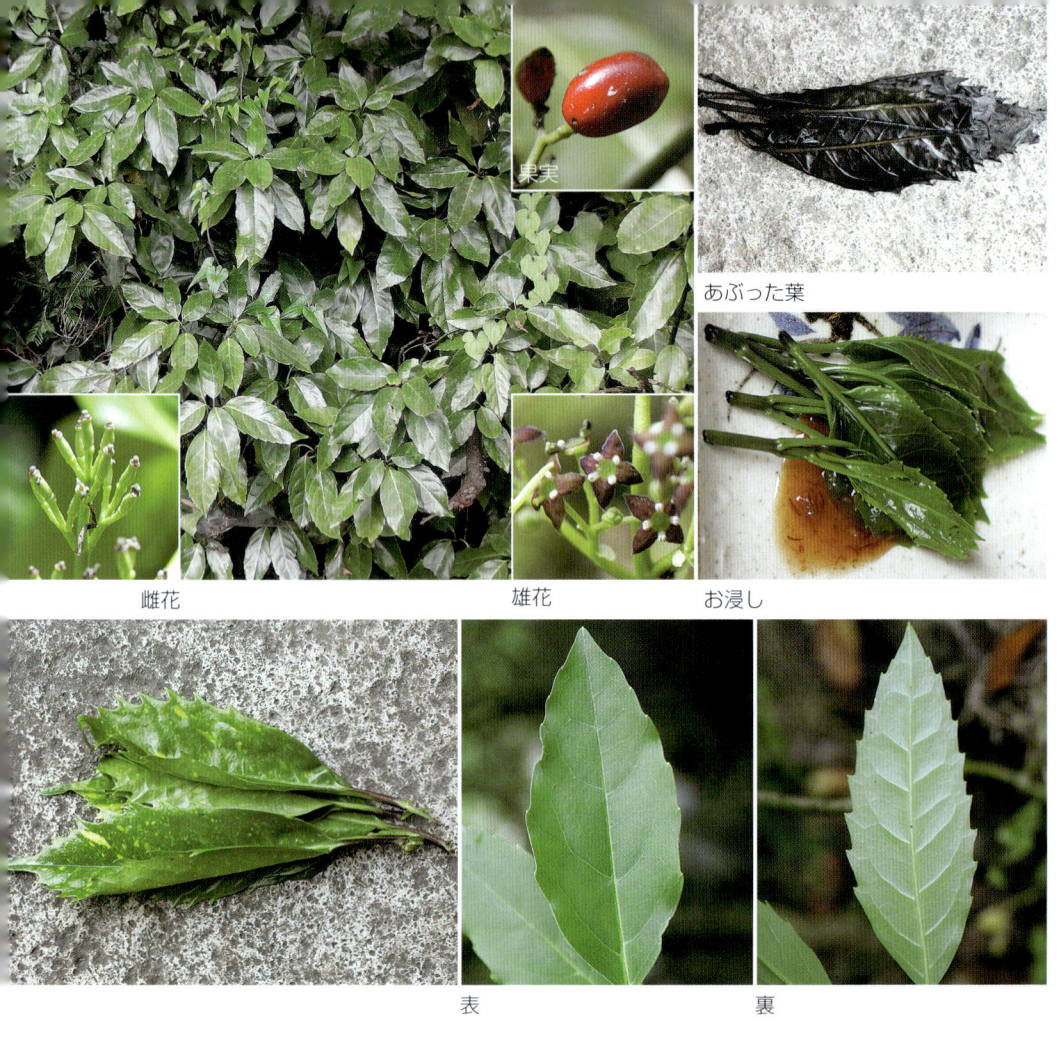

アオキ（青木）

Aucuba japonica

あおき科

分布：全国　生育地：林内の日陰

●**形態**：高さ２ｍ前後の雌雄異株の常緑低木で、幹も緑色で光合成をおこなう。葉は長楕円形で対生し、縁には鋸歯がある。厚くて表面に強い光沢があり、斑入りの園芸品種もある。花期は３〜５月で、枝先に４花弁で紫褐色の小花が円錐形に集まって咲く。花序の大きさや花の数は、雄株の方が圧倒的に大きい。果実は長さ２cmほどの楕円体で果皮は赤く、11〜５月まで付いている。暑さ寒さに強く日陰でも育ち、真っ赤な果実や濃い緑色の葉、斑入りの葉の美しさが好まれて、日本原産だが世界中で庭木などに植栽されている、なじみ深い樹木だという。●**効能**：(1)凍傷、やけど、切り傷、腫れ物に使う。(2)生葉をすりつぶして汁をのむと、便秘薬として効いたという。(3)抗菌作用があり、葉を黒焼きにして飯粒と練り合わせ、腫れ物に張ると、音を出すほどに膿を吸い出す（内藤本ｐ.１の本文をそのまま記載）。

花　　　　　　　　　　　　果実　　　果実酒（花酒）

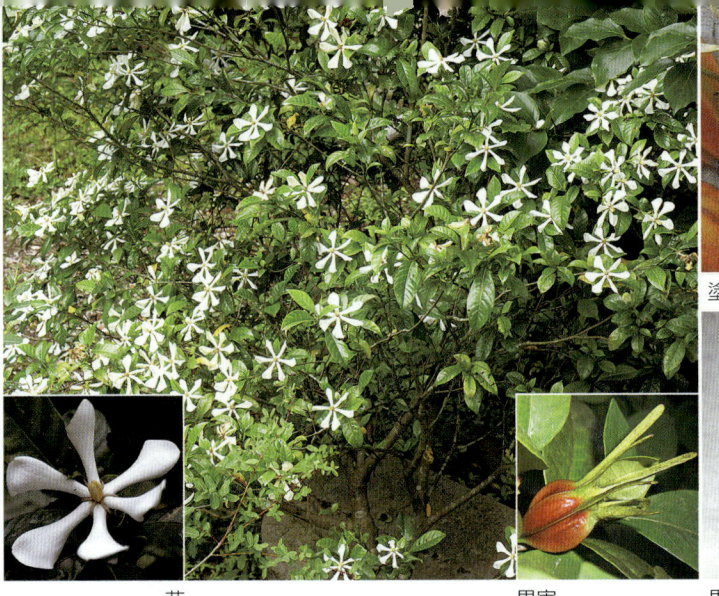

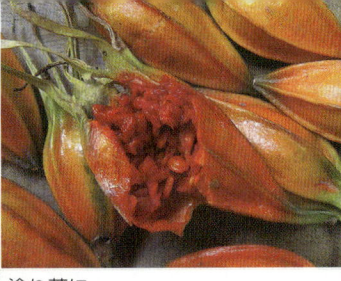

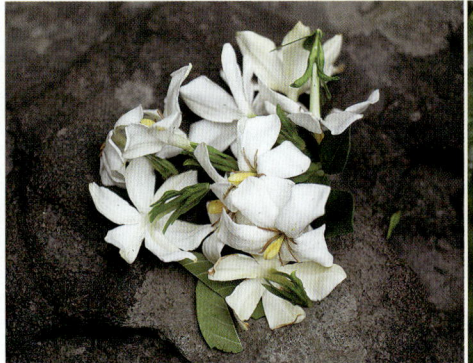

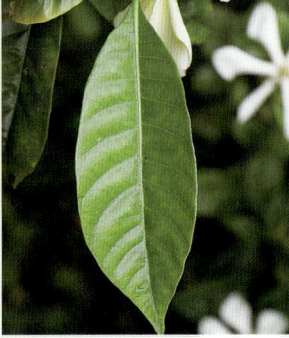

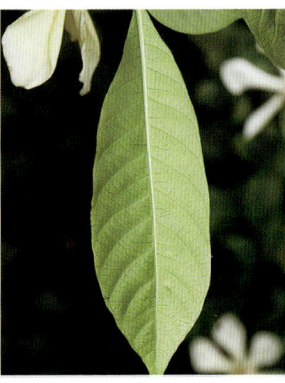

塗り薬に

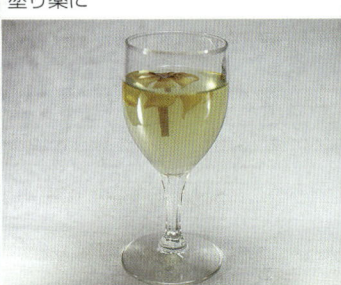

表　　　　　　裏

クチナシ（梔子）

Gardenia jasminoides

あかね科

分布：静岡県以西〜南西諸島　　生育地：林内

●**形態**：高さ3m前後の常緑低木。葉は長さ10cmほどの楕円形で、表面に光沢があり対生または三輪生する。花期は6〜7月で、短い花茎の先に、基部が筒状で花弁が深く6つに裂けた風車状の純白の花を1個ずつ咲かせる。花色はやがて黄色に変わる。果実は10〜11月に黄赤色に熟す。果実の外側には6本の隆起した稜があり、先端には萼の名残が細長く突き出ている。八重咲きの品種が作りだされているが、種子はできない。赤橙色に熟した果実を湯で煮だして、得られた濃い黄色の液を、栗きんとんや沢庵漬けなどの着色に用いたり、染色に利用したりする（内藤本p.85）。●**効能**：果実は、山梔子と称し、漢方薬の有名な生薬の一つである。(1)ひび、しもやけに、クチナシの熟した果実の皮をむいて、患部にすりこんだ。(2)打ち身やねんざの治療には、酢や小麦粉と練り合わせて患部に張り付ける。

99

花　　　　　　　　　果実　　　　塗り薬に

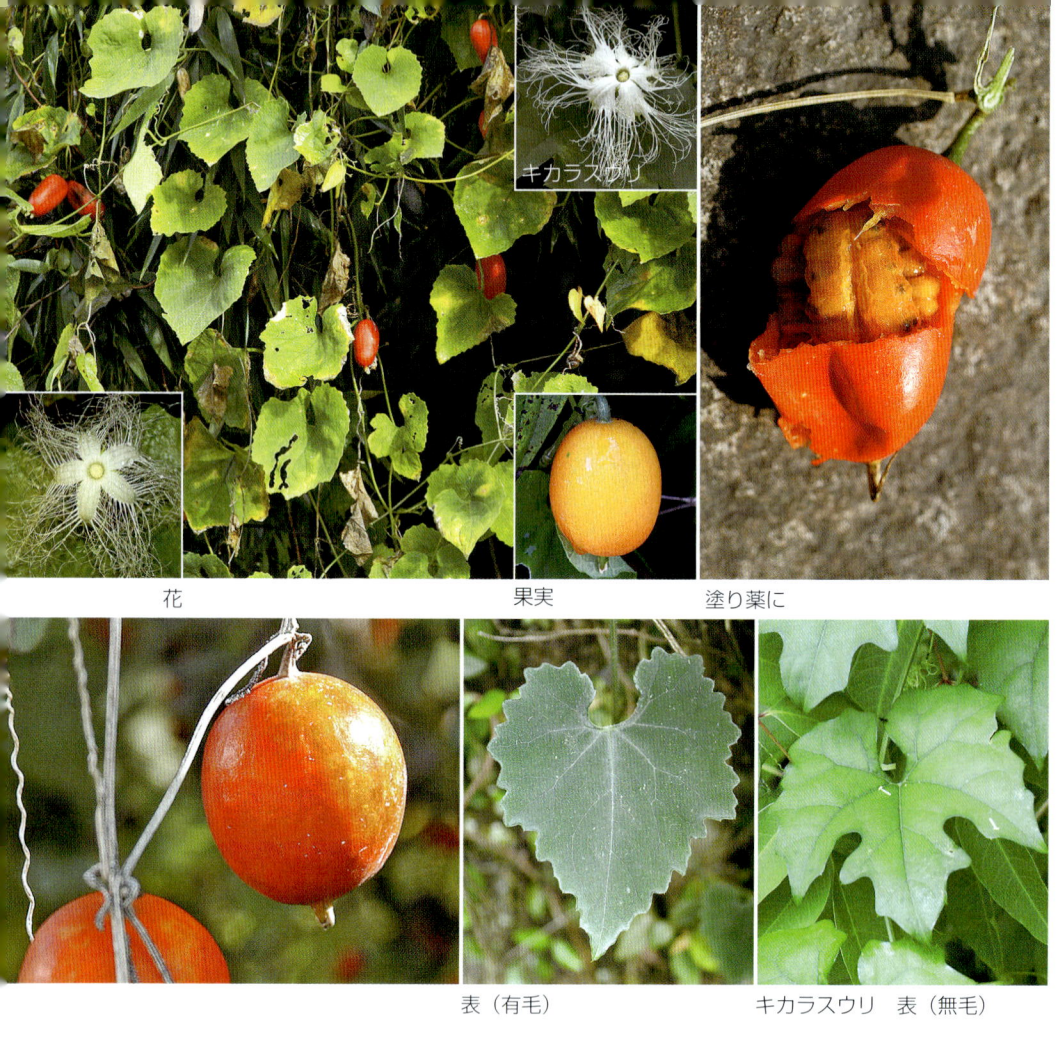

表（有毛）　　　　　キカラスウリ　表（無毛）

カラスウリ（烏瓜）

うり科

Trichosanthes cucumeroides

分布：本州〜九州　生育地：林縁や藪で他物を這い上がる

●形態：蔓性で雌雄異株の多年草。地上部は毎年枯れるが、地下に太い塊根があるので、侵入されると根絶は困難。葉は直径10cm前後のハート形で、表面には毛が密生する。花期は7〜9月で日没後に開花し始め、白色で5花弁の先端がレース状に細かく裂けて広がった見事な花を咲かせる。受粉にかかわるのは夜行性の昆虫で、大形のスズメガとのことである。10〜11月頃に、鮮やかな黄色や赤色に熟した果実が、枯れた蔓にぶら下がっている。種子はカマキリの頭部に似ているように思うが、「打ち出の小槌」にみなして金色の塗料を吹き付け、お金を呼び込むお守りとして、財布にしのばせている人もいる。●効能：(1)手足のシモヤケやヒビ、アカギレに、熟した果実の汁をつけると良い。(2)リウマチの薬として、根を掘りとって乾かしておいたものを刻んで煎じて飲むと、激痛がきたときでもこれで治る（内藤本p.63）。

採取

花　　　　　　　果実　　　すりつぶした葉

オッタチカタバミ　　　　表　　　　　　裏

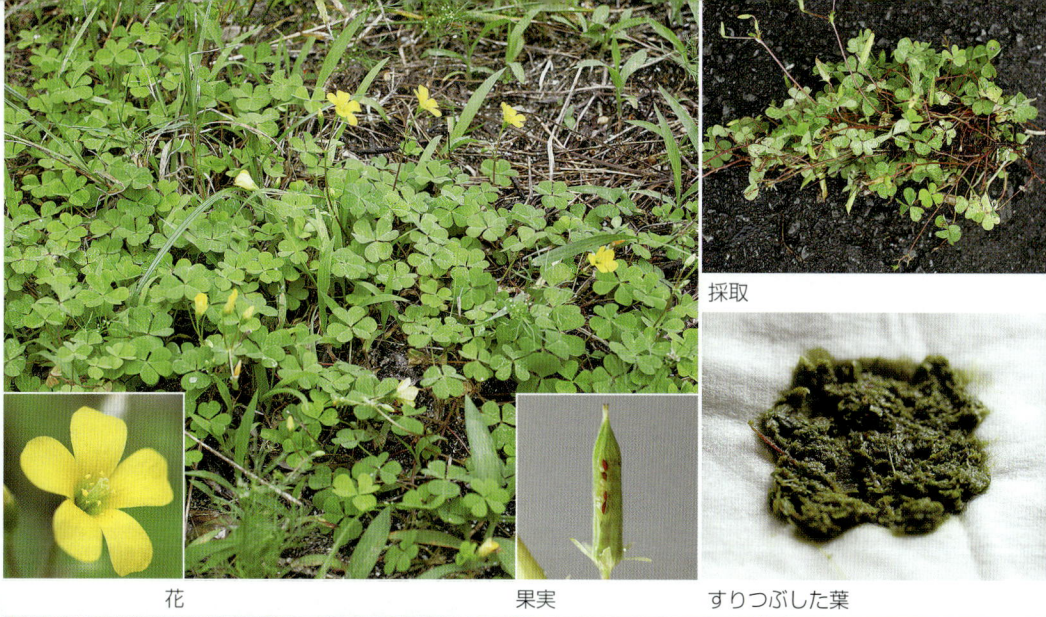

カタバミ （片喰み）

Oxalis corniculata

かたばみ科

分布：本州〜九州　生育地：畑や庭、道端

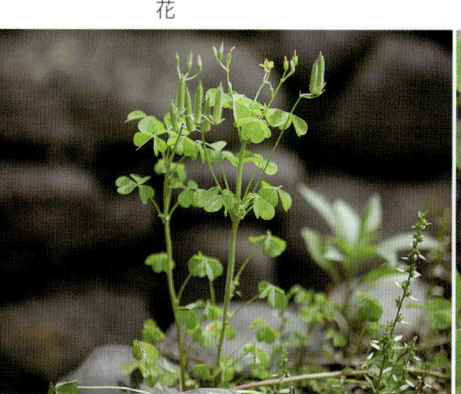

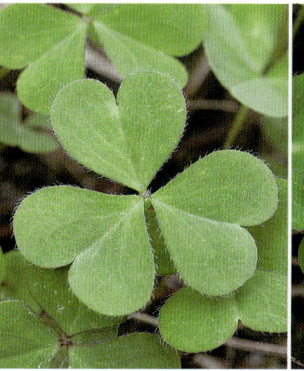

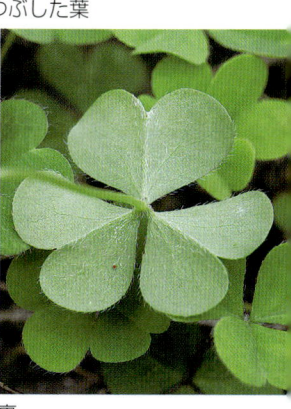

●形態：地下に球根があって、地を這う茎を伸ばして広がる。根が深くて繁殖も早いので除去に苦労する雑草のひとつ。葉は球根の先端から束になって伸び出る、ハート形の三出複葉。シュウ酸塩を含むので噛むと酸っぱく、さびた硬貨を磨くとピカピカに光る。葉は黄緑色だが、赤紫色のアカカタバミという品種もある。春以降に黄色の5弁花を咲かせる。果実は円柱形で上向きにつき、熟すと軽く触れただけで弾けて種子を勢いよく飛ばす。地を這うカタバミに対して、茎が40cmほどに立ちあがるオッタチカタバミが多く見られるようになった。茎と葉を湯にくぐらせて、酢の物、天ぷら、サラダにすると、シュウ酸の爽やかな酸味を味わえる。●効能：(1)草や竹などで眼球を突いたときの治療薬としてよく効く。葉を水洗いしてしぼり、汁を1適で良いので眼にさせば約1時間後には、開かなかったまぶたが開くようになる（内藤本 p.58）。

八重咲き

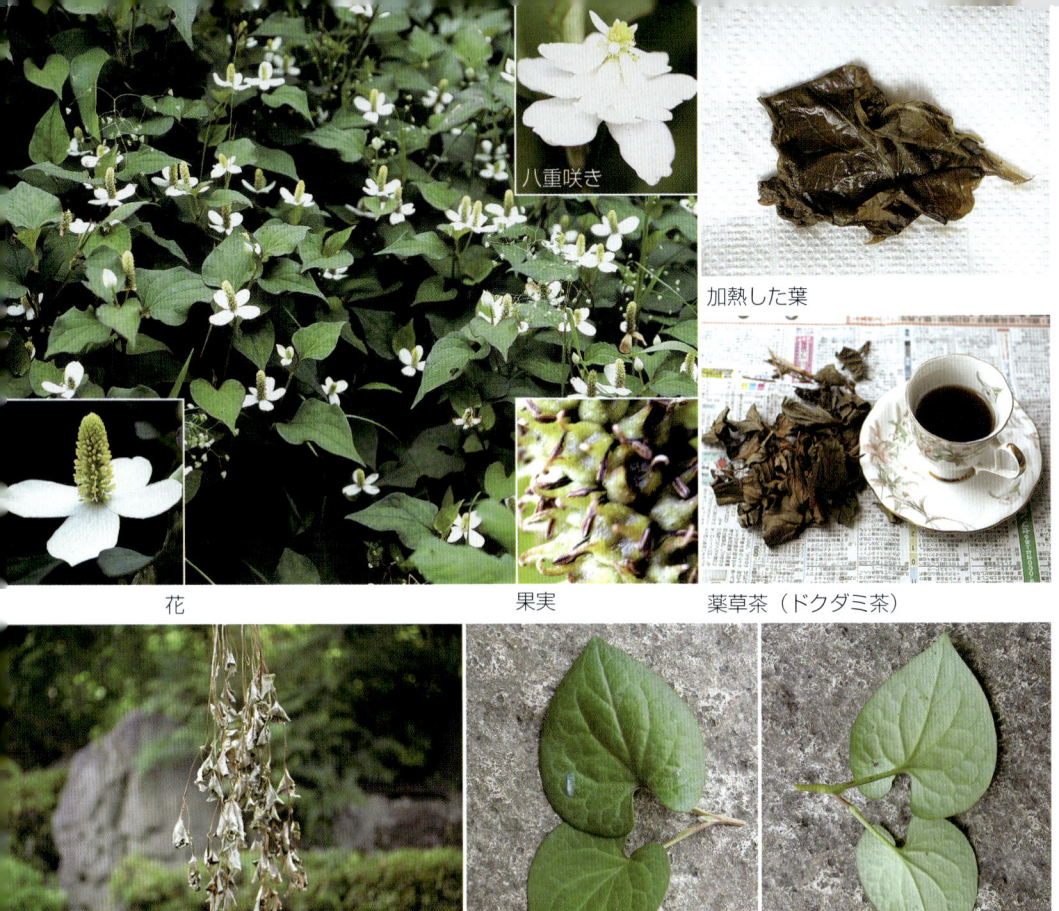

加熱した葉

花　　　　　　　果実　　　　　　薬草茶（ドクダミ茶）

全草を陰干し　　　　表　　　　　　　　裏

ドクダミ（毒痛）
Houttuynia cordata

どくだみ科

分布：本州以南　生育地：庭先、道端の藪などのやや湿地

●形態：白い地下茎が地中を長く伸び、地上茎は高さ40cm前後。全草に独特の臭気がある。葉は心臓形で互生し、光沢のない暗緑色。花期は5～6月で、長さ3cm前後の穂状花序に多数つく黄色の葯が目立つ。基部に花弁に似た4枚の総苞片がつく。便秘や腎臓病、高血圧に効くなど薬効が多く、昔から生薬、民間薬として親しまれている。●効能：(1)ツワブキまたはカキの葉に包んで軟らかくなるまで蒸し焼きにし、飯粒と練り混ぜて、腫れ物に張ると膿を吸い出す。(2)毛虫に刺されたとき、葉を揉んで汁を患部につけると良い。(3)陰干しした全草をやかんに入れて煮出し、茶の代用として飲めば、体内の毒下しに効果がある（以上、内藤本p.174）。(4)花を焼酎に漬けておき、毛虫などに刺されたときにこれを塗れば、かゆみと腫れがおさまる。

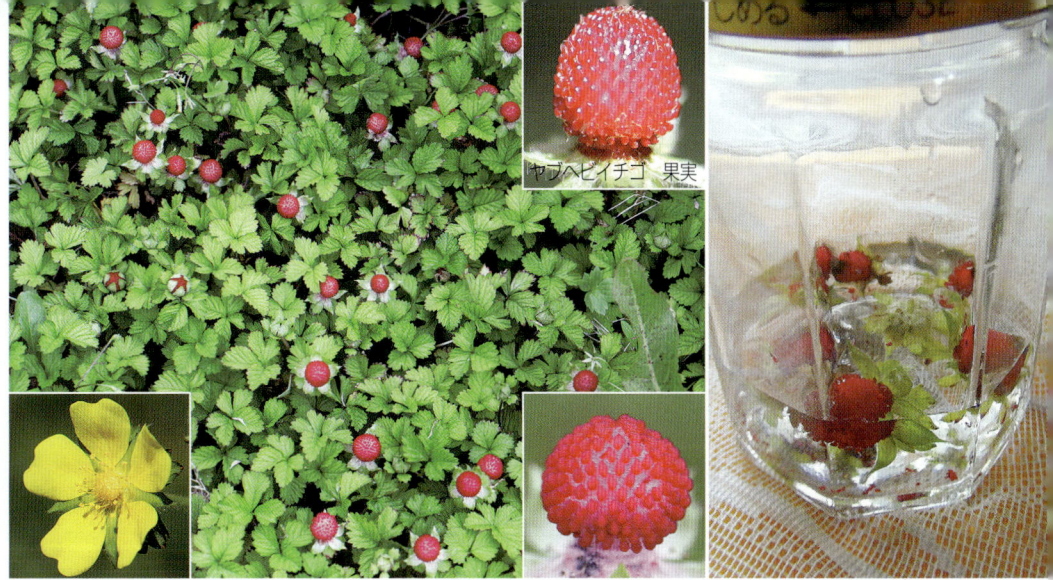

ヘビイチゴ　花　　　　　　　　　　　　　　ヘビイチゴ　果実　　果実の焼酎漬け

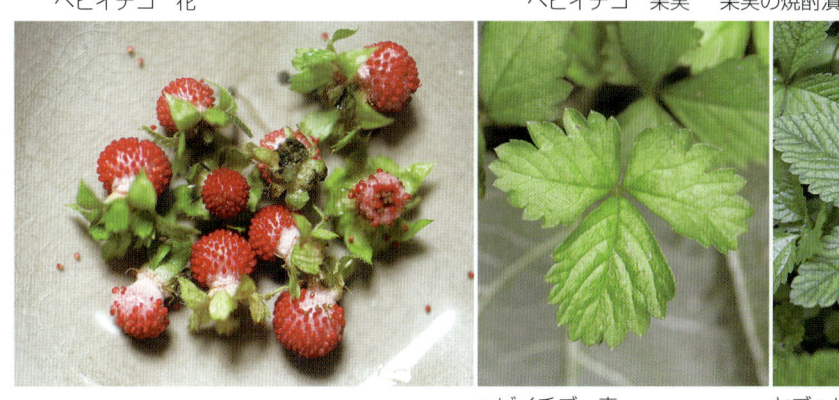

ヘビイチゴ　表　　　　　ヤブヘビイチゴ　表

ヘビイチゴ （蛇苺）

ばら科

Potentilla hebiichigo

分布：北海道～九州　　生育地：田の畦や湿った草地

●**形態**：地面を這う茎を伸ばして広がる多年草。茎が地面にふれた所から根を出して、そこから長い柄のある三出複葉が伸び出る。葉は菱形に近く、上半分に鋸歯がある。花期は4～6月で、5枚の黄色い花弁をつけて直径15mmほど。花後に、光沢のない花床が赤い球形に膨らみ、その上に皺の多い小さい果実が多数つく。毒はないが、ぬめりのあるスポンジ状でおいしくはない。よく似たヤブヘビイチゴが混生するが、こちらは花床に強い光沢があるので、立ったまま眺めてもヘビイチゴとの区別は容易。花を比べても、副萼片が花弁と同じくらいに長いので、一目で区別がつく。●**効能**：赤く熟した果実を集めて容器に入れ、度数の強い焼酎をひたひたまで注ぐ。1カ月ほどしてから布袋で果実をつぶしながら液体だけを集める。痛み、かゆみ、虫さされ、腫れ物、やけどなどに塗ると効果があるとされる。

103

あぶった葉

天ぷら

花

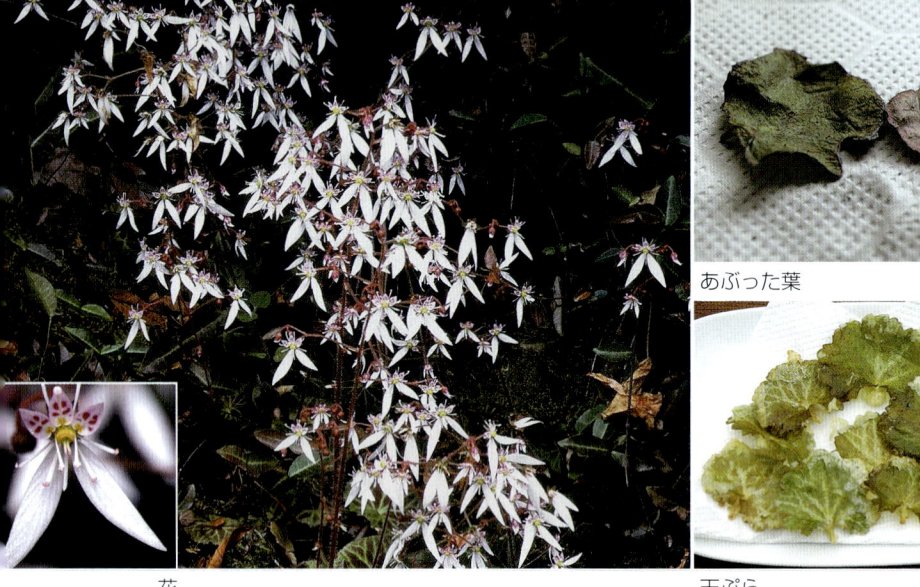

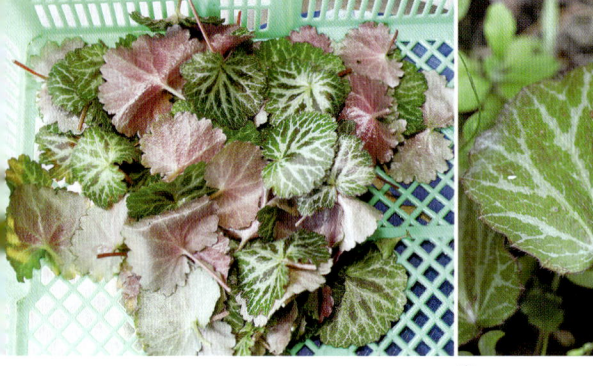

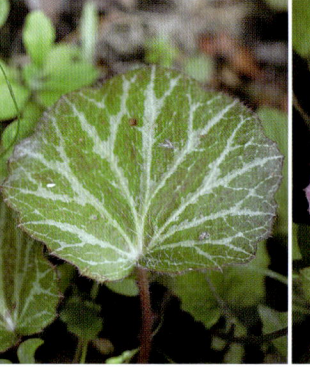

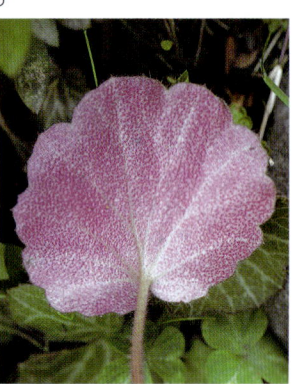

表　　　　　　　裏

ユキノシタ （雪の下） ゆきのした科

Saxifraga stolonifera　　　　　分布：本州〜九州　生育地：林内の湿地や人家の石垣など

●**形態**：常緑の多年草で、地面を這う匍匐枝を伸ばして広がる。葉は地表近くに広がるので丈は低いが、花期には花茎を40㎝ほどに伸ばす。葉は円形で毛を密生していて、表は濃緑色で白い葉脈が見え、裏は赤紫色を帯びる。花期は5〜7月、5花弁のうち上の3枚は約3㎜と小さくて濃いピンクの斑点があり、下の2枚は白色で2㎝ほどと細長い。花後に、長さ4㎜ほどで卵形の果実ができる。葉は薬用以外にも山野草としての人気が高く、主に天ぷらにされるが、高級料理の中の一品として提供される。●**効能**：(1)葉をもんで、汁を脱脂綿に吸わせて、中耳炎のときに耳に詰めると耳汁がとれる。(2)軽いむくみのあるときは、乾燥葉10gを1日量として、400mlの水で半量まで煮つめて、食前か食間に1日3回服用する。子どもの引きつけに、葉を揉んで汁を飲ませると良い（内藤本 p.260）。

花　　　　　　　　果実　　　　　すりつぶした葉

表　　　　　　　　裏

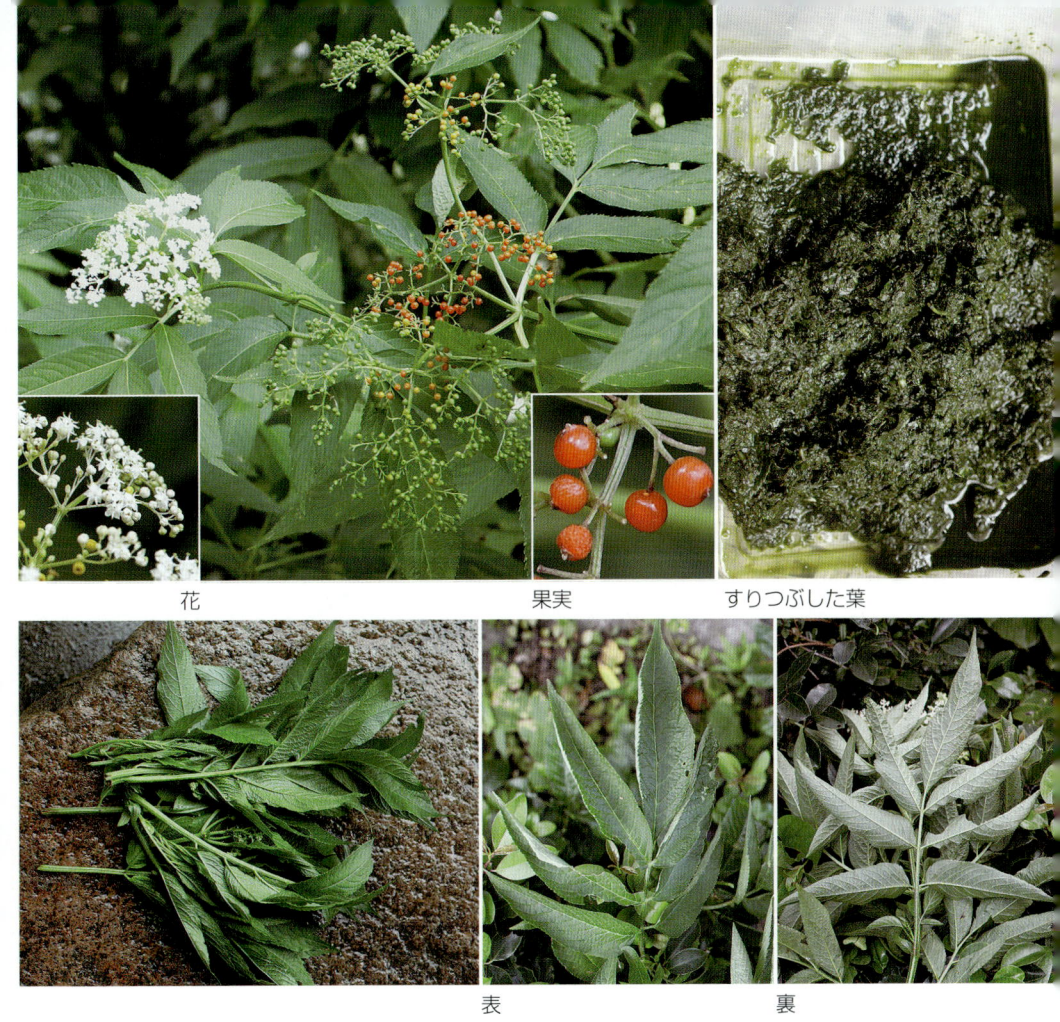

クサニワトコ（草接骨木）

Sambucus chinensis

れんぷくそう科

分布：本州以南　　生育地：山地や林縁、道端

●形態：高さ2mほどになり、木のようにも見える大形の多年草。茎は褐色がかった緑色で、葉とともに特有の臭気がある。花期は7～9月頃で、花弁が5つに裂けた直径4mmほどの白い小花を、丸い平板状に多数集めて咲かせる。果実は壺形の腺体で蜜を貯めていて、緑色、黄色、赤色と色合いを変化させながら、昆虫を集めている。花と果実は混じっていて、全体が果実になっている状態を見かけることは少ないようである。熟したものを食べると、少しだけ甘みがある。●効能：(1)葉をどろどろにつぶして汁を患部に塗ると、帯状疱疹などの痛みや腫れ物に効果がある（内藤本p.140）。このことを実証したという体験談を植物仲間からも聞いた。(2)むくみを改善する利尿剤としては、10gほどの乾燥葉を300mlほどの水で3分の1量まで煮つめて飲む。(3)神経痛やリウマチには、乾燥葉を煮出した汁を入浴剤として風呂に入れる。

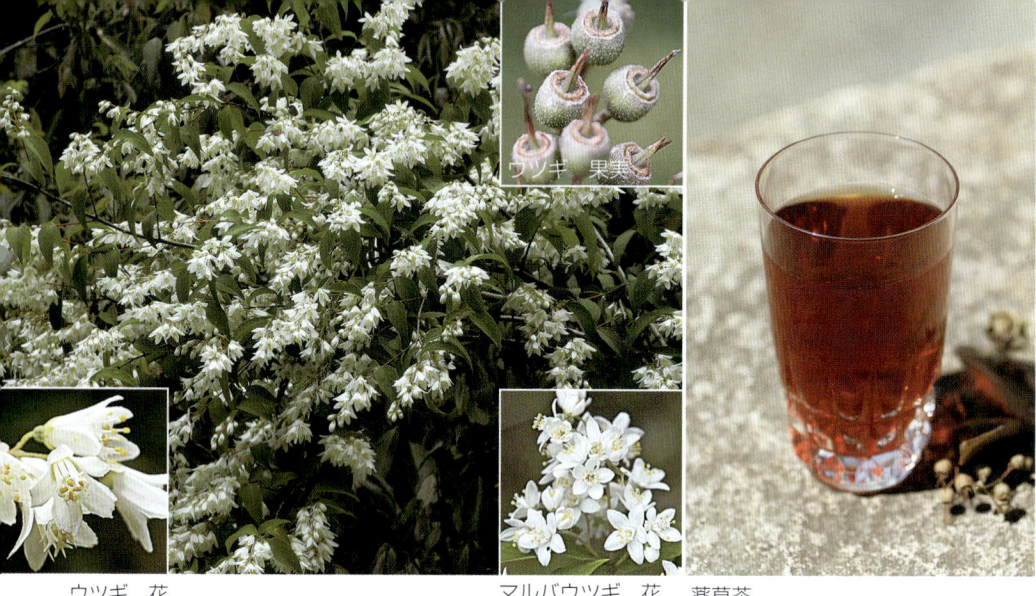

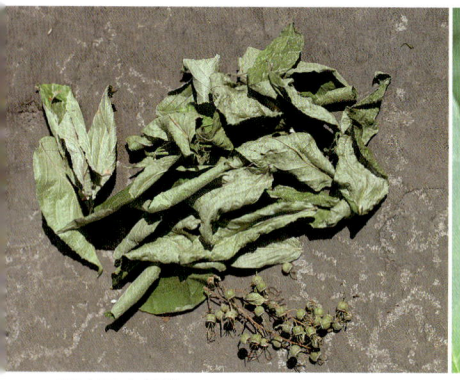

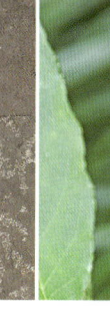

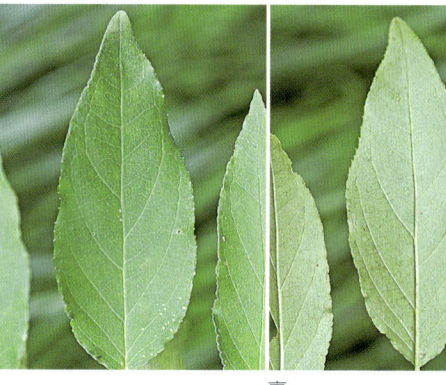

ウツギ　花　　　　　　　　　マルバウツギ　花　　薬草茶

葉と果実収穫　　　　　　　表　　　　　　　裏

ウツギ（空木）

あじさい科

Deutzia crenata

分布：北海道〜九州　生育地：山野の道端や崖地

●**形態**：高さ3m前後になる落葉低木。幹が中空なので空木。葉身は幅3㎝長さ7㎝前後の卵形〜披針形で、基部が幅広く円形〜広いくさび形で柄がある。先端がとがり、表は緑色で裏は白っぽい緑色。葉の両面はざらつく。5㎜以下の葉柄で対生する。花期は5〜6月で、細長い5枚の花弁が平開しない鐘形の花が、うつむき加減に多数集まって円錐形になる。花には香りはほとんどない。別名：ウノハナ（卯の花）。ウツギよりも普通に見られるのが、よく似たマルバウツギ。多くの区別点があるので見分けは容易。こちらの葉は中央が幅広く、花序の下の葉は無柄で茎を抱く。花は花弁が平らに開き、上向きに咲いている。●**効能**：(1)利尿薬として利用される。葉、小枝、果実を乾燥させたものを湯で煮だして飲んだ。少し渋味はあったが、薬草茶らしい風味がした。(2)腹痛の妙薬として、茎の生皮を剥いでかむと効くという（内藤本p.34）。

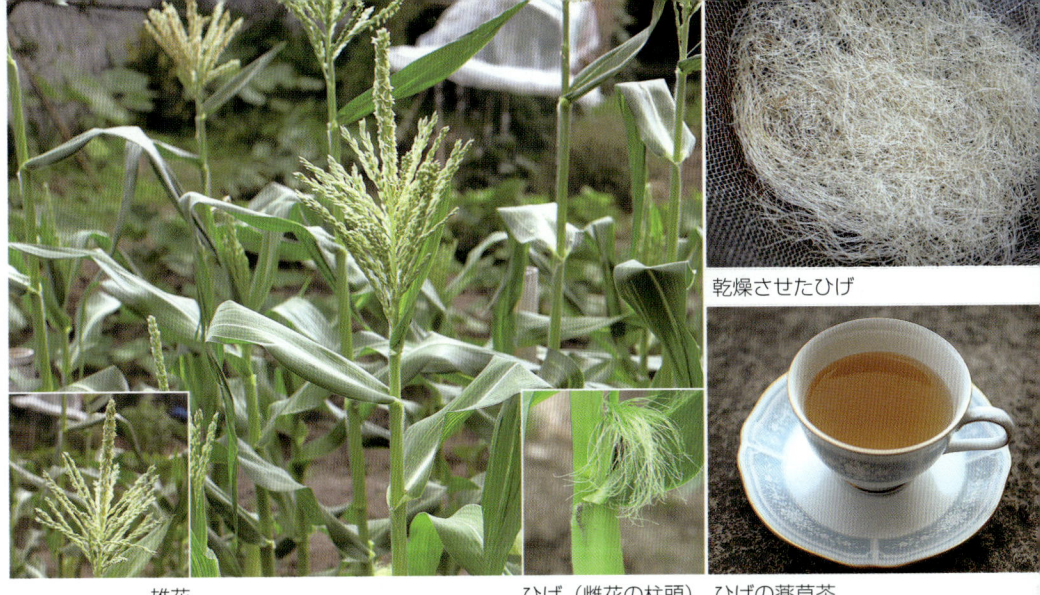

雄花　　　　　　　　　　ひげ（雌花の柱頭）　ひげの薬草茶

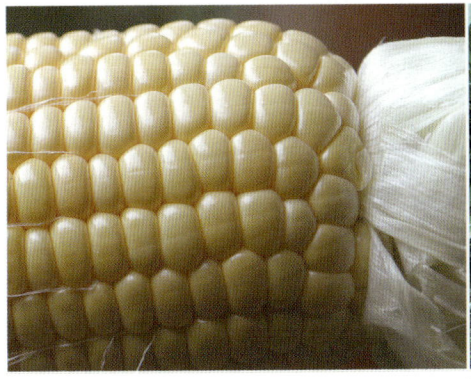

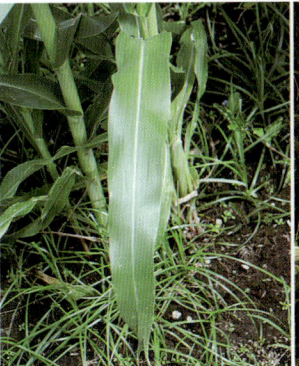

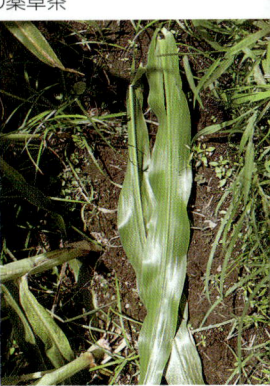

表　　　　　　　裏

トウモロコシ（玉蜀黍）

いね科

Zea mays　　　　　　分布：16世紀終わり頃に伝わりやがて全国に　　生育地：日当たりの良い畑地で栽培

●形態：高さ2m近くに生長する、雌雄同株の一年草。雄花の集まりは茎の頂上にススキの穂のように伸び出ていて、花粉を風にのせて飛ばす。雌花は下部の節のあたりにあり、全体が包葉に包まれていて、雌しべがひげの束になって外に現れている。風で運ばれた花粉を受け取って受粉すると、雌花の付け根が膨らんで種子になる。●効能：(1)種子の食べ方は、言わずもがな。醤油をつけて炭火で焼いたり、塩水でゆでたりして食べる。スープなど利用法は多岐にわたる。(2)ひげ（雌しべの柱頭）の茶。ひげを乾燥させて、茶として飲むと、薄い黄色に着色していて、ほのかに甘みがあって飲みやすい。韓国料理店で味わって以来、飲むようになった。効能は、カリウムが塩分を体外に排出するので、むくみに効果的、利尿作用がある、血糖値を安定させる、カロリーがなくダイエット茶として飲めるなど。

果実
雌花　　　　　　　　雄花　　　　薬草茶

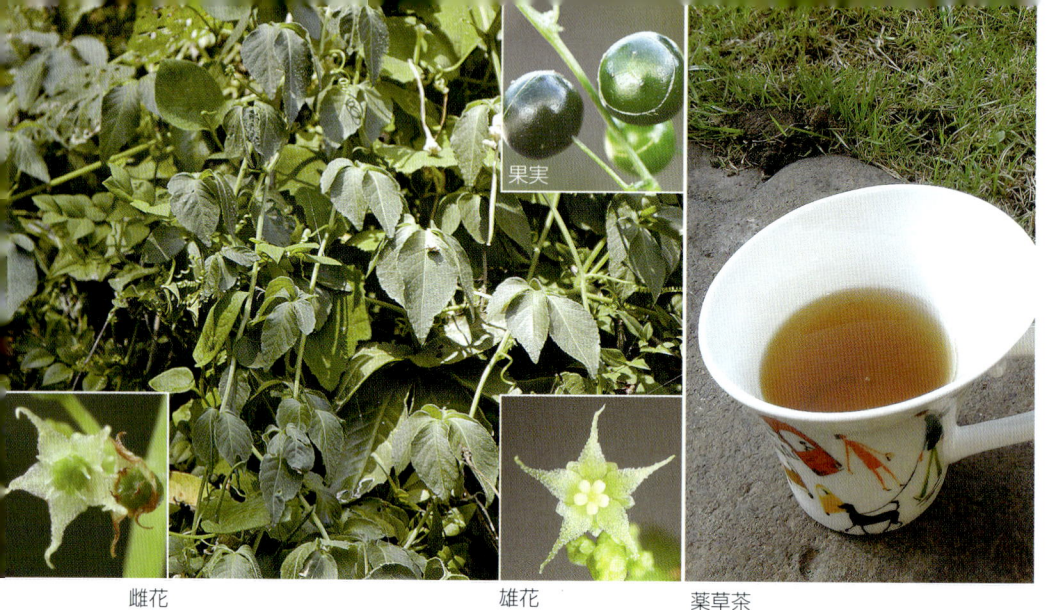

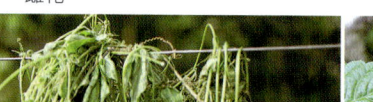

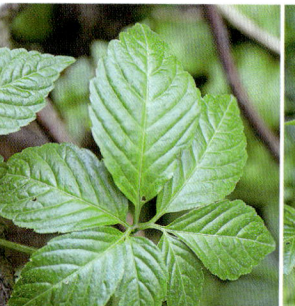

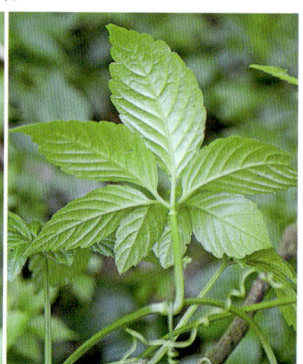

全草を乾燥中　　　　　表　　　　　　裏

アマチヅル（甘茶蔓）

うり科

Gynostemma pentaphylla　　　分布：北海道〜南西諸島　　生育地：山地の林縁や里山の藪など

●形態：多年生の蔓植物。巻きひげで他物を這い上がる。葉は5枚前後の小葉をもつ鳥足状複葉で互生し、ヤブガラシに似るが、茎が細くて葉が軟らかく、短毛があることで区別できる。花期は8〜9月頃で黄緑色、花弁の先は伸びてとがる。果実は直径7mmほどの球形で黒緑色に熟す。1980年前後、学者か誰かが、アマチャヅルは鎮静効果のあるサポニンを多く含み、効果は朝鮮人参並みと報じたことがきっかけで、アマチャヅルの飲用と栽培が大流行した時期があった。その頃の民家に大量のヤブガラシが干してあるのを見かけたが、毒にはならないだろうと見過ごしておいた。注目されたほどの効果がなかったのか、割と早くブームは去った。●効能：ストレス性疾患、肩こり解消などに良いという。全草を採集して陰干しにし、刻んで茶のようにして飲んだら少し苦みがあった。苦いものの方が、多くのサポニンを含むといわれている。

あぶった葉

花　　　　　果実　　　薬草茶

表　　　　　裏

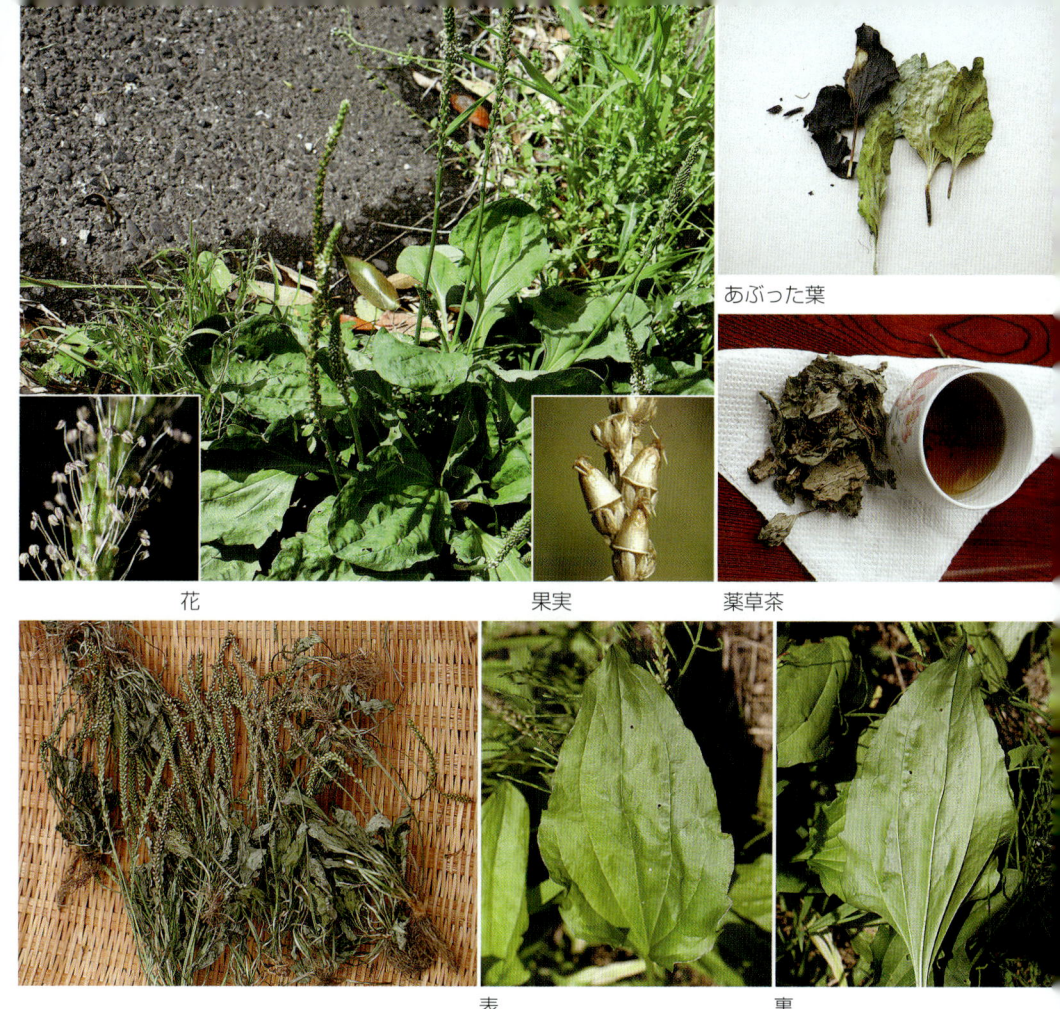

オオバコ（大葉子）

Plantago asiatica

おおばこ科

分布：全国　生育地：草丈の低い植物が生えている場所

●**形態**：校庭や公園など、どこでも見かける多年草。草丈の高くなる草が生えにくい場所を選んで生育する。日光が得られる代わりに、しばしば踏みつけられることになるが、その対策はもともと備わっている。茎は短く地面に埋まり気味で、節の間隔が短く、葉柄の中には丈夫な筋が通っており、地面と平行に葉を伸ばしているので折れにくい。春から秋にかけて、花茎の先に白い花が穂状に咲く。果実は楕円体で、熟すと先端部が帽子のようにとれて、平たい小さな種子がこぼれる。種子の表面は粘りけがあって、湿ると靴底等にくっついて運ばれ、分布を広げていく。●**効能**：(1)膿が出る腫れ物には、葉を火であぶってよく揉み、患部に張り付けると治る。(2)夏に全草を採集し、洗って天日干しして保存しておく。煎じて茶のように飲むと、消炎、利尿、下痢止め、胃腸に良い（内藤本 p.45）。

花　　　　　　果実　　　　薬草茶

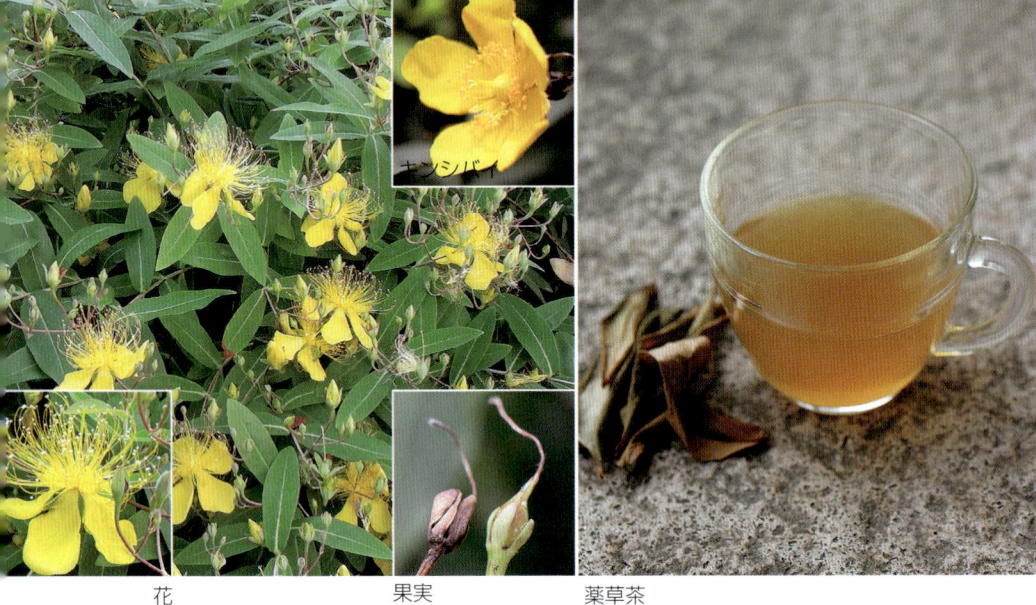

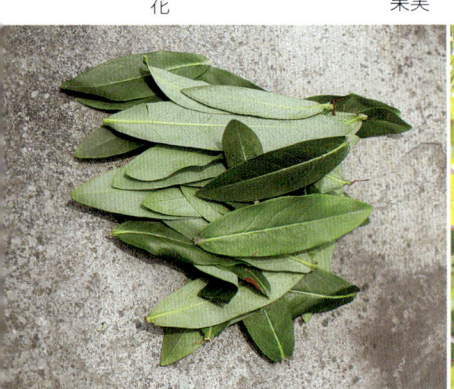

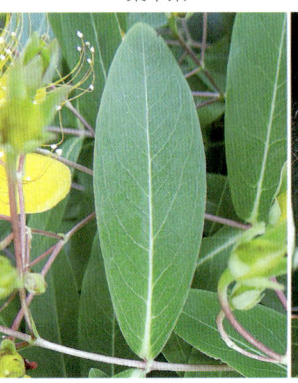

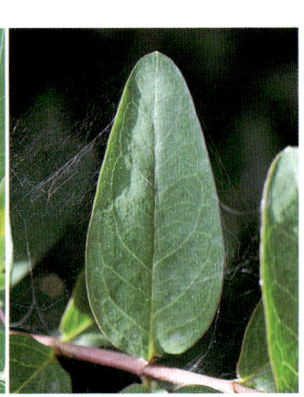

表　　　　　　　裏（キンシバイ）

ビヨウヤナギ（美容柳、未央柳） おとぎりそう科

Hypericum monogynum　　　分布：江戸時代に中国から渡来　生育地：公園や人家の生垣として植栽

●**形態**：高さ1.5m前後の半落葉低木。葉は幅25mm長さ5cmほどの長楕円形で中央部が最も幅広く、十字対生する。葉は軟らかくて鋸歯はなく、基部が茎を抱く。花期は5～7月、直径5cmほどで鮮やかな黄色の5弁花が多数咲き、長い雄しべが多数ついているのが特徴。これら多くの雄しべは5つの束に分かれていて、雌しべの先端は5つに裂けている。一見よく似た感じの植物にキンシバイ（金糸梅）があるが、こちらは葉が披針形で基部が最も幅広く、普通に平面的に対生し、花は小ぶりで雄しべが長くないので区別は容易である。●**効能**：全草に消炎、利尿、鎮痛の効果があるとされる。(1)全草を煎じて飲むと、腎臓結石を下すのに特効があるという。婦人病の聖薬としても利用されているという（内藤本p.215）。飲んでみたら、さっぱりした味で飲みやすかった。(2)虫さされには、葉をもんで汁を患部につけると効き目があるという。

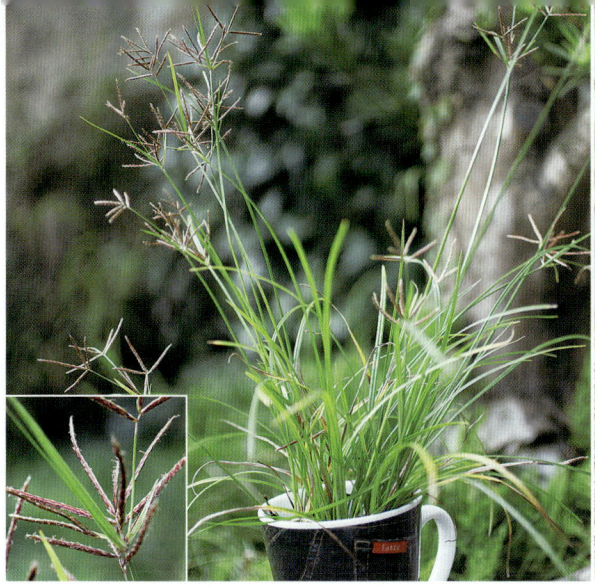

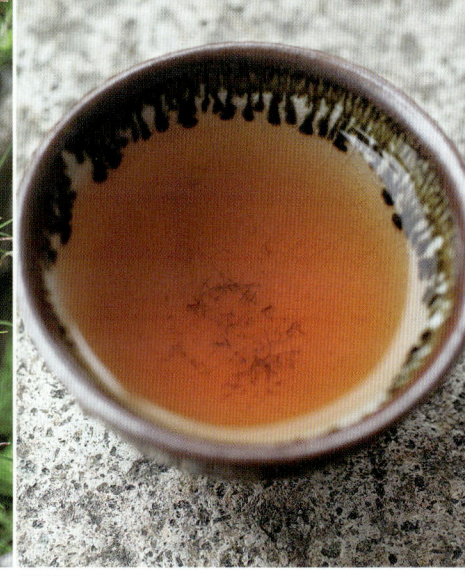

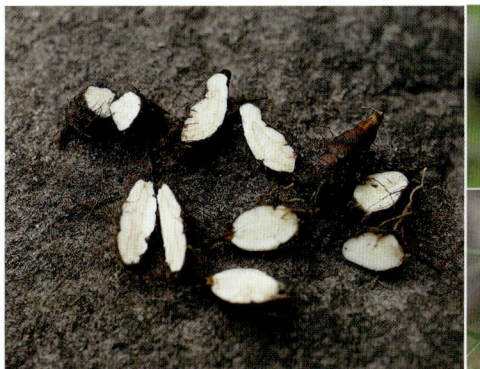

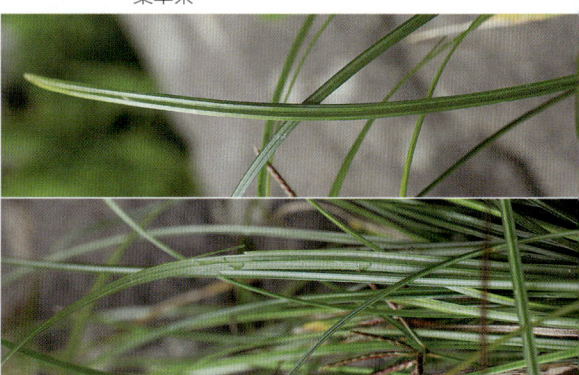

花穂　　　　　　　　　　　　薬草茶

地下茎　　　　　　　　　　　表（上）と裏（下）

ハマスゲ（浜菅）

かやつりぐさ科

Cyperus rotudus

分布：本州〜九州　生育地：畑や道端、アスファルトを突き破る

●形態：高さ30cm前後で、ほぼ一年中目につく多年草。草丈が低くて藪になるようなことがないので、たいして気になる雑草ではないが、絶やしたいと考えている人にとっては、かなり手ごわい相手である。地下に紡錘形の根茎があるので、地上部をどんなに注意深く引いても、プツリと切れる。ヘラかコテを使って地面を掘り返すしか手はない。また、新芽が伸び進む力は強力で、アスファルトで覆っても、突き破って顔を出すほどである。葉は幅3mm長さ15cmほどで、強い光沢があってざらつかない。初夏から秋にかけて花茎を伸ばし、3枚の苞の上に花序をつける。小穂は長さ2cmほどの線形で、赤褐色。●効能：薬草としては古くから知られていて、正倉院の所蔵物の中にもあるという。生薬名は香附子（こうぶし）で、健胃、浄血などに根茎が用いられる。根茎を乾燥させて茶にして飲んだら爽やかな香味があった。

花　　　　　　　　　　　　　　　　　お浸し

表　　　　　　　　裏

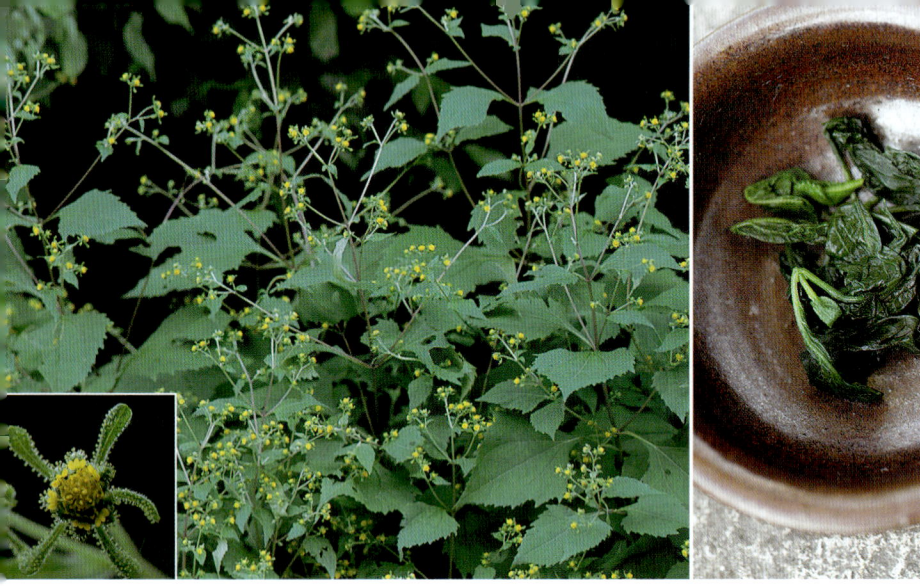

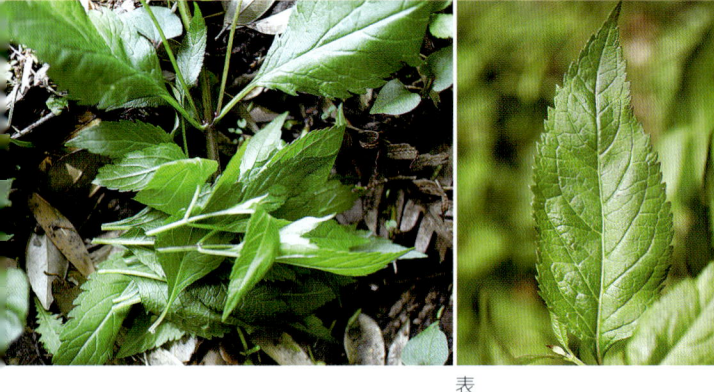

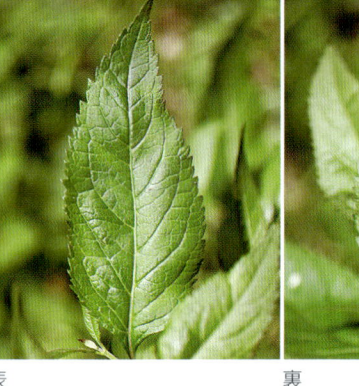

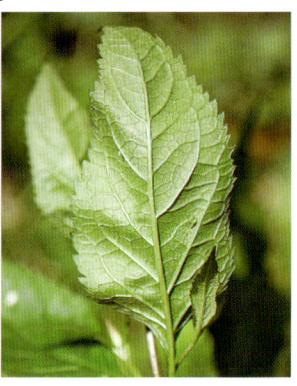

コメナモミ（小雌菜揉み）

きく科

Sigesbeckia glabrescens

分布：全国　生育地：山野の路傍や荒地

●**形態**：高さ1mほどになる一年草で、茎は紫褐色を帯びる。茎と葉柄、花柄には白い毛がついているが、表面に沿っていて、開出毛ではない。べとつく腺毛もない。葉には不規則な鋸歯と翼があり、卵形で対生する。花期は秋で、茎の頂に黄色の3裂する舌状花と5裂する筒状花が集まって咲く。花の外側には、べとつく腺毛をつけた5個の総苞片が長く突き出ている。仲間のメナモミは、上部の茎などに柄のある腺毛がびっしりつく。これらの枝が3叉に分岐するのに対して、茎の上部で2叉に分かれていくツクシメナモミが九州以南にある。●**薬効**：全草を水洗いし、陰干しして乾燥させ刻む。有効成分はジテルペノイドほか。(1)血圧降下には、1日量約10gを600mlの湯で、半量になるまで煎じて服用すると良いという。(2)沖縄ではツクシメナモミを痛風草と称していて、茶のようにして飲むと、痛風に一発で効くといわれている。

薬草茶（ヨモギ茶）

花　　　　　　　　　　　　　　　　もぐさ

表　　　　　　　　　裏

ヨモギ（蓬）

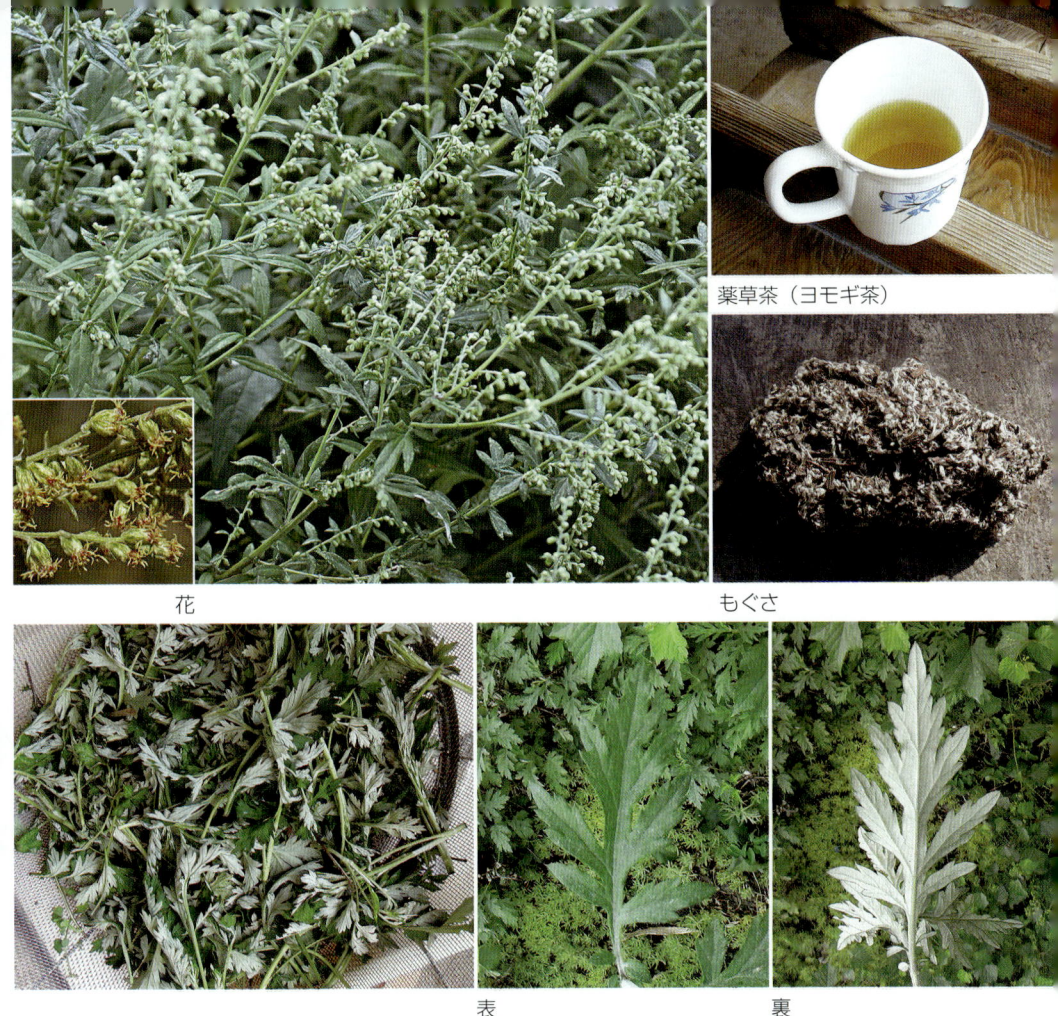

きく科

Artemisia indica var.maximowiczii

分布：全国　生育地：日当たりの良い原野や道端

●**形態**：高さ1m前後になる多年草。葉は幅4cm長さ8cm前後で左右が4つほどに深く切れ込むが、春季の葉に比べて秋季の葉の切れ込み具合は細かくて、若草摘みをした春の頃の、あのヨモギと同じだろうかと疑われるほどに変身する。花期は9～10月で、風媒花なので花は地味で目立たず、大量の花粉を飛ばす。花粉症の原因植物のひとつともされる。●
効能：(1)お灸に使うもぐさは葉の裏側の腺毛を採集したもの。自家用には、枯れた葉を集めて両掌の間で強く揉みながら、硬い部分を取り除き、粉を吹き飛ばしていくと、それらしきものができ上がる。(2)成分に止血作用があるらしいので、葉を強くもんで、汁と葉を傷口に押し当てておく。切り口が大きくなければ短時間で止血できたものである。(3)若い芽や葉を生のまま、または天日に干して、茶のようにして煎じて飲むと、健胃、腹痛、下痢、貧血などに効果があるとされる。

花　　　　　　　果実　　　　薬草茶

花穂　　　　　　　表　　　　　　　裏

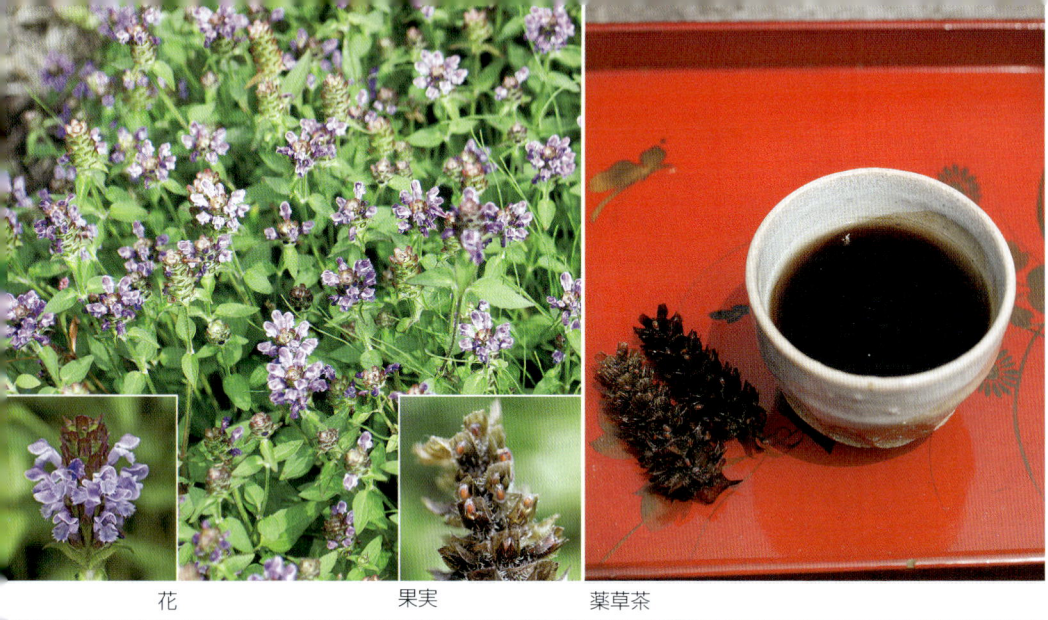

ウツボグサ（靫草）

しそ科

Prunella vulgaris subsp.asiatica

分布：全国　生育地：山地の草地

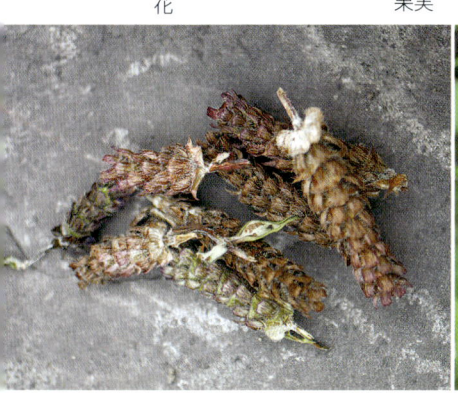

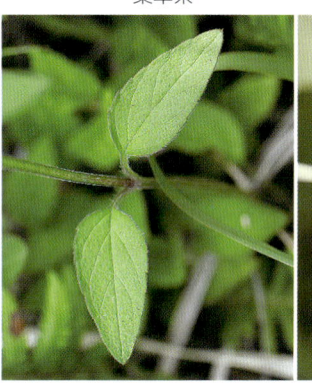

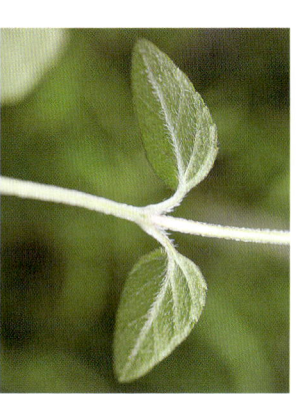

●**形態**：高さ30cmほどの多年草。茎は四角形で、地下茎を伸ばして殖える。葉は、長さ4cm前後の披針形で対生し、白っぽい毛が密生している。花期は6〜7月で、茎の先端に唇形をした青紫色の花を、長さ5cm前後の穂状に咲かせるが、真夏には花穂が枯れるので、別名をカコソウ（夏枯草）という。花後、枝を四方に盛んに伸ばして大きな株になる。知らぬ間に周囲の草むらにも広がったりして、栽培しやすい植物である。●**効能**：花が枯れて穂が茶色になったら、切りとってよく乾燥させる。(1)利尿剤として、茎と葉を刻み、熱湯で煮だして茶のように飲用する。いわゆる薬草の風味で、くせがなく飲みやすかった。(2)花、葉、茎を陰干しして煎じて飲めば、驚くほど膀胱炎によく効くという（内藤本p.34）。(3)口内炎やへんとう炎には、煎じた汁でうがいをすれば良いという。(4)若葉を天ぷらにした。くせのない味で食べられた。

天ぷら

花　　　　果実　　　薬草茶

表　　　　裏

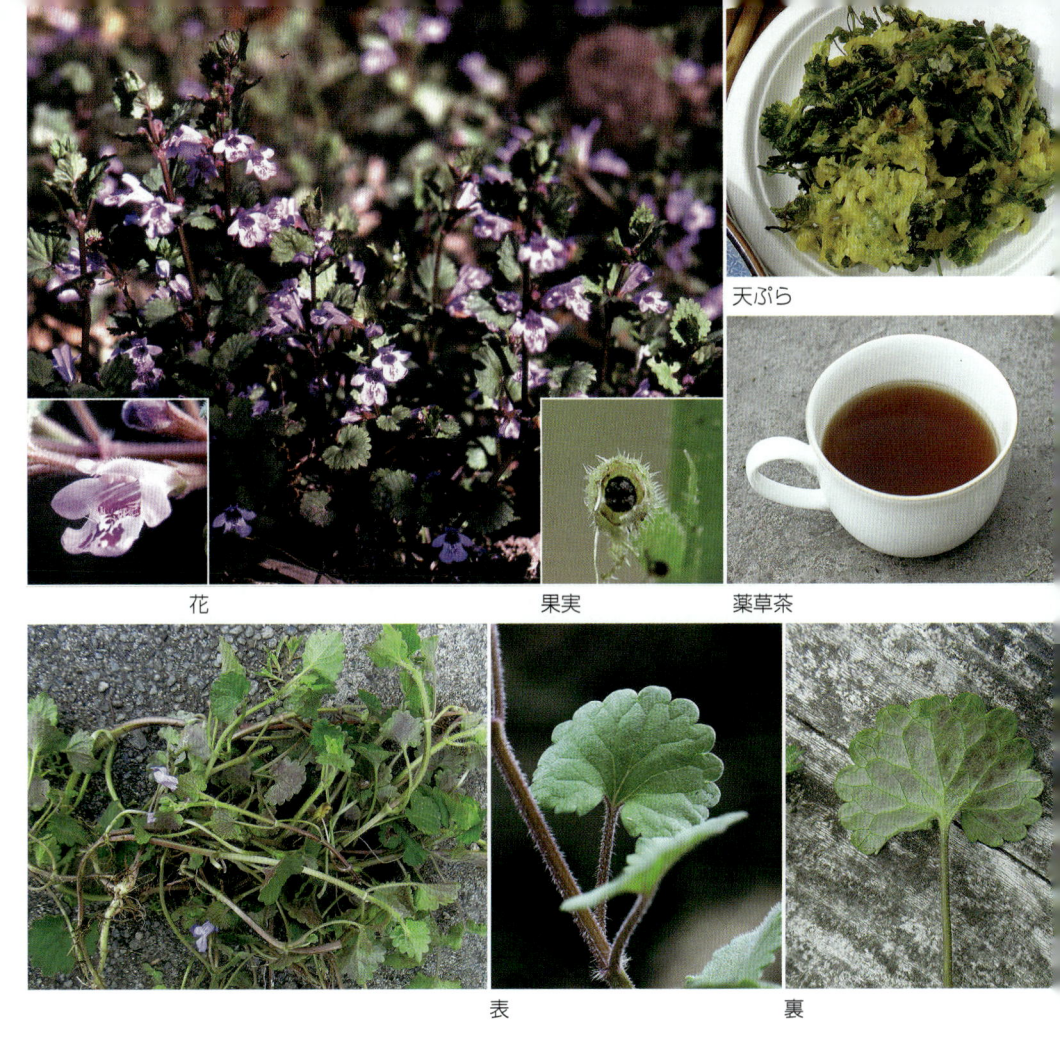

カキドオシ（垣通し）

しそ科

Glechoma hederacea var. grandis　　　分布：日本全土に広く自生　　生育地：荒畑や土手、草地などの日なた

●**形態**：茎の断面は四角形で、長さ1m以上にもなって地面を這っている。所々から起き上がっている枝は高さ30cm前後になる。葉は対生し円腎形で、縁に浅い鋸歯がある。花弁は淡紅色の唇形で下唇には紅紫色の斑紋がある。最近の健康食ブームにのって、茎や葉を乾燥させて細かくしたものを、お茶代わりに飲めば健康維持、ダイエットに良いとして、各地の特産品売り場などで見かける。●**効能**：1日量として、乾燥させた全草10gに水600mlを加え、水量が半分になるまで煎じる。3回に分けて飲む。苦味が強くなく飲みやすい。(1)利尿、消炎薬として、胆道・腎臓・膀胱の結石などに用いる。(2)血糖降下作用が強く、糖尿病治療にも応用できることが、日本生薬学会で発表された。(3)小児の疳には、蜂蜜で甘みをつけて飲ませる。(4)生葉を揉んで出血した患部につける。ヨモギと一緒に揉んで使うと、さらに効く（内藤本p.55）。

花　　　　　　　　果実　　　薬草茶

表　　　　　　　裏

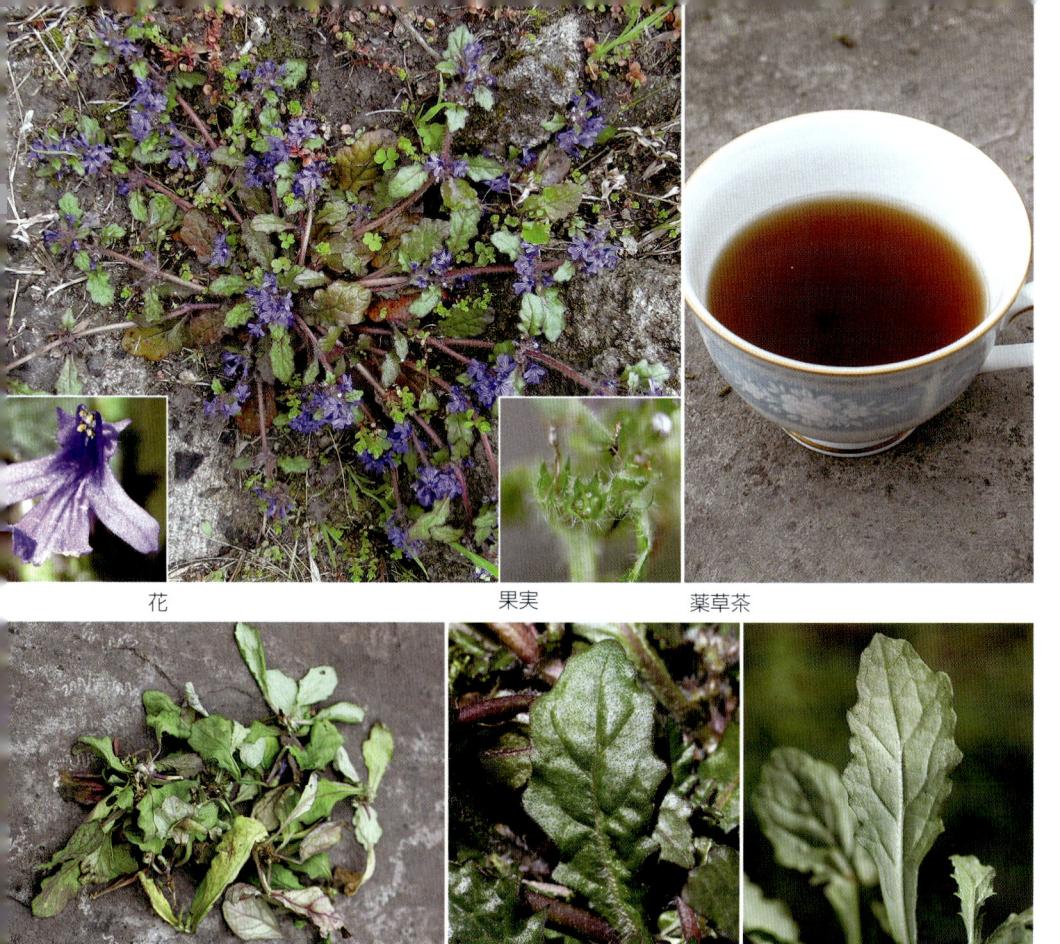

キランソウ （金瘡小草）

しそ科

Ajuga decumbens

分布：本州～九州　生育地：日当たりの良い石垣や道端

●**形態**：一年中見られる多年草で、石垣の間やその下の地面に、這うように広がっている。茎につく葉は倒披針形で、全体に細毛があって対生する。葉の裏は通常紫色。春に、直径1cm程で濃い紫色の唇形の花を咲かせる。下の花弁は3裂して大きく開き、上の花弁は2つに裂けている。萼は深く5裂して毛がある。果実は長さ1.5mmほどの球形で、4個に分かれている。●**効能**：4月ごろ全草を採取し、水洗いして天日でよく乾燥させる。1日量として、15gほどを水500mlで3分の1量になるまで煎じて、3回に分けて飲む。苦味が強い。(1)咳どめ、痰をとる、解熱、健胃、下痢止めに効く。(2)ウルシかぶれに液を塗る。(3)虫さされに、葉を揉んで汁をつける。(4)腫れ物や打撲には、火であぶって軟らかくなった葉や茎を、紙に広げて張り付ける。(5)筋肉が凝ったとき、葉を揉んで張り付けると、熱を下げて良い（内藤本 p.80）。

花　　　　　　　　　　　　　　果実　　　果実酒（忍冬酒）

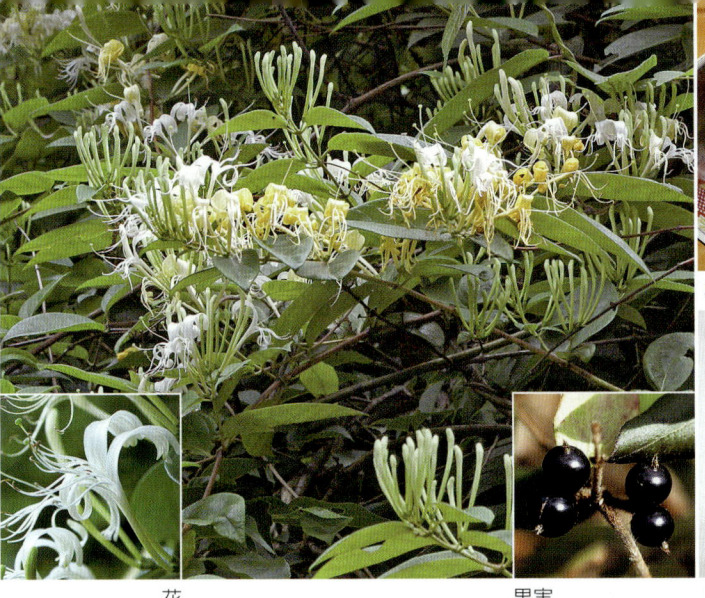

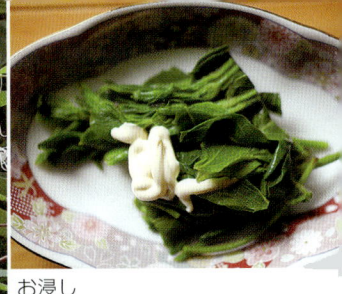

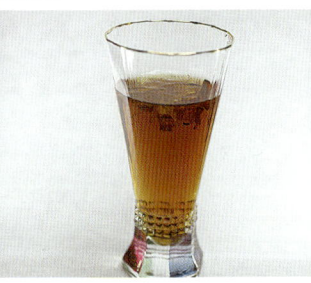

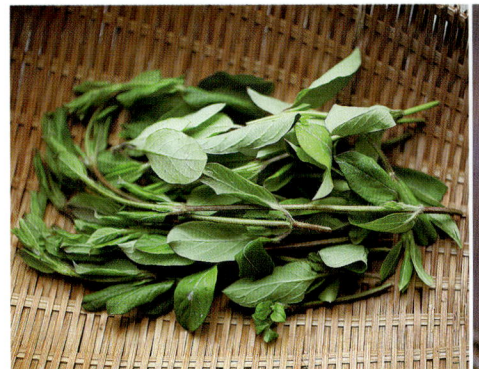

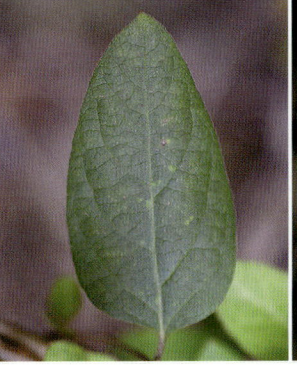

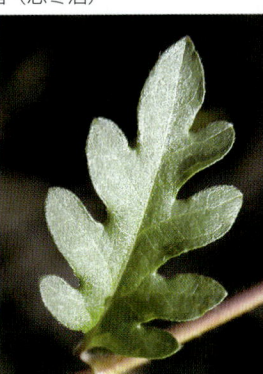

お浸し

表　　　　　　　　若株の葉

スイカズラ（吸い葛）　　　　　　　　　　すいかずら科

Lonicera japonica　　　　分布：全国　生育地：山野や空き地などで他物に巻きつく

●形態：常緑の蔓性木本。枝には毛が多く、葉は幅2cm長さ4cm前後の卵形〜長楕円形、5mmほどの葉柄で対生する。花期は5〜7月で、周囲に上品な芳香を漂わせて、その存在に気づかせる。花弁は上下2つの唇状に分かれていて、上の花弁はさらに4裂する。色は初め純白でのち黄色に変化し、2色が混在する場合が多く、金銀花とも呼ばれる理由になっている。果実は5mm前後の球形で、秋以降に黒く熟す。●効能：(1)タンニンやフラボノイドを含むので、お茶として飲むことで、利尿、風邪の発熱抑制、口内炎や神経痛などの改善に効果がある。(2)若葉を長くゆでて、十分に水にさらして食べた。苦味が強い部類に入る。(3)忍冬酒：5月に花を摘んで、適量の砂糖とともに焼酎に漬けた。徳川家康が愛飲したことでも知られ、利尿作用があり、膀胱炎、腎臓病、各種の皮膚病、強壮、強精にも効き目があるとされる。

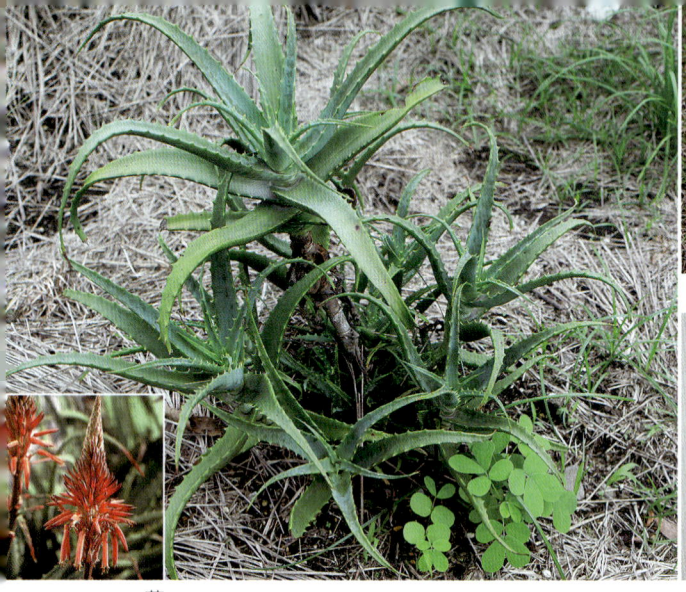

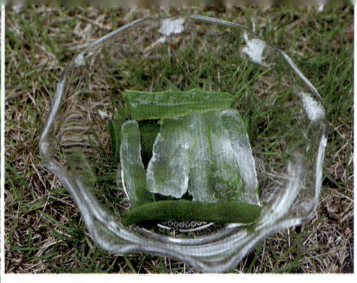

葉肉を生食

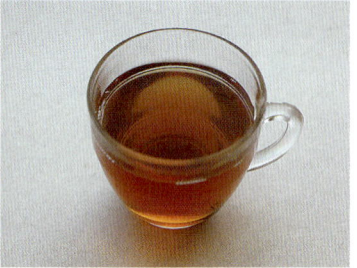

薬草茶（アロエ茶）

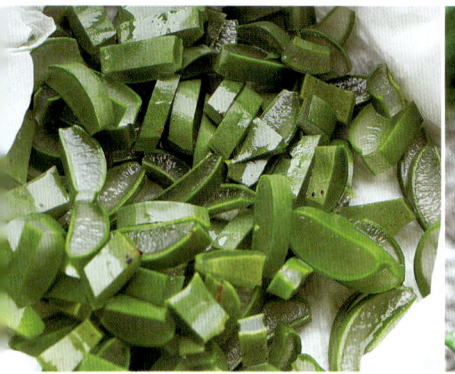

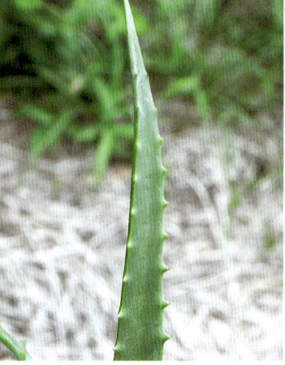

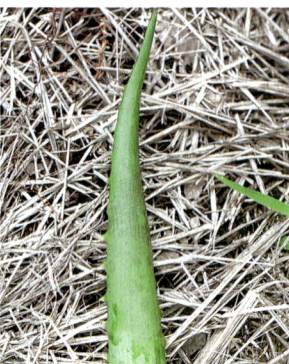

刻んで乾燥中　　　　　表　　　　　裏

キダチアロエ（木立蘆薈）

つるぼらん科

Aloe arborescens　　　　　分布：アフリカ原産、太平洋側に繁殖　生育地：人家で栽培されている

●形態：アロエは多肉植物で、仲間は300種類ほどある。キダチアロエは昔から見かけたものだが、最近はアロエベラという大形の種類も身近で栽培されているようだ。後者は前者の10倍近くの大きさで、可食部分の量が多いが、寒い気候には不適らしい。●効能：「医者いらず」と称されるほどの薬効があるようだ。⑴葉を生のまま縦長に半分に切り、透明な部分をすくいとって生食する。二日酔い、風邪防止、消化不良、胃炎などに効く。胃腸の動きを活発にして、便秘を解消する。1日の最大量は50ｇ。⑵アロエ茶。葉を薄く輪切りにして天日乾燥させたものを、煮出して茶のように飲む。健胃、便秘の改善に効き、ダイエット効果もあるという。⑶水虫には、葉をミキサーにかけたものをガーゼに包んで、患部に当てる。⑷やけどにつけると、10分ほどで痛みが止まって、数回塗るとあともなく治る（内藤本p.2）。

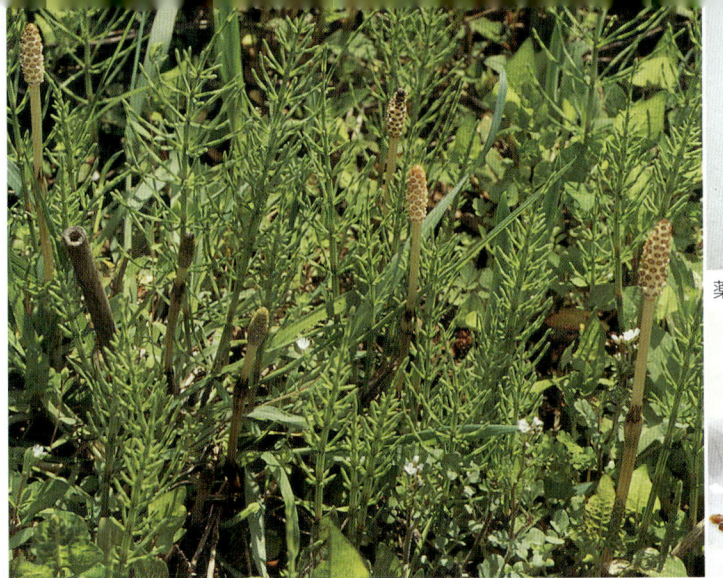

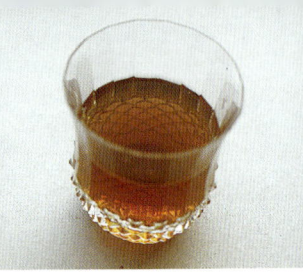

薬草茶（スギナ茶）

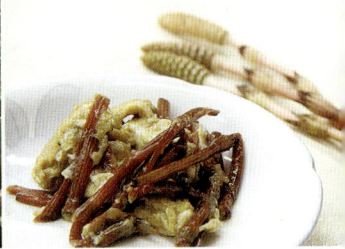

ツクシの卵とじ

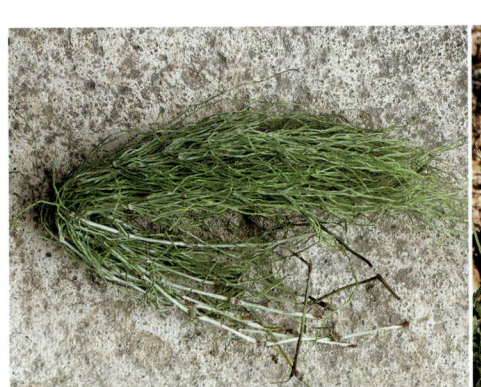

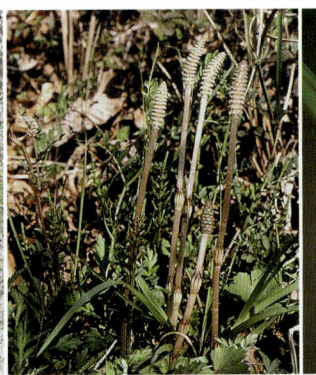

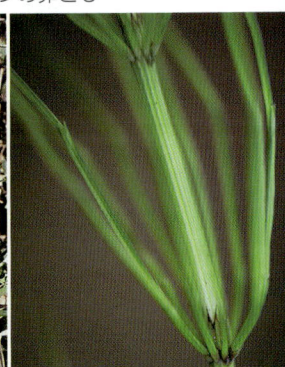

全草を乾燥　　　　　　つくし（胞子茎）　　　茎と葉

スギナ（杉菜） とくさ科

Equisetum arvense　　　　　　　　分布：北海道〜九州　生育地：山野や田畑の土手、湿地など

●形態：早春の南向きの暖かい土手に、他に先駆けてツクシ（土筆）がヒョッコリと穂を出している。それが胞子をまき終えてしおれる頃、同じ場所に生えてくるのがスギナで、高さ30cm前後の多年草。前者は繁殖専用の胞子茎で、後者は光合成専門の栄養茎。ツクシの食べ方は前著で書いたが、スギナも昔から重宝されてきた。最大の特徴は「ミネラル成分の豊富さ」で、野菜でその代表格とされるホウレンソウの数倍含まれているという。

●効能：(1)スギナを刈り取って乾燥させたものは利尿作用があるなど、生薬としての効用は昔から伝えられている。(2)スギナ茶は身体のコンディションを整える効果があるといわれる。最近では、花粉症に対して効能があるとの発表もある。(3)スギナの乾燥葉を湯に入れて入浴すると、アトピー性皮膚炎や、ウルシかぶれなどを和らげる効果があるという。

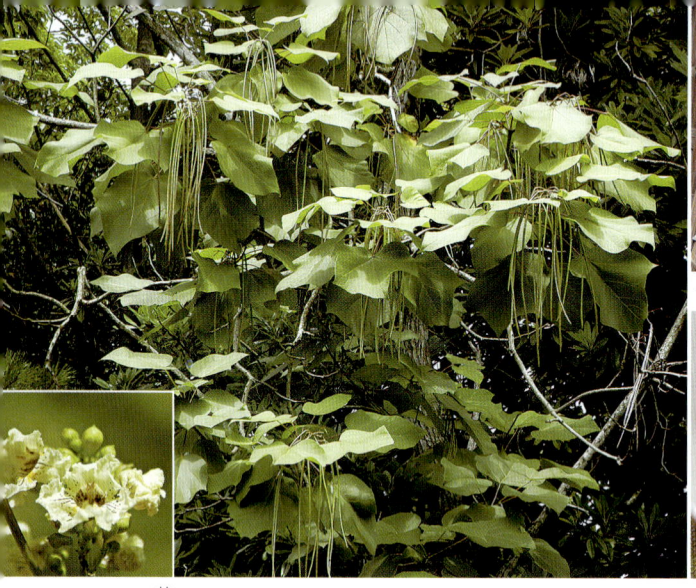

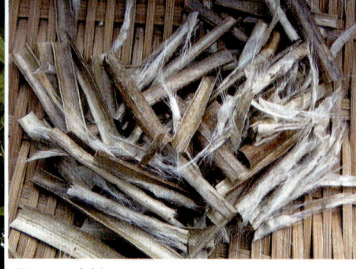

干して刻む

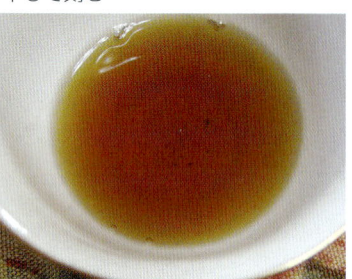

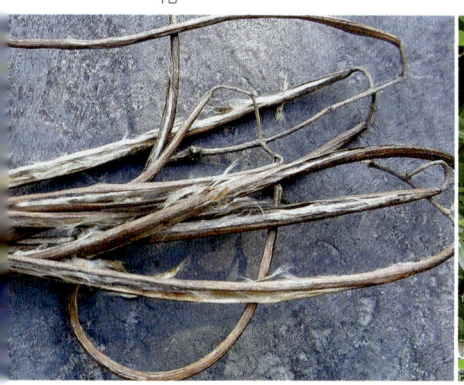

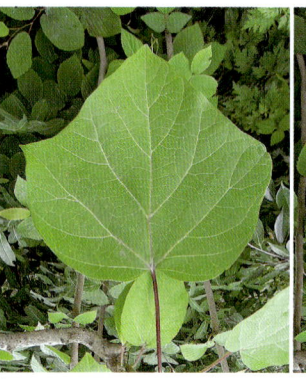

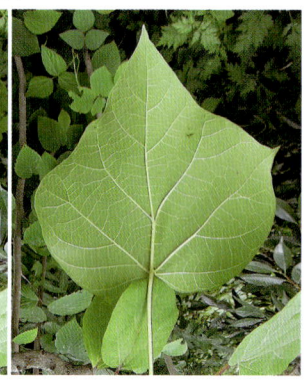

花

薬草茶

表

裏

キササゲ（木大角豆）

のうぜんかずら科

Catalpa ovate　　　分布：中国原産の帰化植物　生育地：各地の湿地などに野生化、植栽

●形態：見かけるのはせいぜい高さ3mほどだが、直径50cm高さ15m超にもなるらしい落葉高木。葉は直径20cmほどの広卵形で、浅く3〜5に切れこんで全縁、基部はハート形。葉柄は長く20cm近くあり、付け根に濃紫褐色の蜜腺がつく。花期は5〜6月で、黄白色の花弁の内側に紫色の斑点のある花を、10個ほど円錐形に咲かせる。果実は長さ30cmほどの線形で、1カ所からまとまって10本ほど垂れ下がる。種子は両端に白毛のついた長さ1cmほどの平らな長楕円形で、莢が割れて種子が風に飛ばされる。茶花では、子孫繁栄の意味を込めて、果実を12月末〜1月初めにかけて利用する。●効能：利尿剤としての作用がとても強く、腎炎やネフローゼによるむくみやタンパク尿をおこしたときの利尿剤として効くという。乾燥した果実を2cmほどに刻み、1日量10gを水0.5ℓで半量にまで煮つめたものを、1日3回に分けて食間に服用する。

黒焼き梅干し茶

花　　　　　　　　　果実　　　　梅肉エキス

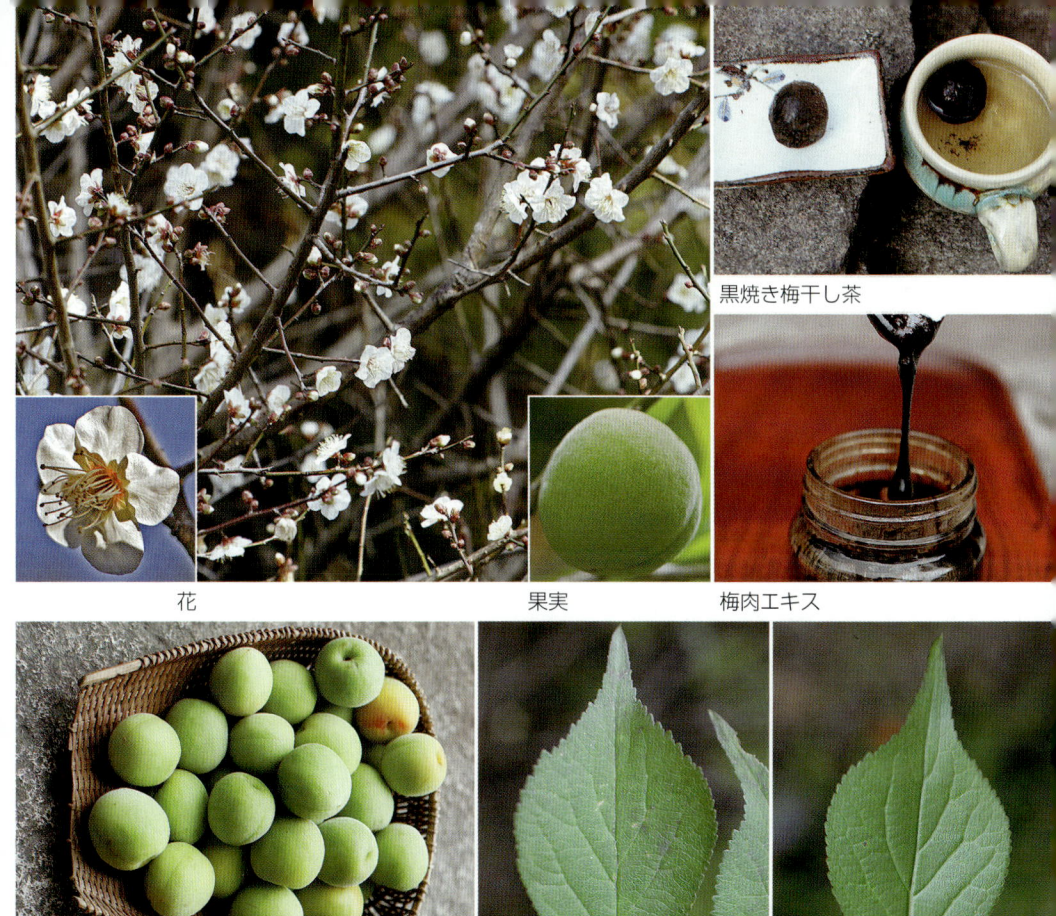

表　　　　　　　裏

ウメ（梅）

Prunus mume

ばら科

分布：中国原産、全国で植栽　生育地：庭や梅園に植栽

●形態：解説の必要のないほどの植物。万葉集にも多く詠まれている。●効能：昭和20～30年代の我が家で、父が絶やすことなく作り続けた自家製の秘薬が、父の称する「梅エキス」だった。これには度々お世話になった記憶があるが、腹痛の特効薬だった。おやつなどない時代だったので、水飴のように糸を引く「梅エキス」を箸に巻き付けて、密かに舐めたが、ものすごく酸っぱかった。⑴梅肉エキスの作り方：①数百個の生梅をきめ細かいおろし金ですり下ろす。②途中で水をかけながら梅肉を木綿の布袋で十分に濾す。③濾液を弱火で煮つめればでき上がり。真っ黒くて粘りの強い液体が「梅エキス」である。⑵手足にとげがささったとき、梅干しの皮をすりつぶして、患部に厚めに塗って固定しておけば、自然に抜けるという。⑶風邪薬として、梅干しの黒焼きに熱湯を注いで飲めば、発汗作用が促進されて早く治る。⑵⑶は内藤本 p.35。

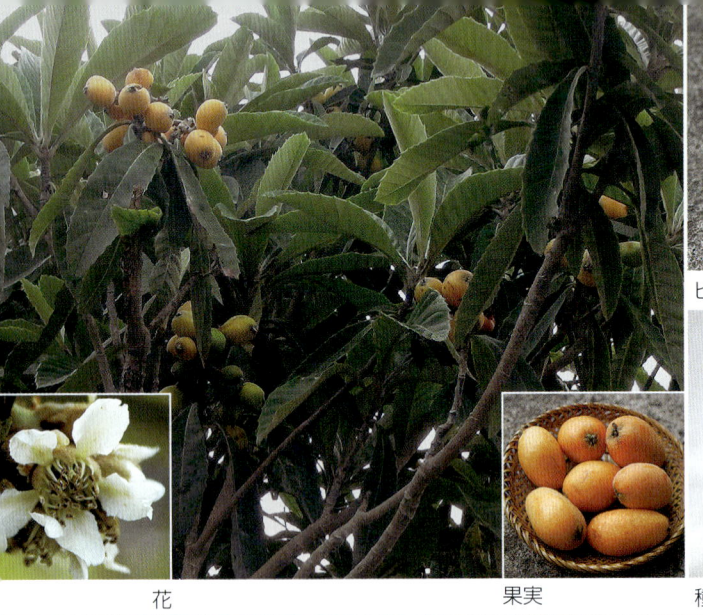

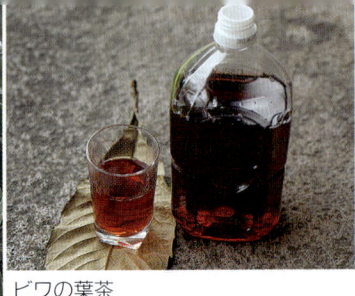

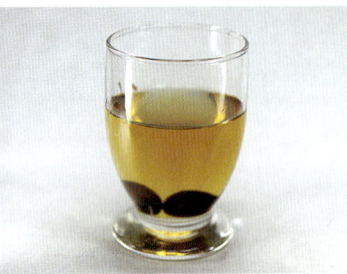

花　　　　　　　　　　　果実　　　　　　　ビワの葉茶／種子の焼酎漬け

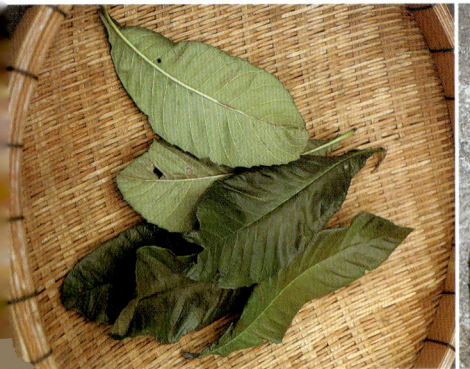

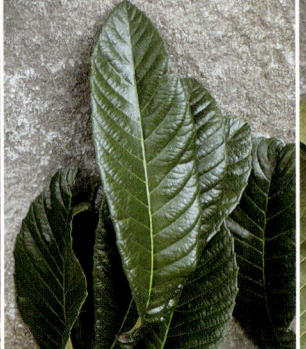

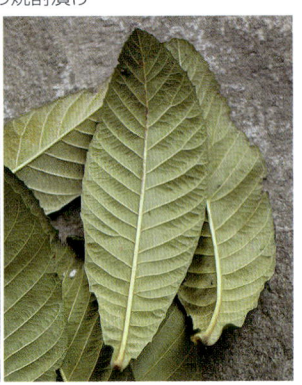

葉裏の毛を落として乾燥　　　表　　　　　　　裏

ビワ（枇杷）
ばら科

Eriobotrya japonica　　分布：中国南西部原産、古代に日本に伝来　　生育地：長崎・千葉・鹿児島県など温暖な地で栽培

●形態：高さ5m前後の常緑小高木。葉は長さ20cm前後の長楕円形で、厚くて硬く、表面は波打っていて、短い柄で互生する。花期は11〜2月で、甘い芳香を発する地味な5花弁の白い花を咲かせる。果実は5〜6月に熟し、黄橙色の楕円体で長さ6cm前後になり、全体が薄い産毛に覆われている。数個収まっている種子が大きいので、食べられる果肉部分は全体の3割ほどである。鹿児島では、桜島の降灰や鳥類の食害から果実を守るために袋掛けされていることが多く、遠目には、何かの白い花が満開かと見まちがうことがしばしばである。●効能：(1)ビワの葉茶。硬い成葉を採取して、裏にたくさん付いている毛を洗い流す。天日に数日干してから細かく砕いたものを、多量の湯で煮だして、煮汁を茶のようにして飲む。糖尿病予防や高血圧の改善、アレルギー改善に効果があるとされている。(2)種子を焼酎に漬けて、果実酒にする。

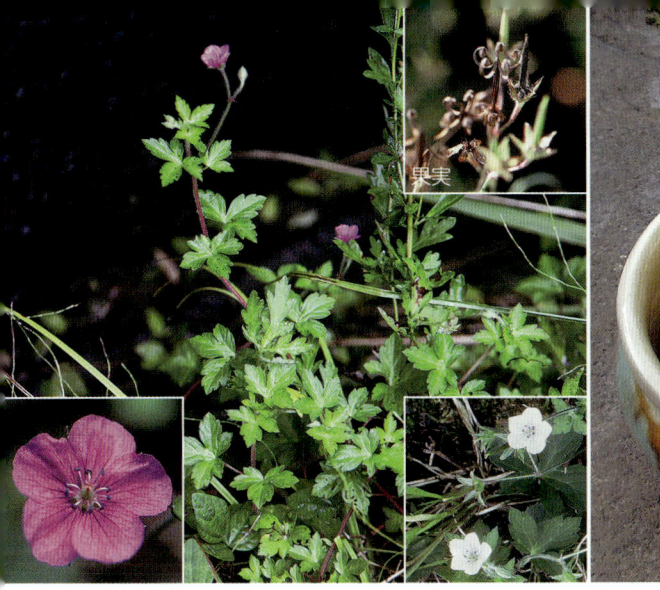

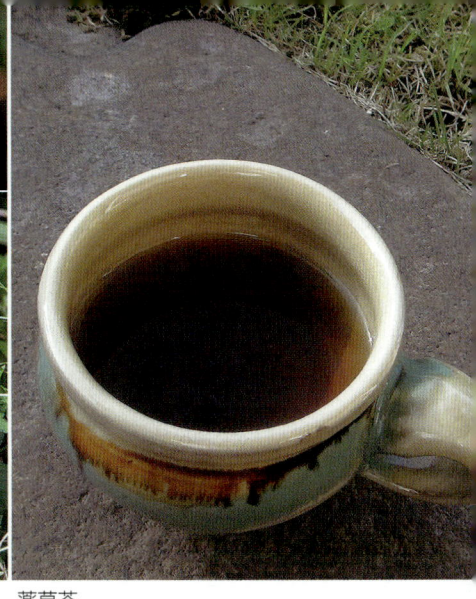

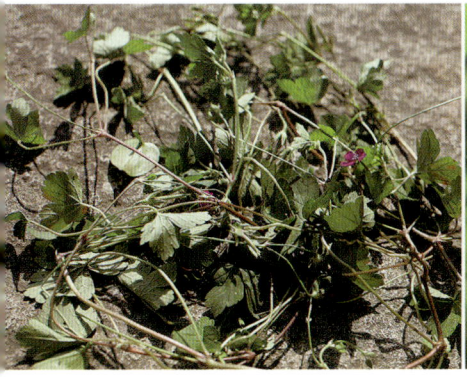

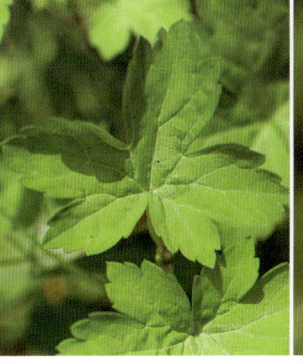

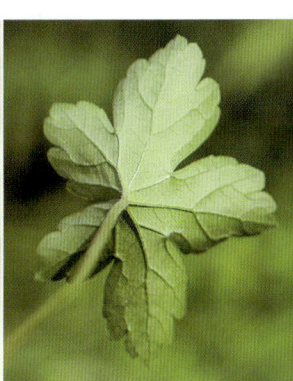

紫花　　　　白花　　　薬草茶

表　　　　　　裏

ゲンノショウコ（現の証拠）

Geranium thunbergii

ふうろそう科

分布：全国　生育地：山野や道端

●形態：茎が地面を這うようにして広がっている多年草で、先端は40cm前後に立ちあがる。葉は長い柄で対生し、幅5cm前後で掌状に深く3〜5裂する。花期は7〜10月で、赤紫色か白色の5花弁をもつ直径15mm前後の花が、花茎の先に数個ずつ咲く。果実は長さ15mmほどの線形で毛が密生し、熟すと皮がめくれて反動で種子を飛ばす。その後の形が、祭りでかつぐ神輿の屋根のように反っていることから、ミコシグサの別名があるが、ピッタリの命名といえる。●効能：下痢止めに効果があると信奉していた父親のはからいで、幼い頃にはよく煎じ汁を飲まされた記憶がある。そのため、私も本種に対して、かなりの信頼感を抱いたまま成長した。利用法は次の通り。全草を日陰干しして保存しておく。一日量としてだいたい20gほどを400mlほどの湯で煮て、液量が200 mlほどになるまで加熱を続ける。煮汁を熱いうちに服用する（内藤本p.96）。

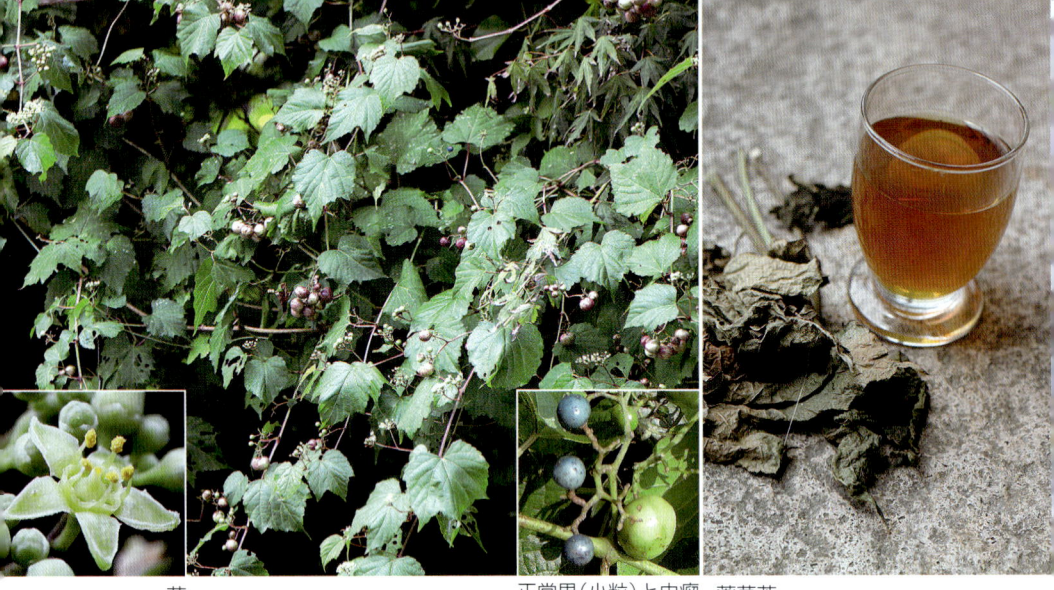

花　　　　　　　　　　　　正常果(小粒)と虫瘤　薬草茶

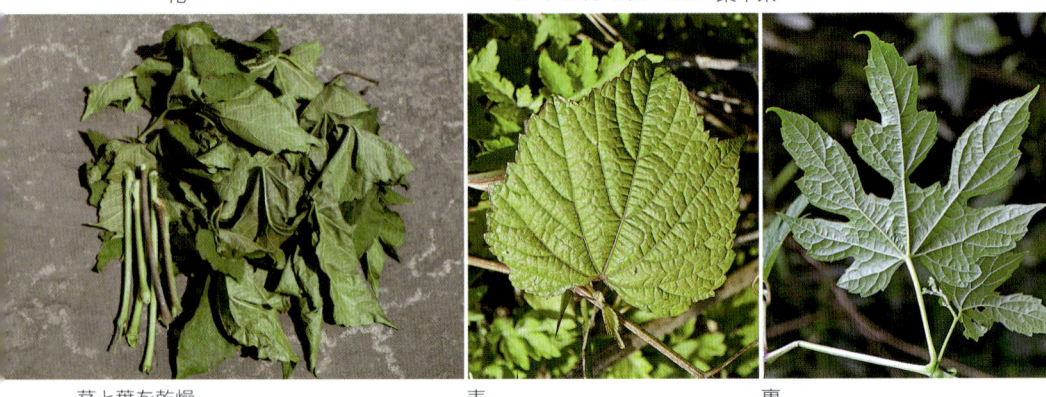

茎と葉を乾燥　　　　　　表　　　　　　　　裏

ノブドウ（野葡萄） ぶどう科

Ampelopsis glandulosa var, heterophylla　　　分布：全国　生育地：山野や藪で他物を這い上がって覆う

●**形態**：落葉の蔓性木本で、冬に茎の地上部は枯れるが、基部が残って直径4cmほどにもなる。葉は長さ10cmほどの円形で、浅く切れ込むものから、深く切れ込んでキレハノブドウの名で区別されるものまで多様である。節ごとに先が2つに分かれた巻きひげが伸び出て、他物に巻きつく。花期は7〜8月で、花は直径4mmほどと小さく、地味で目立たない。正常な果実は直径4mmほどの球形だが、ほとんどがタマバエやハチの一種に卵を産みつけられて、直径13mm前後で色とりどりの大きな虫瘤になっている。●**効能**：⑴茎を切りとって一方の端をくわえて強く吹くと他端から汁が出る。この汁を、竹や草などで眼を突いたときにつけると治る（内藤本p.194）。⑵ノブドウの乾燥葉を煎じて、茶のようにして飲んだら、不整脈に効いたという。⑶ノブドウエキスが肝硬変の治療に役立つ可能性が大きいという研究結果が報告されている。

果実

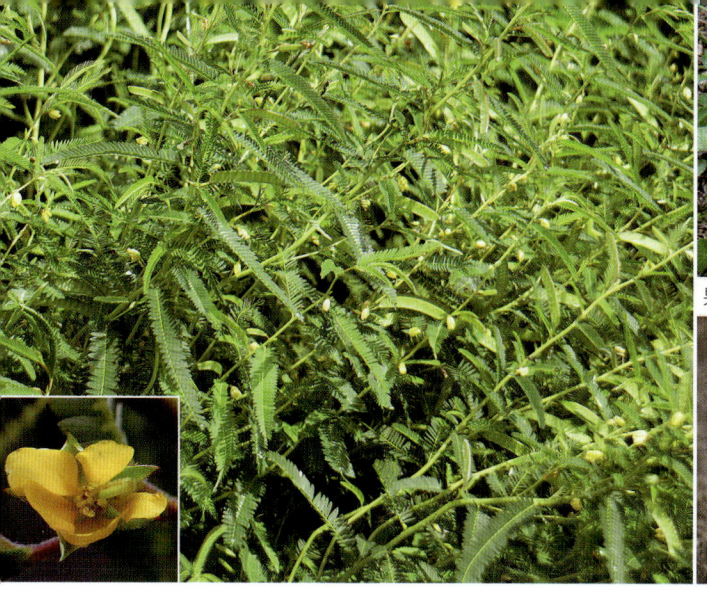

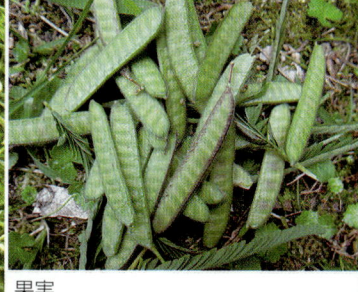

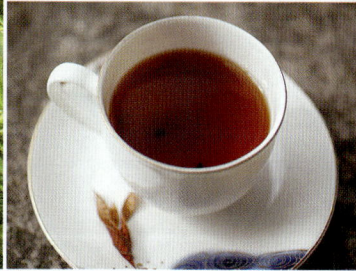

薬草茶（茎葉と果実の煎じ茶）

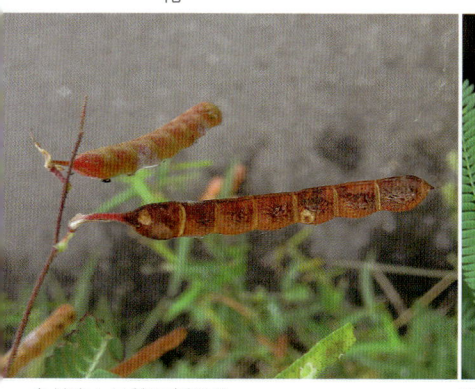

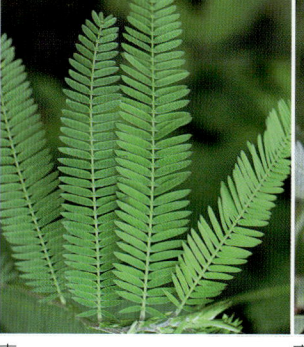

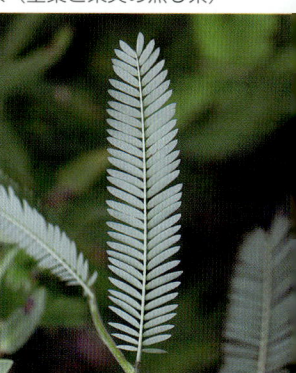

花

クサネムは節で折れる　　　表　　　裏

カワラケツメイ（河原決明）

Chamaecrista nomame

まめ科

分布：本州～九州　生育地：日当たりの良い河原や原野

●**形態**：草丈50cmほどの一年草。茎は硬くて多くの毛が生えていて、中空ではない。葉は偶数羽状複葉で、数十枚の小葉をつけていて互生する。花期は8～10月で、葉の脇に、直径約7mmの黄色い5花弁の小花を2個ほど咲かせる。果実は長さ4cmほどの莢状で、表面には細毛がある。水田に、よく似たクサネムが生育しているが、こちらは茎が中空、緑色で無毛である。果実は垂れる。誤使用しても支障はない。●**効能**：(1)果実のついた全草を適当に切って乾燥させ、茶のようにして飲んだ。昔から「弘法茶」「浜茶」などと呼んで飲用されており、利尿作用があって腎臓炎などに効くという。(2)胃腸の弱い人が、種子が未熟なうちに採って、茎や葉を乾かして茶代わりに煎じて飲むと良い（内藤本p.67）。少し炒った方が飲みやすく、効果も増すが、多量に飲みすぎると腹痛や下痢を起こす場合もあるらしいので、人それぞれ加減が必要なようだ。

125

花　　　　　果実　　　　薬草茶（葉と果実の煎じ茶）

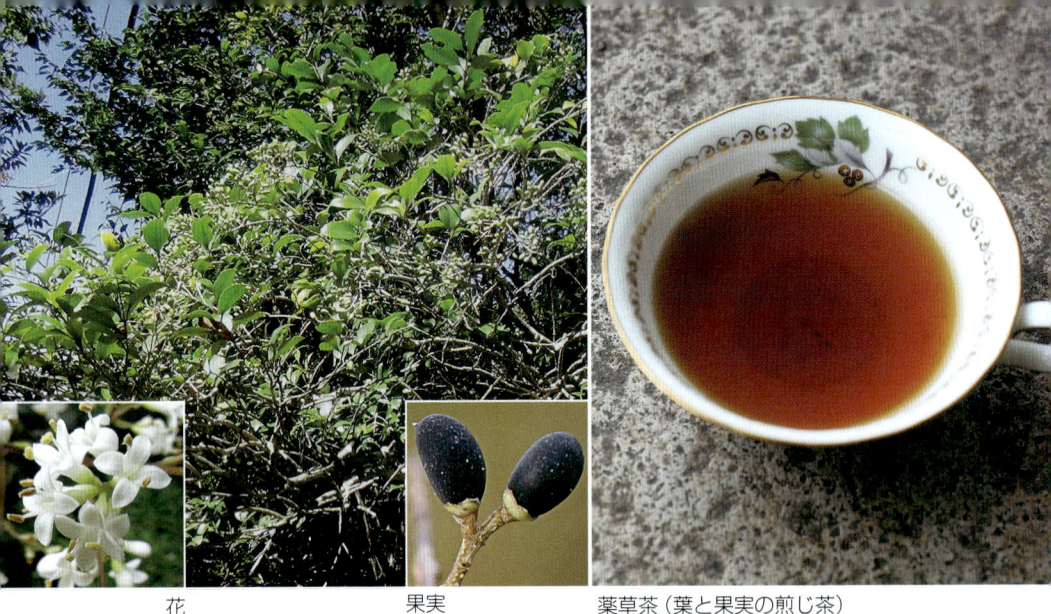

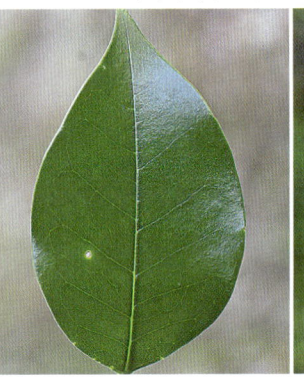

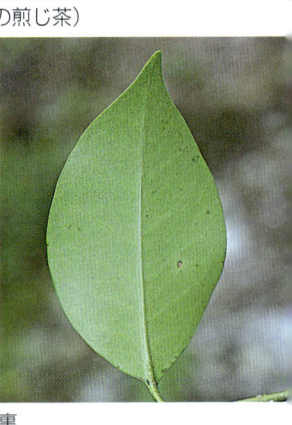

葉と果実を天日で乾燥　　　表　　　　　　裏

ネズミモチ（鼠糯）

もくせい科

Ligustrum japonicum

分布：本州中部〜九州　　生育地：林内や林縁、人家にも植栽

●形態：高さ5m前後に生長する常緑の小高木で、幹は灰色がかった褐色。葉は楕円形で鋸歯がなく、厚くて対生する。花期は5〜6月で、枝先に白い小花を円錐形に集める。花は筒状で、先が4つに裂けて平開しているが、やがて強く反り返る。結実までに落花するものが多いのか、花期のにぎやかさに比べると、果実は少ない。果実は長さ1cmほどの楕円体で、秋に紫黒色に熟す。この形がネズミの糞に似ているとみて和名がついているが、実物の糞を知っている者としてはうなずける。本種は葉が厚くて、光に透かしても側脈は見えにくいが、似たトウネズミモチは側脈まで見える。●効能：中国の『本草綱目』に、「胃腸を元気にし五臓を安らかにして、あらゆる病気を取り除く」とある。(1)乾燥葉を茶葉のように使うか煎じて飲む。渋みが強かった。(2)果実を陰干ししたものを煎じて飲めば、解熱剤として風邪に効く（内藤本p.191）。

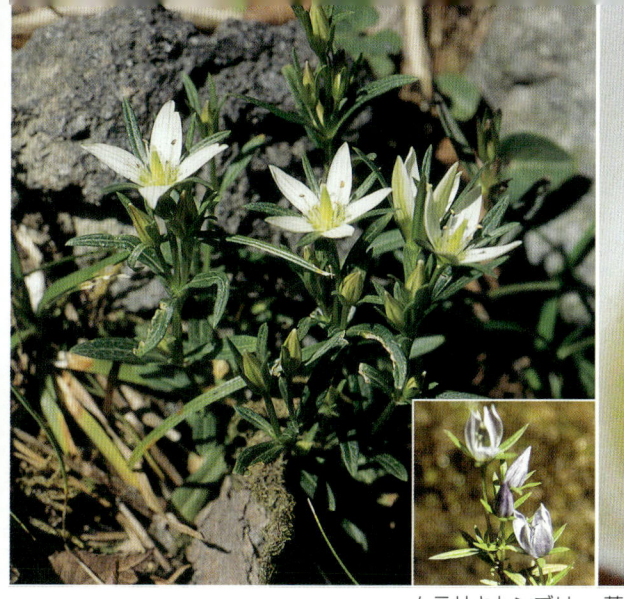

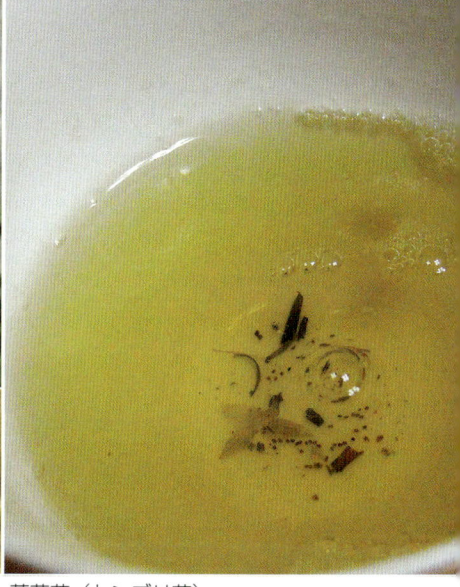

ムラサキセンブリ　薬草茶（センブリ茶）

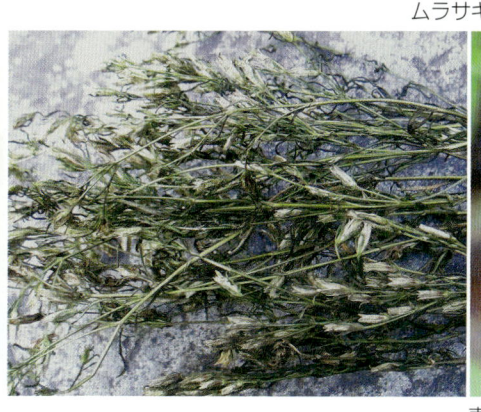

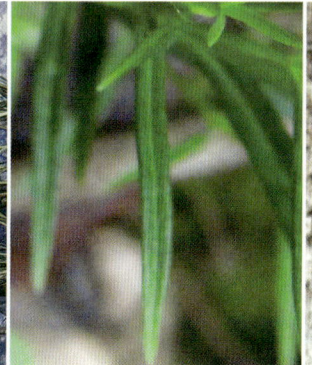

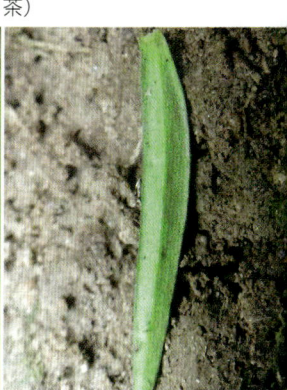

表　　　　　　　　　裏

センブリ（千振り）

Swertia japonica

りんどう科

分布：関東〜九州　生育地：日当たりと湿気のある山地や斜面

●形態：茎は四角形で太さ2mm、高さ20cmほどの二年草。葉は幅2mm長さ25mmほどの線形で細長く、対生する。花期は9〜11月で、5つに深く裂けた白い花弁に紫色の縦筋があり、枝先に円錐形に集まる。センブリは自生がめっきり減っているように思える。薬効に変わりはないので、種子を散らした後に採集するようにしたい。●効能：植物体のどこを噛んでも強い苦みがあるので、昔から苦味胃腸薬として使われてきた。(1)食欲不振、消化不良、下痢、腹痛、胃痛など胃腸の薬として、全草を採集し陰干しして保存し、湯で煎じて飲む。用法例としては、乾燥させたもの2〜3本を湯呑み茶碗に入れて熱湯を注ぎ、数分後に飲む。すぐに効果が現れる（内藤本p.138）。(2)発毛、育毛効果があるとされ、センブリをアルコールに漬けておいた液をうすめて、頭皮につけてマッサージする。市販の養毛液にも配合されている。

和名索引

※ 🟩 は「食べられる植物」、🟫 は「民間薬として利用されてきた植物」
※ ①は前著『野草を食べる』、②は『食べる野草と薬草』に掲載

	植物名	利用部位	始期(月)	終期(月)	調理例・薬効	①②	掲載頁
薬	アオキ	若葉	2	4	膿の吸い出し、(お浸し)	②	98
食	アオギリ	果実	8	10	生食、炒って食べる、アオギリコーヒー	②	77
食	アオビユ	若葉	3	8	お浸し、揚げ物、和え物、天ぷら	①	114
食	アオミズ	若い葉、茎	7	9	お浸し、和え物、天ぷら	②	22
食	アカザ	若葉	3	8	お浸し、和え物	①	118
食	アカメガシワ	若葉	2	4	お浸し、天ぷら	②	59
食	アキグミ	果実	9	11	生食	①	146
食	アキノノゲシ	若葉	2	8	お浸し、和え物、天ぷら、汁の実	①	34
食	アケビ	果実	9	10	生食、油炒め・肉詰めの揚げ物(果皮)	①	130
食	アマクサギ	若葉	3	6	お浸し、和え物、油炒め、煮物	①	68
薬	アマチャヅル	葉と茎	9	10	鎮静作用、胃潰瘍・十二指腸潰瘍の予防と治療	②	108
食	アマドコロ	新芽、若茎	3	4	お浸し、天ぷら、油炒め	①	48
食	イタドリ	若葉、若茎	3	5	油炒め、煮物、漬け物	①	42
食	イチイガシ	果実	10	11	団栗コーヒー・クッキー、炒って食べる	②	90
食	イチョウ	種子	8	11	串焼き、煮物、茶碗蒸しの具、炊き込みご飯	①	132
食	イヌガラシ	若葉、根茎	1	4	お浸し、漬け物(根茎)	②	16
食	イヌビユ	若葉	1	4	お浸し、和え物	①	114
食	イヌビワ	果実	9	10	生食、ジャム	①	124
食	イヌビワ	若葉	3	5	お浸し、炒め物	②	41
食	イヌマキ	果実	9	10	生食、ジャム	②	126
食	イノコズチ	若葉	3	5	お浸し、和え物	②	63
食	イラクサ	若葉	3	4	お浸し、油炒め、天ぷら	②	23
食	イワガネ	果実、若葉	12	2	生食(果実)、油炒め(若葉)	②	80
食	イワガラミ	若葉	3	5	お浸し、和え物、汁の実、天ぷら	①	78
食	ウシハコベ	若葉、若茎	2	5	お浸し、和え物、汁の実	②	60
薬	ウツギ	葉と茎、果実	10	11	利尿、黄疸、肺炎、皮膚病	②	106
薬	ウツボグサ	全	6	7	腫れ物、腎臓炎、膀胱炎	②	114
食	ウド	新芽	3	4	和え物、きんぴら(新芽の皮)	①	66
食	ウバユリ	球根	10	11	天ぷら	①	120
食	ウバユリ	若葉	3	4	お浸し、汁の実	②	73
薬	ウメ	果実	5	6	風邪、下痢、腹痛	②	121

食	ウラジロマタタビ	果実	9	10	生食、ジャム、果実酒	①	149
食	エビヅル	果実	10	11	生食、ジャム、果実酒	①	136
食	オイランアザミ	若い葉、葉柄	4	6	天ぷら、佃煮	①	96
食	オオイタビ	果実	9	11	生食、ジャム	②	84
食	オオタニワタリ	新芽	3	5	お浸し、和え物、油炒め	②	13
食	オオナルコユリ	新芽、若茎	3	4	お浸し、天ぷら、油炒め	①	48
食	オオバギボウシ	若い葉と葉柄	3	6	お浸し、和え物、天ぷら、汁の実、卵とじ	①	90
食	オオバクサフジ	若い葉と葉柄	3	4	お浸し、和え物、天ぷら	②	65
食	オオバコ	若葉	3	6	油炒め、天ぷら、和え物、汁の実	①	26
薬	オオバコ	全	4	6	利尿、咳どめ、止血、強壮	②	109
食	オオバタネツケバナ	軟らかい植物全体	2	4	お浸し、和え物、天ぷら、汁の実、雑炊	①	17
食	オカウコギ	若葉	3	6	天ぷら、ウコギ飯	①	70
食	オカトラノオ	若葉	3	4	お浸し、和え物	②	43
食	オカヒジキ	新芽	3	5	お浸し、和え物	①	94
食	オトコエシ	若葉	3	4	お浸し、和え物、炒め物	②	26
食	オトコヨモギ	若葉	3	4	お浸し、和え物、天ぷら	②	28
食	オドリコソウ	若葉、若茎、花	2	4	お浸し、和え物、天ぷら	②	44
食	オニグルミ	種子	8	10	生食、炒ってサラダなどに加える	②	82
食	オニノゲシ	若葉	2	5	お浸し、和え物、天ぷら、汁の実	①	34
食	オニユリ	球根	8	10	焼く、煮物、汁の実	①	120
食	オランダガラシ	軟らかい茎や葉	3	5	お浸し、和え物、天ぷら、汁の実	①	8
食	カカツガユ	果実	10	12	生食、ジャム	②	85
食	カキドオシ	若い葉、茎	3	4	お浸し、和え物、天ぷら	①	36
薬	カキドオシ	全草	3	4	小児の疳、糖尿病、利尿、消炎、血糖降下	①	115
食	カキノキ	若葉	3	4	天ぷら	①	28
食	カジイチゴ	果実	3	4	生食、ジャム	①	104
薬	カタバミ	全	3	10	虫さされ、皮膚病	②	101
食	ガマズミ	果実	9	10	生食、果実酒	①	142
食	カヤ	種子	9	10	生食、炒って食べる	②	79
薬	カラスウリ	果実	9	11	ひび、しもやけ、便秘、黄疸、利尿	①	100
食	カラスノエンドウ	若葉、花、果実	2	4	和え物、油炒め、天ぷら	①	20
薬	カワラケツメイ	全草	8	9	便秘、眼精疲労改善、健胃、滋養強壮	②	125
食	カンザンチク	たけのこ	5	6	煮しめ、焼き筍、汁の実	①	60
食	カンチク	たけのこ	10	12	煮しめ、油炒め、汁の実	①	61
食	キクイモ	若葉、根茎	1	3	天ぷら、煮つけ	②	29
薬	キササゲ	果実	6	8	強い利尿作用、糖尿病性腎症	②	120

食	ギシギシ	若い葉と茎	3	4	和え物、お浸し、油炒め	①	18
薬	キダチアロエ	葉	1	12	便秘、胃炎、胃潰瘍、口内炎、鼻炎	②	118
食	キダチニンドウ	若い葉と蔓、花	3	6	お浸し、油炒め、天ぷら、果実酒（花）	①	87
食	キュウリグサ	軟らかい葉	2	4	お浸し、和え物	②	72
薬	キランソウ	全	4	6	咳どめ、解熱、健胃、下痢止め、去痰	②	116
薬	キンシバイ	全	4	6	虫さされ、腰痛、強い利尿作用	②	110
食	クコ	若い葉と若枝	3	5	お浸し、クコ飯、クコ茶	①	44
食	クサイチゴ	果実	5	6	生食、ジャム	①	105
食	クサギ	若葉	3	6	お浸し、和え物、油炒め	①	68
食	クサソテツ	若葉	3	4	お浸し、和え物、油炒め	②	10
薬	クサニワトコ	葉	4	10	帯状疱疹、中耳炎、膀胱炎、リウマチ、神経痛	②	105
食	クズ	若葉、花	4	5	お浸し、和え物、油炒め、天ぷら	②	66
薬	クチナシ	花、果実	6	12	吐血、黄疸、血尿、不眠症	②	99
食	クリ	果実	9	10	焼きグリ、ゆでグリ、クリ飯	②	91
食	クワ	果実、葉（通年）	5	7	クワ茶（葉）、生食・ジャム（果実）	②	42
食	クワレシダ	新芽、若葉	3	5	お浸し、和え物、油炒め、天ぷら	②	11
薬	ゲンノショウコ	全草	6	7	食あたり、下痢、便秘、慢性の胃腸病	②	123
食	コアカソ	若葉	3	5	お浸し、天ぷら	②	24
食	コウゾリナ	若葉	3	4	お浸し、和え物、炒め物	②	30
食	コオニタビラコ	若い葉と茎	2	4	お浸し、和え物、雑炊	②	31
食	コオニユリ	球根	8	11	塩ゆで、天ぷら、茶碗蒸し	①	120
食	コジイ	果実	9	10	生食、炒る	①	138
食	コナギ	若葉	6	7	お浸し、和え物	②	71
薬	コメナモミ	果実、若葉	4	8	血圧降下、できもの、腫れ物、虫さされ、（お浸し）	②	112
食	コンニャク	球根	9	11	刺身こんにゃく、煮つけ	①	152
食	サイヨウシャジン	若葉、根茎	8	10	お浸し、和え物、天ぷら（根茎）	①	128
食	サツマイモ	葉柄	8	9	油炒め、煮物	①	122
食	サルトリイバラ	新芽	3	4	お浸し、和え物	①	82
食	サルナシ	果実	8	9	生食、ジャム、果実酒	②	92
食	サワオグルマ	若葉	3	4	お浸し、和え物、炒め物、天ぷら	②	32
食	サンカクヅル	果実	9	10	生食、ジャム、果実酒	②	89
食	シオデ	新芽	4	5	お浸し、和え物、天ぷら	①	84
食	シカクダケ	たけのこ	10	11	煮物、汁の実	①	61
食	シマサルナシ	果実	11	12	生食、ジャム、果実酒	②	93
食	シャクチリソバ	若葉	3	4	お浸し、和え物、炒め物、天ぷら	②	52
食	シャシャンボ	果実	11	1	生食、ジャム	①	144

食	シュンラン	花	3	4	お浸し、和え物、蘭茶、天ぷら	②	75
食	シラネセンキュウ	若葉	3	5	お浸し、和え物、卵とじ	②	47
食	シロザ	若葉	3	8	お浸し、和え物	①	119
食	シロツメクサ	軟らかい葉、花	3	5	お浸し、和え物、卵とじ、天ぷら	②	67
食	シロバナタンポポ	若葉、花、根	2	6	お浸し、炒め物、天ぷら、きんぴら・コーヒー（根茎）	①	10
食	スイカズラ	花	3	6	お浸し、油炒め、天ぷら、果実酒（花）、（解熱・解毒）	①	86
薬	スイカズラ	花、若い葉と蔓	4	6	解熱・解毒・抗菌作用、（お浸し、油炒め、果実酒）	②	117
食	スイバ	若い葉と茎	3	4	お浸し、和え物、炒め物	②	53
食	スカシタゴボウ	若い葉と茎、根	2	4	お浸し、和え物、きんぴら（根）	②	18
食	スギナ	つくし（胞子茎）	2	4	卵とじ、佃煮、天ぷら、油炒め	①	52
薬	スギナ	栄養茎	5	9	解熱、利尿、咳どめ、高血圧予防	②	119
食	スベリヒユ	軟らかい茎や葉	6	8	和え物、油炒め、ゆでて乾燥して保存食	①	116
食	スミレ	葉、花	3	5	生食、お浸し、和え物、サラダに添える	②	46
食	セイタカアワダチソウ	若い葉と茎	3	4	炒め物、天ぷら	②	33
食	セイヨウタンポポ	若葉、花、根茎	2	6	お浸し、炒め物、天ぷら、きんぴら・コーヒー（根茎）	①	10
食	セリ	若い植物全体	1	5	お浸し、和え物、汁の実、卵とじ、きんぴら（根茎）	①	16
食	セントウソウ	若い葉と茎	3	5	お浸し、和え物、天ぷら	②	48
薬	センブリ	全草	10	11	健胃薬として食欲不振、飲食のし過ぎ、二日酔に	②	127
食	ゼンマイ	新芽	3	4	煮つけの材料	①	56
食	ダイコンソウ	若葉	4	5	お浸し、和え物、揚げ物	②	62
食	タイワンコモチシダ	新芽	3	4	お浸し、和え物、天ぷら	②	12
食	タカノツメ	つぼみ、若葉	3	4	和え物、サラダ、天ぷら	②	25
食	タラノキ	新芽、若葉	3	5	天ぷら、油炒め、お浸し、和え物	①	64
食	ダンチク	新芽（筍状）	3	4	卵とじ、天ぷら	②	21
食	ダンドボロギク	若い葉と茎	7	8	天ぷら、油炒め、お浸し、和え物、汁の実	②	34
食	チガヤ	新芽、地下茎	3	4	生食（新芽）、噛んで汁を吸う（地下茎）	①	24
食	チャノキ	新芽	5	7	天ぷら、茶	①	88
食	ツユクサ	軟らかい葉、花	3	6	お浸し、和え物、天ぷら、サラダの付けあわせ（花）	②	38
食	ツルアジサイ	若葉	3	5	お浸し、和え物、汁の実、天ぷら	①	78
食	ツルグミ	果実	6	7	生食	①	106
食	ツルコウゾ	果実	4	5	生食、ジャム	②	86

食	ツルソバ	若い葉と茎、果実	10	12	お浸し、塩を付けて茎をかむ、生食（果実）	①	134
食	ツルナ	若い葉と茎	3	9	お浸し、和え物、汁の実	①	92
食	ツルニンジン	若葉、根茎	4	6	お浸し、和え物、天ぷら	②	27
食	ツワブキ	若い葉柄	2	5	煮つけの材料、佃煮、卵とじ、天ぷら	①	32
薬	トウモロコシ	雌しべの花柱	5	6	利尿、むくみ、血糖値の安定	②	107
食	トキワカンゾウ	新芽、つぼみ、花	2	4	お浸し、和え物、天ぷら	①	50
食	トキワツユクサ	軟らかい葉と茎	3	6	お浸し、和え物、天ぷら	②	58
食	ドクダミ	若い葉と茎	4	8	天ぷら、油炒め、茶	①	100
薬	ドクダミ	葉	5	9	膿の吸い出し、利尿、便秘、高血圧予防	②	102
食	ナガバキイチゴ	果実	5	7	生食、ジャム	①	103
食	ナズナ	軟らかい葉	1	4	お浸し、和え物、汁の実、雑炊	②	19
食	ナツメ	果実	9	10	生食、乾燥果を食べる、煮物に入れる	②	83
食	ナワシロイチゴ	果実	5	7	生食、ジャム	①	102
食	ナワシログミ	果実	6	7	生食	①	106
食	ナンテンハギ	若い葉と葉柄	3	4	お浸し、和え物、天ぷら	①	68
食	ニワトコ	若葉、つぼみ	2	4	お浸し、天ぷら、油炒め	①	80
薬	ネズミモチ	葉、果実	10	12	動脈硬化、胃潰瘍、眼病、めまい、滋養強壮	②	126
食	ノアザミ	若葉、根	2	5	和え物、炒め物、きんぴら（根）	②	35
食	ノゲシ	若葉	2	5	お浸し、和え物、天ぷら、汁の実	①	34
食	ノダケ	若葉	3	5	お浸し、和え物、天ぷら	②	49
食	ノビル	葉、鱗茎	3	4	和え物、卵とじ、天ぷら、油炒め、汁の実	①	22
薬	ノブドウ	葉、果実	9	10	関節痛、充血した眼の洗眼、解熱、解毒	②	124
食	ハクサンボク	果実	11	1	生食、果実酒	①	142
食	ハドノキ	果実、若葉	12	2	生食、油炒め（若葉）	②	80
食	ハナイカダ	新芽、若葉	4	5	油炒め、煮物、汁の実、お浸し、和え物、菜飯	①	74
食	ハナウド	軟らかい葉と茎	3	4	お浸し、和え物、炒め物	②	50
食	ハハコグサ	若い葉と茎	2	4	お浸し、和え物、雑炊	②	36
食	ハマエンドウ	若い葉と茎、花	3	4	お浸し、和え物、天ぷら	②	69
薬	ハマスゲ	根茎	3	8	頭痛、腹痛、胸のつかえ、皮膚のかゆみ	②	111
食	ハマダイコン	若葉、根	1	4	お浸し、和え物、漬け物、おろし大根（根）	②	20
食	ハマニンドウ	若い葉と茎、花	3	6	お浸し、油炒め、花の蜜吸いと焼酎漬け	①	87

食	ハマボウフウ	軟らかい葉、茎	4	7	和え物、刺身のつま、サラダの付け合わせ	②	51
食	ハヤトウリ	果実	10	11	漬け物、豚肉との味噌煮	①	154
食	ハルジオン	軟らかい葉	2	4	お浸し、和え物、天ぷら	②	37
食	ヒシ	果実	9	11	塩ゆで、生食、炊き込みご飯	②	88
食	ヒメジョオン	軟らかい葉	2	4	お浸し、和え物、天ぷら	②	37
食	ヒメバライチゴ	果実	5	6	生食、ジャム	②	87
食	ビヨウヤナギ	若葉	4	6	お浸し、和え物、茶	②	110
食	ヒルガオ	若葉	4	6	お浸し、和え物	②	64
薬	ビワ	葉、種子	5	7	利尿、去痰、糖尿病予防、高血圧改善	②	122
食	フキ	つぼみ、茎（通年）	2	3	フキ味噌、天ぷら、油炒め、汁の実、佃煮、煮物	①	12
食	フジ	花、若葉	4	5	天ぷら	①	72
食	フユイチゴ	果実	11	12	生食、ジャム	①	147
食	ベニバナボロギク	若い葉と茎	7	8	天ぷら、油炒め、お浸し、和え物、汁の実	①	112
薬	ヘビイチゴ	果実	5	7	虫さされ、痔を洗う、解熱、神経痛	②	103
食	ホウロクイチゴ	果実	5	8	生食、ジャム	①	104
食	ホソバワダン	若葉	2	4	お浸し、和え物、炊き込みご飯、焼きそばの具	②	38
食	ボタンボウフウ	新芽、若い葉と茎	3	5	和え物、お浸し、すき焼きの具	②	98
食	ホテイチク	たけのこ	4	5	煮しめ、汁の実	①	60
食	ホトトギス	若葉、若茎	3	4	天ぷら、油炒め、お浸し、和え物、汁の実	②	74
食	マダケ	たけのこ	5	6	煮しめ、汁の実	①	60
食	マタタビ	果実	9	10	生食、果実酒、塩漬け	①	148
食	マツブサ	果実	9	10	生食、果実酒、ジャム	①	94
食	マテバシイ	果実	9	11	どんぐりコーヒー、クッキー、炒って食べる	①	140
食	マユミ	若葉	3	5	お浸し、和え物、菜飯	②	61
食	マルバグミ	果実	9	11	生食	①	106
食	ミゾソバ	若葉	3	5	お浸し、和え物	②	54
食	ミツバ	若い植物全体	3	5	お浸し、和え物、汁の実、卵とじ、茶碗蒸しの具	①	40
食	ミツバアケビ	果実	9	10	生食、油炒め、肉詰めの揚げ物（果皮）	①	130
食	ミョウガ	新芽、根茎（花）	6	7	生食、冷やしソーメンなどのつゆの具	②	45
食	ムクノキ	果実	9	11	生食	②	78
食	ムベ	果実	9	10	生食、油炒め、肉詰めの揚げ物（果皮）	①	130

食	メマツヨイグサ	葉、新芽、花	3	5	お浸し、天ぷら、サラダ	②	15
食	モウソウチク	たけのこ	3	4	煮しめ、汁の実、焼くかゆでて味噌をつける	①	58
食	モミジガサ	新芽、若葉	4	6	お浸し、和え物、天ぷら、汁の実	②	39
食	ヤエムグラ	若葉	3	4	お浸し	②	14
食	ヤクシソウ	若葉	3	4	お浸し	②	40
食	ヤナギイチゴ	果実	3	5	生食、ジャム	②	81
食	ヤナギイノコズチ	若葉	3	5	お浸し、和え物	②	63
食	ヤナギタデ	葉、新芽	4	6	タデ酢、芽タデを刺身のつまに	②	55
食	ヤブカラシ	新芽、若葉	4	5	お浸し、和え物	①	46
食	ヤブカンゾウ	新芽、つぼみ、花	2	4	お浸し、和え物、天ぷら	①	50
食	ヤブツバキ	花	3	4	蜜吸い、天ぷら	②	57
食	ヤブツルアズキ	果実	9	11	赤飯、お汁粉	②	95
薬	ヤブヘビイチゴ	果実	5	7	虫さされ、痔を洗う、解熱、神経痛	②	103
食	ヤマグワ	果実、葉（通年）	6	7	クワ茶（葉）、生食、ジャム（果実）	①	108
食	ヤマツツジ	花	3	5	生食、サラダの付け合わせ	②	56
食	ヤマノイモ	むかご、地下茎	10	11	焼くか煮る、むかご飯、とろろ	①	150
食	ヤマフジ	花、若葉	4	5	天ぷら	①	72
食	ヤマボウシ	果実	9	10	生食、ジャム	①	127
食	ヤマモモ	果実	6	7	生食、ジャム	①	110
食	ユキノシタ	葉	3	6	天ぷら	①	76
薬	ユキノシタ	葉	4	6	湿疹、かぶれ、腫れ物、火傷、しもやけ	②	104
食	ヨメナ	若い葉と茎	2	5	お浸し、和え物、天ぷら、油炒め、卵とじ	①	14
食	ヨモギ	若葉	2	5	団子に混ぜる、天ぷら、茶	①	30
薬	ヨモギ	葉	2	8	発がん抑制、浄血作用、切り傷、アトピー	②	113
食	リョウブ	若葉	3	4	お浸し、和え物、天ぷら、菜飯	②	76
食	レンゲ	若い葉と茎	3	4	お浸し、和え物、炒め物	②	70
食	ワラビ	新芽	3	4	煮物、漬け物、たたきワラビ	①	54

参考図書

大場秀章「植物分類表」アボック社　2011年
鹿児島県保健福祉部薬務課「自然薬草の森」鹿児島県
鹿児島県薬剤師会「薬草の詩」南方新社　2002年
佐合隆一「救荒雑草；飢えを救った雑草たち」全国農村教育協会　2012年
滝　一郎「宮崎の山菜」鉱脈社　2002年
内藤　喬『鹿児島民俗植物記』鹿児島民俗植物記刊行会　1964年
中井将善「山菜のとり方と料理の仕方」金園社　1999年
初島住彦「改訂 鹿児島県植物目録」鹿児島植物同好会　1986年
丸山尚敏「山菜」成美堂出版　2003年
山口明彦「山菜ガイドブック」永岡書店　1999年

協力者

（写真提供・植物の情報提供・撮影協力など：50音順、敬称略）

石野宣昭　市川聡　井上栄喜　乙益正隆　門田信一　川原らん子　川村むつ子
木村親正　慶田周平・美保子　大工園認　千葉しのぶ　七枝良子　野間口徹　平田浩
藤巻璃美　山﨑重喜　湯川勇　吉村太成　鹿児島県自然薬草の森（打越義文、鮫島順一、前田順子）

あとがき

　これまで、「救荒植物」といえば「ヒガンバナ」がその代表格であるかのように思っていて、何のためらいもなくそう説明してきた。というのも数百年前には、非常時に備えてヒガンバナの栽培が奨励されるとともに、平常時の消費を規制していたということを幾度も読んだ記憶があったからだ。
　ヒガンバナ食について書かれた文章を読むと、毒素のリコリンは水溶性とはいえ、安全といえるまで毒抜きするのに数日の時間と手間がかかるらしい。間に合わせの食べ物としては処理に時間がかかりすぎるうえに、食中毒の危険と隣り合わせである。極限の状況において、飢えて死ぬくらいなら……という悲壮な覚悟で口にしていたのだろう。仮に今後、深刻な事態に遭遇したとしても、本著に取り上げたようなたくさんの安全な野草を知っていたなら、「ヒガンバナ」が食材の候補に挙がることはないだろう。

　これまでに著された「救荒植物」関連資料に収録されている植物は数百種類にのぼる。それらの中には「ヒガンバナ」のような有毒植物も多数含まれている。この有毒植物やおいしく調理できそうにないものを除き、本著をまとめるまでに試食した多くの実績からいえることは次の2点だろう。
・前著に取り上げた植物はどれもおいしく食べられる。
・本著でご紹介した植物の中で次にあげるものは特においしかった。
　クサソテツ、クワレシダ、タイワンコモチシダ、オオタニワタリ（以上、シダ植物）、アオミズ、タカノツメ、ツルニンジン、ダンドボロギク、ノアザミ、ヒメジョオン、モミジガサ、ミョウガ、シラネセンキュウ、ハナウド、スイバ、ウシハコベ、クズ、加えてアオギリ、オオイタビなどの果実類。
　一方、空腹は紛らわせても、おいしさという点では満足できないものもいくつかあった。ヤエムグラ、イラクサ、コアカソなどがそれだ。しかし私の場合、困窮極まったら迷わず食すだろう。

　「救荒植物」を必要とする事態ならなおさらのことだが、そもそも山菜食には魅力があふれている。探しまわって見つけたときの喜び、摘んだり下ごしらえしながら交わす弾んだ会話の楽しさ、ごく限られた時期にしか食べられない旬の味……。一方、収穫量が多くは望めず、口に入れるまでに手間と時間がかかるといった、野菜と異なる

野生種ならではの苦労があるのは当然である。そして調理の成果としての味についてもあくや苦みが取りきれないものもある。しかし、その味の素朴さ、食すまでの不便さが自然に生かされていることを実感できるから良いと考えている。そういう意味では、まことに贅沢な食べ物ともいえそうである。

　本著が、いろいろな野草を食べてみたいと思っておられる方々のお手伝いになれば、このうえない幸せである。

著者プロフィール

川原勝征（かわはら　かつゆき）

1944年　鹿児島県姶良市加治木町に生まれる
1967年　鹿児島大学教育学部卒業
　　　　（以降、2005年3月まで県内公立中学校7校に勤務）
2005年　定年退職
以後
・鹿児島大学教育学部・理学部非常勤講師（2007～2014年度）
・理科支援員（鹿児島県日置市　2008～2014年度）
（所属）
　　・日本シダの会・NPO法人『うるし里山ミュージアム』・鹿児島
　　　植物同好会
　　・日本自然保護協会「モニタリングサイト1000里地調査」調査員

【現住所】
　〒899-5652　鹿児島県姶良市平松4271-1　TEL 0995-66-1773
　メールアドレス　kenkouwan@yahoo.co.jp

【主な著書】すべて南方新社刊
『霧島の花　木の花100選』(1999)　『屋久島　高地の植物』(2001)
『新版　屋久島の植物』(2003)　『野草を食べる』(2005)
『万葉集の植物たち』(2008)　『南九州の樹木図鑑』(2009)
『九州の蔓植物』(2012)　『植物あそび図鑑』(2013)　ほか

装丁　鈴木巳貴

食べる野草と薬草

発行日──2015年11月10日　第1刷発行
　　　　2019年9月10日　第2刷発行

著　者──川原勝征
発行者──向原祥隆
発行所──株式会社　南方新社
　　　　〒892-0873　鹿児島市下田町292-1
　　　　電　　話　099-248-5455
　　　　振替口座　02070-3-27929
　　　　URL　http://www.nanpou.com/
　　　　e-mail　info@nanpou.com

印刷・製本──株式会社モリモト印刷

乱丁・落丁はお取り替えします
©Kawahara Katsuyuki 2015, Printed in Japan
ISBN978-4-86124-327-1　C0645

山菜ガイド
野草を食べる

川原勝征著　A5判　157P　オールカラー　定価（本体1800円＋税）

おいしい！アクも辛みも大歓迎！身近な野山は食材の宝庫。人気テレビ番組「世界の果てまでイッテＱ」でベッキーが、本書を片手に無人島に行った。

タラの芽やワラビだけが山菜じゃない。ちょっと足をのばせば、ヨメナにスイバ、ギシギシなど、オオバコだって新芽はとてもきれいで天ぷらに最高。採り方、食べ方、分布など詳しい解説つき。ぜひ、お試しあれ。【おもな掲載種紹介】オランダガラシ・タネツケバナ・タンポポ・フキのとう・ヨメナ・セリ・ギシギシ・スイバ・ノビル・オオバコ・ヨモギ・ツワブキ・ツユクサ・ミツバ・イタドリ・ツクシ・ワラビ・ゼンマイ・筍のなかま・タラノキ・ウド・クサギほか

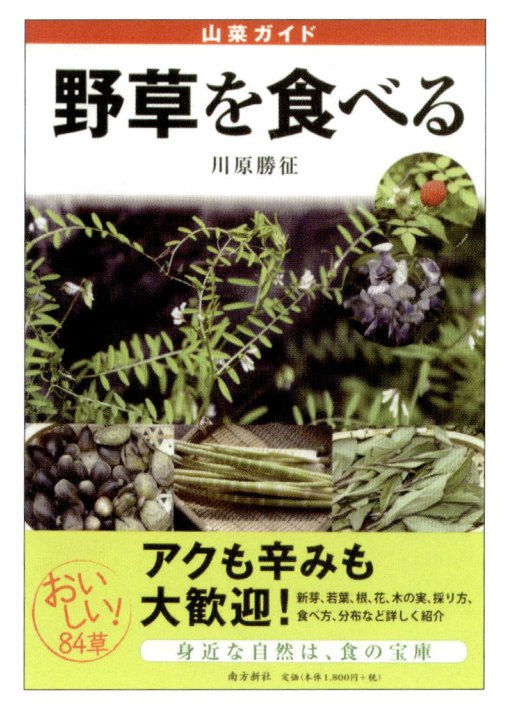

ご注文は、お近くの書店か直接南方新社まで（送料無料）
書店にご注文の際は必ず「地方小出版流通センター扱い」とご指定下さい。

獲って食べる！

海辺を食べる図鑑

向原祥隆著　Ａ５判　175頁　オールカラー　定価（本体2000円＋税）

海辺は自然の野菜畑、生き物たちの牧場だ

おいしい！136種

海辺は食べられる生き物の宝庫である。しかも、それが全てタダなのである。本書は、著者が実際に自分で獲って食べた海藻、貝、エビ・カニ、魚、川の生き物136種を解説している。いずれも、子供でも手軽に獲れることを掲載の基準にしている。この本一冊あれば、子供も大人も海辺がもっと楽しくなるにちがいない。さあ、海辺に行こう！獲って食べよう！

【内容】
- 基本装備
- 貝の塩茹で
- 魚をさばく
- 各部の名称
- 毒のある海の生き物
- 獲って食べる
- 磯の海藻
- 磯の貝
- 磯の生き物
- 磯・堤防の魚
- 砂浜・干潟の生き物
- 海辺の植物
- 川の生き物

海辺は自然の野菜畑、生き物たちの牧場だ
海藻、貝、エビ・カニ、ウニ、ナマコ、魚、植物、川の生き物の獲り方、下拵え、食べ方を解説。毒のある海の生き物も。
なんと、丸ごと全てタダ!!

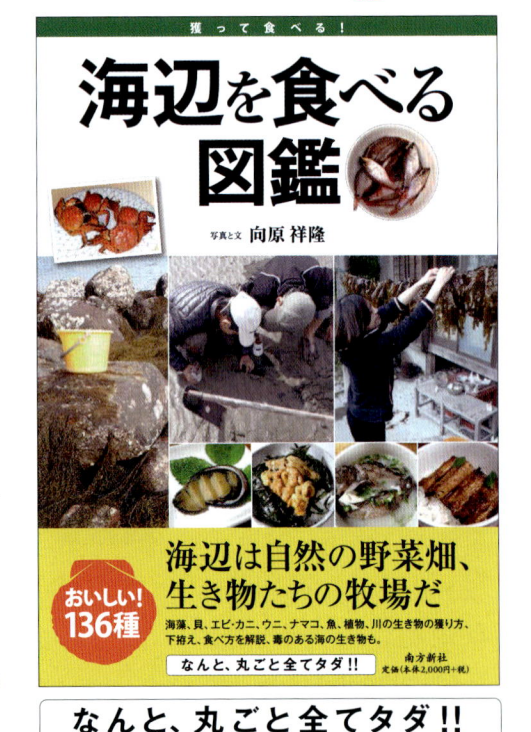

なんと、丸ごと全てタダ!!

ご注文は、お近くの書店か直接南方新社まで（送料無料）
書店にご注文の際は必ず「地方小出版流通センター扱い」とご指定下さい。